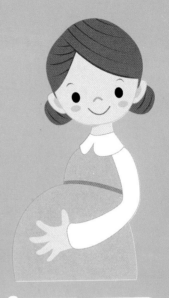

Anxin Huaiyun Tujie Baike

安心怀孕图解百科

副主任医师 副教授

赵艳晖 主编

IC 吉林科学技术出版社

U0309757

图书在版编目（CIP）数据

安心怀孕图解百科 / 赵艳晖主编 . —— 长春：吉林
科学技术出版社，2013.10
　ISBN 978-7-5384-7230-1

　Ⅰ . ①安… Ⅱ . ①赵… Ⅲ . ①妊娠期－妇幼保健－
图解 Ⅳ . ① R715.3-64

中国版本图书馆 CIP 数据核字（2013）第 238657 号

安心怀孕图解百科

主　　编	赵艳晖
出 版 人	李　梁
责任编辑	许晶刚　王　皓
模　　特	于　洋　张莹楠　小　静　赵　丽　陈　悦　于　娜　陈园园
封面设计	长春市一行平面设计有限公司
制　　版	长春市一行平面设计有限公司
开　　本	710mm×1000mm　1/16
字　　数	350千字
印　　张	20
印　　数	1—10000册
版　　次	2014年2月第1版
印　　次	2014年2月第1次印刷

● ●

出　　版	吉林科学技术出版社
发　　行	吉林科学技术出版社
地　　址	长春市人民大街4646号
邮　　编	130021
发行部电话/传真	0431-85635177　85651759　85651628
	85677817　85600611　85670016
储运部电话	0431-86059116
编辑部电话	0431-85679177
网　　址	www.jlstp.net
印　　刷	辽宁美术印刷厂

● ●

书　　号	ISBN 978-7-5384-7230-1
定　　价	39.90元

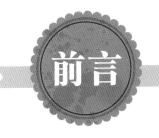

前言

Qianyan

　　对于每一位女性来说，怀孕都是一种独特的经历。可以说，怀孕是一段历程40周的旅程。在旅途中你会发现身体、心理的很多变化。怀孕不仅仅是孕育一个小生命，对于准妈妈来说，也是一次个人的成长。女性怀孕后，需要掌握很多新知识。准妈妈往往会渴望了解很多问题，比如在怀孕的40周里身体会发生什么样的变化，胎儿在准妈妈的肚子里长多大了，营养够不够，胎儿发育的好不好，需要做哪些检查，怎样给胎儿进行胎教……

　　为了解答准妈妈的这些疑问，本书的内容与实际相契合，以周为单位，同步讲解怀孕中准妈妈应该知道和掌握的一些孕产知识，以帮助准妈妈在遇到问题时能自如应对。以孕育一个聪明健康的宝宝为目的，信心满满地指导每一对准父母生一个健康聪明的宝宝，帮助每一位准妈妈平安、顺利地度过整个孕产期，享受自己的幸福时光。

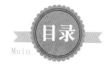

目录
Mulu

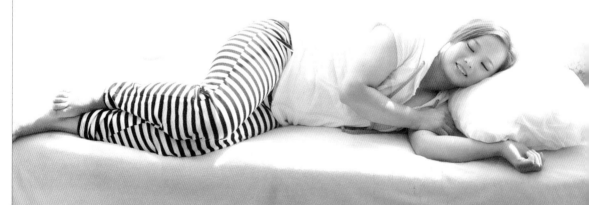

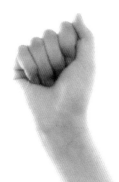

第二章 孕1月
小生命悄悄降临

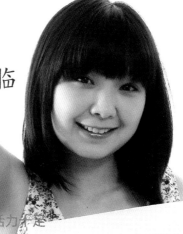

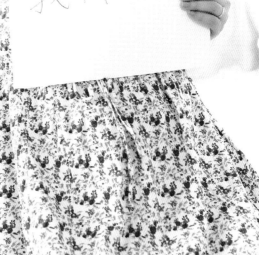

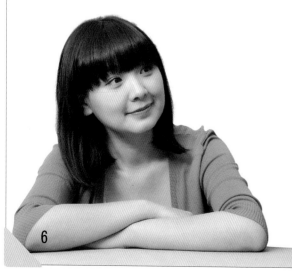

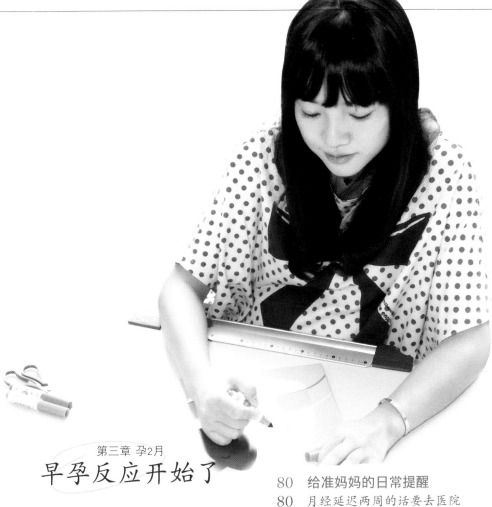

第三章 孕2月

早孕反应开始了

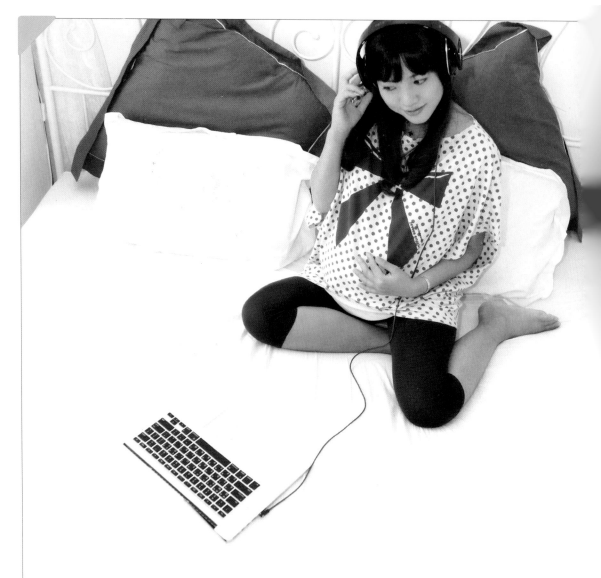

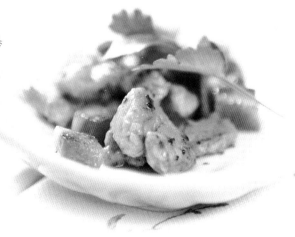

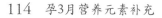

第四章 孕3月

顺利度过孕早期

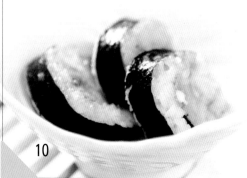

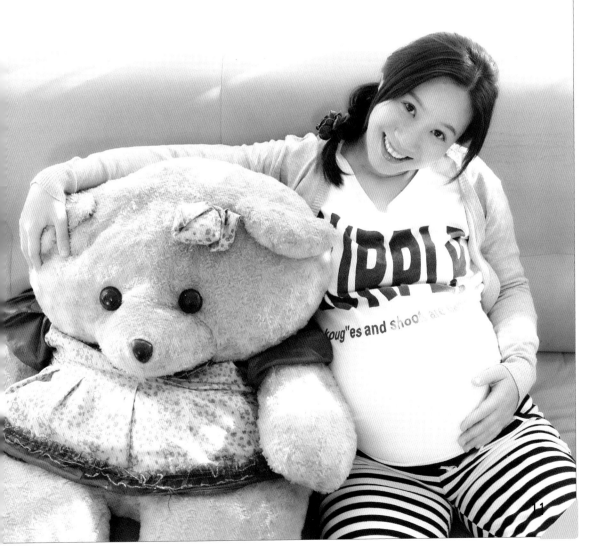

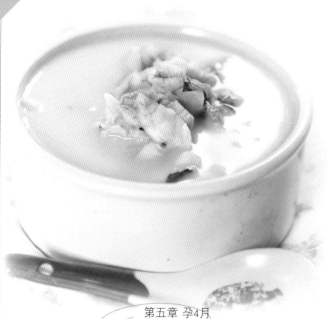

第五章 孕4月

进入相对舒心的时期

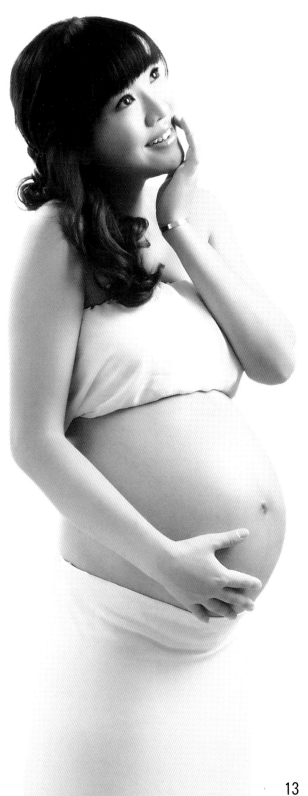

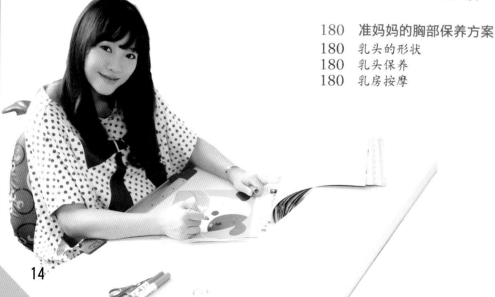

第七章 孕6月

准妈妈变得"孕味"十足

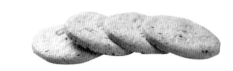

第八章 孕7月

进入妊娠关键期

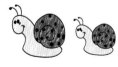

第九章 孕8月
进入孕晚期

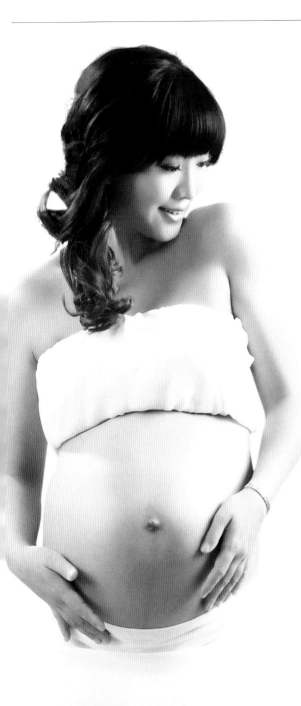

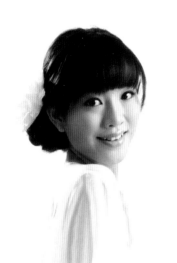

第十章 孕9月
为出生积极准备

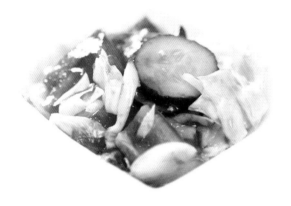

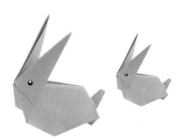

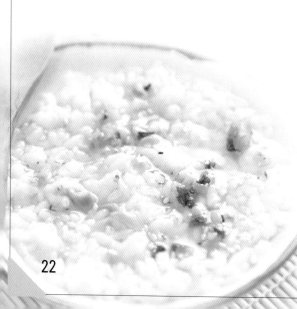

第十一章 孕10月
分娩倒计时

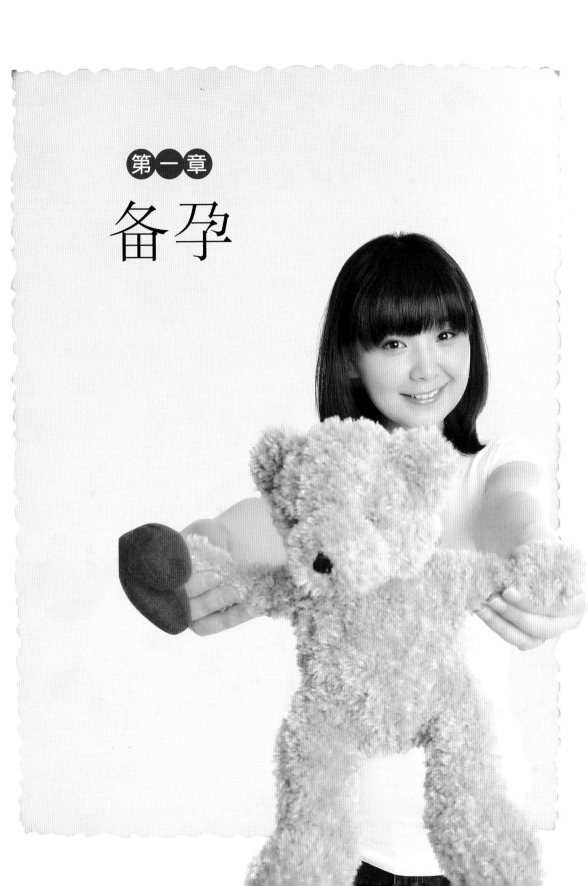

第一章

备孕

第一节

孕前检查

孕前体检最佳时间

一般建议在孕前3～6个月开始做检查，包括夫妻双方。孕前3～6个月无论从营养方面，还是接种疫苗方面以及补充叶酸，都留有相应的时间。一旦孕前检查发现其他问题，还可以有时间进行治疗。所以，至少需要提前3个月进行孕前检查，而且夫妻双方应同时进行。

女性注意一下月经周期的时间问题。月经彻底干净的3～7天进行检查，在检查期间要节制性生活3天。在体检当天清晨需禁食、禁奶制品;需要空腹，不要吃早饭，也不要喝水，因为有些检查项目需要空腹。早晨起床第一次排的尿液，收集少许，放入干净的小玻璃瓶中，以备化验使用。

男性泌尿生殖系统的毛病对下一代的健康影响极大，因此这个隐私部位的检查必不可少。如果觉得自己的睾丸发育可能有问题，一定要先问一下父母，自己小时候是否患过腮腺炎、是否有过隐睾、睾丸外伤和手术、睾丸疼痛肿胀、鞘膜积液、斜疝、尿道流脓等情况，将这些信息全部提供给医生，并仔细咨询。

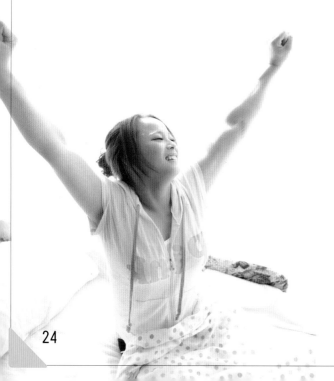

晋升准妈妈检查项目

常规检查

1.一般体检包括：年龄、血压、脉搏、呼吸。怀孕期间年龄小于18岁或大于35岁都属于高危人群。女性身高小于140厘米，体重小于40千克或者大于80千克属高危。精神方面，精神分裂症或者重度的神经官能症，需要考虑调节后再怀孕。

2.各个脏器的检查，心、肝、脾、肺、肾、脑。比如做心电图，必要的时候做一个超声心动，B超、化验等做一些相关检查，排除一些器质性的疾病。比如排除先天性心脏病，肝脏器质上的病变，双肺有没有异常，泌尿系统，肾脏有没有结石或肿瘤，泌尿系统比如输尿管、膀胱有没有异常情况，都需要进行一下相关的检查。

专科检查

1.生殖道检查

排除畸形	
骨产道	就是骨盆是否正常，骨盆是不是有特殊性病理性的畸形骨盆，比如说漏斗骨盆、均小骨盆、扁平骨盆、畸形骨盆，或者外伤造成的畸形骨盆，这些骨盆会影响到怀孕后是否能正常分娩，或者选择分娩方式的问题
软产道	包括子宫下段、宫颈、阴道及外阴。阴道有没有阴道的肿瘤，或者阴道横膈、纵膈，有没有双阴道

疾病排查	
宫颈	TCT检查,查一下脱落细胞有没有问题 HPV（人乳头瘤病毒）检查是容易发展成宫颈癌的一个病毒 HC2检查病毒DNA检测,检查病毒复制情况
阴道	阴道分泌物检查包括滴虫性阴道炎、霉菌性阴道炎，细菌性阴道病的检查，检查有没有支原体和衣原体。这个容易影响你受孕的机会，也容易造成上行感染导致你怀孕期间发生其他异常
外阴	妇科检查，排查外阴是否有炎症，比如巴氏囊肿，或者巴氏脓肿等等这一类的疾病

2.生殖器官检查

	排除畸形
子宫	排除一些病理性器官性疾病，例如先天性的发育异常：幼稚型子宫、双子宫、单角子宫，是不是有子宫纵膈、子宫横膈，因为这些都关系到能不能怀孕，怀孕后能否全程妊娠，能否正常分娩。通过B超检查

	疾病排查
子宫	有没有子宫肥大、内膜炎、宫腔粘连。另外检查有没有肿瘤类的东西，子宫肌瘤，或者子宫合并子宫肥大等疾病
卵巢	有没有卵巢炎和卵巢肿瘤，另外看看有没有多囊卵巢和巧克力囊肿

3.女性激素七项

包括：雌激素、孕激素、FSH（卵泡刺激素）、LH（黄体生成素）、HCG（人绒毛膜促性腺激素）、催乳素、睾酮。通过这几个激素来检测一下体内激素水平是否正常，通过这个激素水平是否正常来推断卵巢功能是否正常。

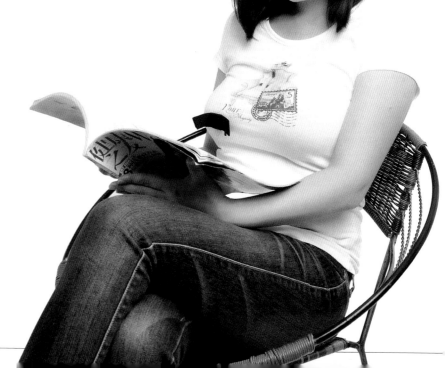

晋升准爸爸检查项目

常规检查

一般体检包括：年龄、血压、脉搏、呼吸等；以及各个脏器的检查，心、肝、脾、肺、肾、脑。主要手段有心电图、超声心动、B超、化验等。

专科检查

炎症检查
如前列腺炎、附睾炎、支原体感染等

精子检查	
量	正常人一次排精2～6毫升
颜色和透明度	正常刚射出的精液会呈乳白色或灰白色，液化后则呈半透明乳白色，久未排精者可呈淡黄色
黏稠度和液化	如果黏稠度降低呈米汤样，可能是精子数量减少，一般见于生殖系统炎症，精液不凝固见于精囊阻塞或损伤；如果精液1小时后不液化，可能是由于炎症破坏纤溶酶所致，如前列腺炎，精子不液化可以抑制精子活动力而影响受孕
酸碱度	pH值。正常精液呈弱碱性pH7.2～8.0，以利于中和酸性的阴道分泌物，pH值小于7或大于8都会影响精子的活动和代谢，不利于受孕
密度	正常每毫升精液中精子数量在2千万以上，如少于2千万/毫升属于少精症，就会影响生育
1小时存活率	排精后1小时内活动精子的百分比应≥60%

精子活力、畸形精子百分比

夫妻双方的检查项目

常规检查

血液检查	
血常规检查	白细胞总数，看是否有炎症。红细胞及血红蛋白的数量，看是否有贫血，查血小板数量，排查血液病
血型检查	ABO血型检查：如果准妈妈是O型血，爸爸是A型、B型或AB型，可能会有抗A或抗B的一些抗体，也要再进一步检查下不规则抗体。为避免怀孕和孕晚期，或者分娩后，胎儿和新生儿溶血问题，否则生出来之后宝宝容易发生黄疸 Rh血型：测定原因有两个。第一，孕妇是Rh(−)，丈夫为Rh(+)，宝宝有可能是Rh(+)，孕妇体内抗Rh的抗体进入胎儿可引起Rh血型不合的溶血。第一次怀孕不会发生溶血。第二，Rh阴性血型人比较少，为防止孕期和分娩过程中特殊情况需要输血，要有所准备
生化化验	肝肾功能：如果你肝肾功能有问题，不建议你怀孕。因为怀孕以后可能会加重你的肝肾功能异常。 甲状腺功能五项检查：如果说你基础代谢率T3、T4有问题，要进行一下相关方面的治疗
微量元素检查	测定一下你的微量元素，体内的钾、钠、钙、锌、镁，一些其他相关的，铅、镉数值是否正常
贫血三项检查	包括维生素B_{12}，叶酸和铁蛋白的正常值
感染类检查	乙肝五项检查、丙肝检查、梅毒检查、艾滋病检查

尿常规检查
测定一下有没有尿蛋白、红细胞，如果有其他问题要考察要看一下泌尿系统有没有异常，排除有没有炎症及结石

特殊化验（TORCH）

感染途径：多为潜伏感染，可因妊娠被激活，可通过胎盘、产道、母乳传染给宝宝。

影响：宫内胎儿生长迟缓、小头形、脑炎、视网膜脉络膜炎、黄疸、肝脾肿大、溶血性贫血等。新生儿死亡率较高，围产期母乳排毒所致的CMV感染率为63%。

感染途径：主要通过呼吸道传播。

影响：准妈妈感染后能使胎儿致畸，主要为先天性白内障、先天性心脏病、神经性耳聋。20周后感染者几乎无影响。

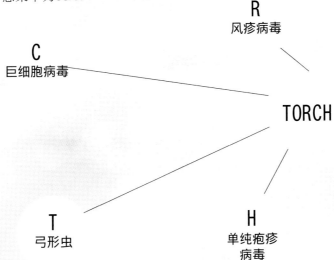

R
风疹病毒

C
巨细胞病毒

TORCH

T
弓形虫

H
单纯疱疹病毒

感染途径：可通过皮肤、黏膜感染。

影响：孕期前3个月发生先天性感染，约40%胎儿可能会有严重损害，出现流产、死胎或新生儿疾病如：脑积水、小脑畸形、先天性的白内障、先天性心脏病、神经性耳聋。孕末3个月发生感染，严重者不到3%。

感染途径：可通过皮肤、黏膜直接接触或性接触感染。

影响：Ⅰ型主要引起生殖以外的皮肤黏膜（口腔）和器官（脑）感染。Ⅱ型主要引起生殖部位黏膜感染。孕早期感染会导致流产、早产、死胎，胎儿小头小眼、脉络视网膜炎、发育迟缓智力低下。

遗传疾病筛查

1.珠蛋白生成障碍性贫血

也称地中海贫血，是一组遗传性溶血性贫血。其共同特点是由于珠蛋白基因的缺陷使血红蛋白中的珠蛋白肽链有一种或几种合成减少或不能合成，导致血红蛋白的组成成分改变。

据我国长江以南各省统计，若夫妻为同型珠蛋白生成障碍性贫血的带因者，每次怀孕，其子女有1/4的机会为正常，1/2的机会为带因者，另1/4的机会为重型珠蛋白生成障碍性贫血患者。

胎儿临床表现	
重型	出生数日即出现贫血、肝脾肿大进行性加重、黄疸，并有发育不良
中间型	轻度至中度贫血，患者大多可存活至成年
轻型	轻度贫血或无症状，一般在调查家族史时发现

检查方法
血象检查，可表现为小细胞低色素型贫血、红细胞体积小

2.遗传性葡萄糖-6-磷酸脱氢酶缺乏症

是遗传性葡萄糖-6-磷酸脱氢酶（G6PD）缺乏症，是最常见的一种遗传性酶缺乏病，遗传性G6PD缺乏症是一种X连锁不完全显性遗传，G6PD基因突变，导致该酶活性降低，红细胞不能抵抗氧化损伤而遭受破坏，引起溶血性贫血。

胎儿临床表现
与一般溶血性贫血大致相同，表现为新生儿黄疸、蚕豆病（吃了蚕豆以后容易发病）、药物性溶血、感染性溶血、非球形细胞溶血性贫血等临床类型

治疗方法
苯巴比妥具有镇静、催眠作用，在妊娠晚期和新生儿期小剂量用药，诱导肝内胆红素代谢相关酶的产生，对减低核黄疸具有预防作用

3.血友病

缺乏凝血因子引起血浆凝结时间延长造成严重凝血障碍的遗传性出血性疾病，男女均可发病，但绝大部分患者为男性。

检查方法
凝血象检查见凝血时间延长(轻型可正常)，凝血酶原消耗不良（约占70%患者）；凝血因子测定异常

传染疾病筛查

1.乙肝病毒筛查（大小三阳）

要测乙肝病毒DNA（HBV-DNA）数值超$1.0×10^3$，说明你的血内乙肝病毒正在复制，而病毒数量越多，传染性就越强，需要进行抗病毒治疗，降低HBV-DNA的数值，减少父母与胎宝宝之间的垂直传播。

乙型肝炎本身不会影响到胎儿，即使准妈妈是高传染性或是乙型肝炎抗原携带者，新生儿也可在出生后立刻打免疫球蛋白来加强保护。如果既不是携带者也没有抗体，可以先接受乙型肝炎疫苗预防注射，预防胜于治疗。

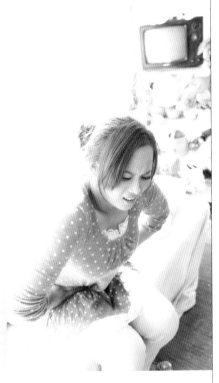

2.梅毒筛查

大多为性传播疾病，孕前一般要注意潜伏期梅毒，要化验检查。如：RPR（快血清反应素）TPPA（梅毒螺旋体明胶凝集试验）阳性，要检查梅毒四项，做稀释化验。妊娠梅毒是孕期发生显性或隐性梅毒。

妊娠梅毒时，TP（梅毒螺旋体）可通过胎盘或脐静脉传给胎儿，形成以后所生宝宝的先天梅毒感染。

3.艾滋病筛查

母婴传播方式：宫内感染、分娩过程中感染、产后感染。HIV感染阳性女性怀孕，估计有20%～50%宝宝感染HIV，胎儿只在妊娠15周后会被感染。感染HIV的宝宝体质差，体重低，常伴有发热，慢性腹泻，反复患口疮，耳病，肺炎，且寿命较短。

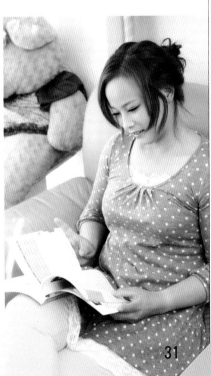

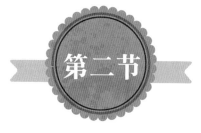

第二节

孕前准备

怀孕前三个月

1	生育年龄：男女的最佳生育年龄为24～30岁。这时期生育力最旺盛，精子和卵子的质量好，下一代体质也最好。女性生育年龄最好不要超过30岁，尤其不要超过35岁
2	女方流产满6个月
3	选择最佳的孕季节：从医学角度看，在7～9月怀孕，经过十月怀胎到第二年4、5、6月份分娩，最为合适。不过，气候差别较大，生育季节应该因地制宜，不可生搬硬套。新婚期间尤其是旅行结婚时不宜怀孕。每年农历的二、三、七、八月是受孕的最佳季节
4	停止口服或取出埋植避孕药，不能照射X线，不能服用抗病毒性感染或慢性疾病药物
5	脱离有毒物品如：农药、铅、汞、镉、麻醉剂等
6	夫妻都不能抽烟

7	调整自己的情绪，精神受到创伤或情绪波动如洞房花烛、丧失亲人、意外的公伤事故等大喜大悲之后一段时间之内不宜怀孕
8	到附近医院的产科咨询，在医生指导下服用叶酸
9	要有一定的经济准备
10	检查你饮用水的质量是否合格，水污染会影响胎儿的正常发育，一定要选择合适的净化装置
11	清除夫妻身体内的烟尘与有毒物质，可食用畜禽血、春韭、海鱼、豆芽
12	适当参加体育娱乐活动，陶冶性情，把神经精神系统调节好

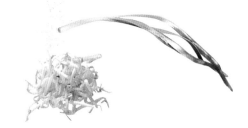

怀孕前两个月

1	这个月你可以整理你的居室环境，以方便你怀孕后的行动
2	把可能会绊脚的物品重新归置，留出最大的空间
3	经常使用的物品要放在你站立时方便取放的地方，清理一下床下与衣柜上的东西，调整一下厨房用品的位置
4	把晒衣架或晒衣绳适当调低
5	在卫生间及其他易滑倒的地方加放防滑垫
6	在马桶附近安装扶手，使你孕晚期时更加方便
7	此外尽量使你的工作环境保持良好的通风状态
8	如果你的居室通风条件不好，要设法安装空气净化器或用其他东西来改善
9	要养成物归其位的习惯
10	适量补充优质蛋白质
11	与你的狗、猫、鸟等宠物隔离

怀孕前一个月

1	这个月你应该调整一下你的梳妆台，把美容品、化妆品暂时放在一边，留下护肤品。因为准妈妈原则上只护肤不美容
2	你的护肤品应选择知名品牌，以防皮肤过敏对胎儿造成伤害
3	电视、音响、电脑、微波炉、手机都会造成电磁污染，对胎儿发育极其不利。可选择有防辐射功能的服装来穿
4	准备至少一套准妈妈服，两双平底软鞋
5	受孕时间不要选择长途出差
6	避免月圆之夜受孕，以免产生低智或畸形儿

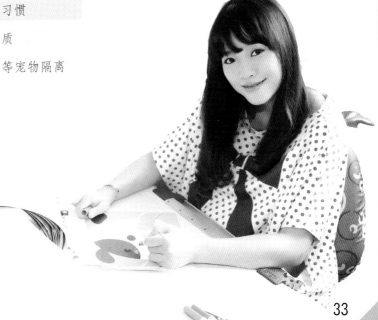

第三节

怀孕时机

适合怀孕的季节

夏末秋初怀孕

医学专家认为怀孕的最佳季节是——夏末秋初，约7月下旬到9月上旬近两个月的时间。

1.在妊娠初期40～60天发生妊娠反应时，正好处在9月或10月，这时大多准妈妈胃口差，爱挑食，但此时蔬菜、瓜果品种繁多，可以调节增进食欲，保障胎儿的营养需求。

2.两三个月后正值晚秋，气候会非常凉爽，准妈妈食欲也会逐渐增加，对胎儿的生长发育十分有利。此时日照充足，准妈妈经常晒晒太阳，体内能产生大量维生素D，促进钙、磷吸收，有助于胎儿的骨骼生长。

3.且八九月份之间正值夏去秋来，准妈妈夜间睡眠受暑热的影响小，准妈妈的休息、营养和各种维生素的摄入都比较充分，有利于胎儿大脑的发育和出生后的智力发展。

4.严寒的冬天和容易携带着流行性感冒、风疹、流脑等病毒的春天来临时，胎儿胎龄已超过了3个月，平安地度过了致畸敏感期。

5.相应的预产期为次年5月前后。分娩之时正是春末夏初，气温适宜，妈妈哺乳、宝宝沐浴都不易着凉，蔬菜、鱼、蛋等副食品供应也十分丰富，产妇食欲好，乳汁营养也丰富，应是"坐月子"的最佳季节。

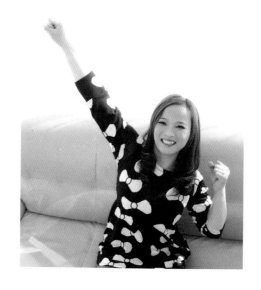

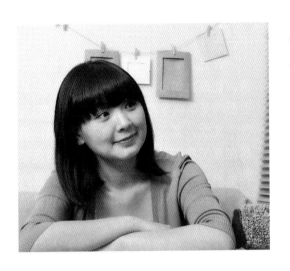

春末怀孕

春末，3～4月份怀孕，正是春暖花开的季节，此时气候温和适宜，风疹病毒感染和呼吸道传染病较少。准妈妈的饮食起居易于调适，这样使胎儿在最初阶段有一个安定的发育环境，对于预防畸胎最为有利。日照充足是春季怀孕的又一个好处，在整个妊娠过程中能提供良好日照条件。准妈妈皮肤里的麦角固醇在太阳光中紫外线的照射下，能变成维生素D，促进对钙、磷的吸收，有利于胎儿骨骼的生长和发育。另外，太阳光照射到皮肤上，能促进人体的血液循环，还能杀菌消毒，对准妈妈的身体健康也大有益处。

妊娠3个月后，正是胎儿大脑及神经系统形成的关键时期，而这个时候也是秋高气爽的金秋收获季节，五谷丰登，果蔬丰富；有利的天时不仅使准妈妈感到愉悦，而且使各种营养素都得到充分的保证。同时，适度适量的阳光照射，对准妈妈的身心健康及胎儿的发育大有益处。

不适合怀孕的季节

早春

春季(尤其是早春)是传染病的高发季节。如早孕期内患风疹病毒感染，则会引发胎儿先天性心血管畸形，常见的有动脉导管未闭、肺动脉瓣狭窄和周围肺动脉狭窄；还可能发生白内障、聋哑等先天缺陷。巨细胞病毒感染是引起先天性精神障碍的主要原因，可引起永久性的脑损伤。脊髓灰质炎病毒、流行性腮腺炎病毒、流感病毒、水痘病毒、疱疹病毒等也可经胎盘引起先天畸形。准妈妈在病毒感染后会出现发热、流涕、头痛等上呼吸道感染症状，或者合并细菌感染，必须去医院就诊，如果临床医生未问明早孕病史，往往给患者服用阿司匹林、氯苯吡胺、四环素等药物，这样会增加药物致畸的机会。

春季怀孕容易发生早产。据有关调查显示，春天受孕的女性较其他季节受孕的女性更容易在妊娠时间不足37周时就生下早产儿。这可能是因为季节的不同，人们的饮食、日照、锻炼习惯都发生了明显的变化，从而影响到人体免疫系统，并给怀孕带来潜在影响。

春季情绪波动大。一般，人在春季容易烦躁，容易生气，心情不易平静。这可能是季节变化带来的波动，也有可能是生理周期起伏的关系。如果在这个时候受孕，准妈妈的情绪变化很容易影响腹中正形成的胎儿，尤其是孕早期的胎儿，特别敏感，生气、烦恼、焦躁甚至导致缺陷儿的形成。有的专家认为有些唇腭裂的胎宝宝，就跟孕早期准妈妈的心情、情绪有关。

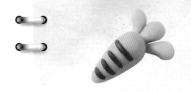

盛夏

首先，天气也会影响备孕女性的心情，让准妈妈心情烦躁，食欲消减，从而影响受孕机率和胎儿正常生长发育。

其次，夏天容易误食不洁食物。虽然在夏天我们可以吃到许多种类的蔬菜和水果，可是由于天气过于炎热，就会非常喜欢吃冷饮。这样就会增加肠胃负担，影响营养物的吸收。

最后，燥热的天气不利于人们的规律生活。夏天来了，很多人越发喜欢熬夜，一方面是燥热，一方面是夜短昼长。而睡眠不足将会影响精子及卵子的活力。

冬季

冬季，空气中二氧化硫的浓度高于其他季节，特别是工业城市。胎儿在孕早期尤其敏感，如果房屋内苯、二氧化硫含量比较高，对胎儿是不利的。所以冬季怀孕的胎儿出生缺陷明显高于其他季节，出生缺陷率为7.9%，夏季出生缺陷率为5%～5.8%。

怀孕后，紧接着到了春季。空气中湿度大，温度逐渐升高，有利于各类病毒的的繁殖和生长，使病毒性疾病明显增加并常常造成流行。此外，冬季天气多变，容易受凉，因此准妈妈感染病毒的机会增多。准妈妈感冒最令人担心就是疾病及治疗对胎儿的影响。一般说来普通感冒极少引起胎儿畸形，但流感及流感病毒则对胎儿有一定的致畸作用。

怀孕季节好坏不绝对

育龄女性及家人要考虑自身的特殊条件，怀孕的季节理想与否并不是绝对的。即使不在夏秋季怀孕，但只要注意改善不利条件和注意弥补不足，也可以生出一个健康可爱的宝宝。

受孕时间九忌

1　忌情绪过度波动和精神受到创伤后受孕

2　忌烟酒过度、戒烟戒酒不足6个月受孕

3　忌生殖器官手术后不足6个月受孕

4　忌产后恢复时间不足6个月受孕

5　忌脱离有毒有害物质时间不足3个月受孕

6　忌照射X射线、放射线治疗、服用抗病毒性感冒药物或者慢性疾病用药后不足3个月受孕

7　忌口服或者埋植避孕药停药时间不足3个月受孕

8　忌长途出差、疲劳而归不足2周时间受孕；忌奇热、暴风雨时受孕

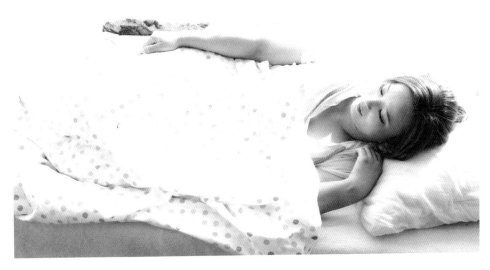

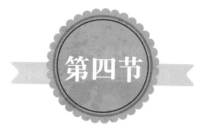

第四节

早期检查

如何确诊怀孕了

自我诊断的方法

捕捉身体变化

停经：生育年龄有性生活的健康女性，平时月经周期规律，一旦出现月经过期10日以上应怀疑妊娠。若停经达两个月，妊娠的可能性更大。停经是妊娠最早也是最重要的症状，但并不是妊娠特有的症状。

早孕反应：约60%女性在停经6周左右出现畏寒、头晕、乏力、嗜睡、流口水、食欲不振、喜食酸物或厌恶油腻、恶心、晨起呕吐等一系列症状。约持续两个月自行消失。

尿频：于妊娠早期出现，增大的前倾子宫在盆腔内压迫膀胱所致，当子宫逐渐增大超出盆腔后，尿频的症状就会自然消失。

乳房变化：逐渐增大，感觉胀痛。乳头乳晕着色加深，因皮脂腺增生，乳晕周围出现深褐色结节。

验孕棒

早孕试纸进行检测结果有两种：将尿液滴在试纸上的检测孔中，如在试纸的对照区出现一条有色带（有的试纸显红色，有的试纸显蓝色），表示未受孕，反之，如在检测区出现明显的双色带，则表示阳性，说明发生妊娠。

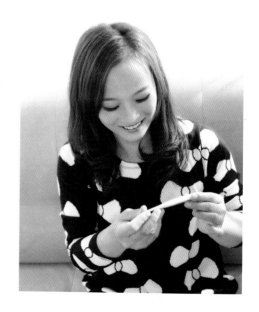

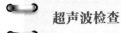

医院确诊检查

超声波检查

是确诊早期妊娠的方法。阴道超声较腹部超声诊断早孕可以提前1周。不仅可以核对孕周，同时也能够查清胚胎具体的着床位置是宫内还是宫外，如果是宫外孕应该要及时住院治疗中止妊娠。超声最早确定妊娠的依据是妊娠囊。妊娠5周可以出现，在妊娠囊内见到有节律的胎心搏动，可诊断为早期妊娠、活胎。

尿妊娠试验

妊娠后7～9天可用放射免疫法测定准妈妈血 β-HCG诊断早孕。临床上多用早早孕诊断试纸法检测准妈妈尿液，若为阳性，在白色显示区上下呈现两条红色线，表面受检者尿中含HCG，可协助诊断早期妊娠。阴性结果应在一周后复测。

血HCG检查

血HCG相比于传统的尿液HCG更加准确，误差更小，而且可以把检测的时间提前。女性受孕后从受精日第9～11天起即可测出血中 β-HCG升高，在妊娠的前8周增值很快，以维持妊娠。在大约孕8周以后，HCG逐渐下降，直到大约20周达到相对稳定。 此外对于多胎妊娠、宫外孕、胚胎不正常、发育迟缓、葡萄胎、某些内分泌疾病或肿瘤等，将血液HCG值结合临床情况及其他检查结果，通过综合分析往往可以得出正确判断。

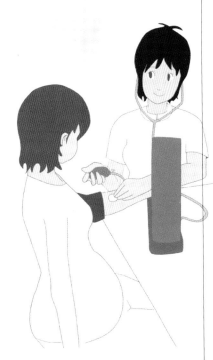

第一次产检

时间

怀孕12周左右（如有特殊情况可能时间会提前）。

产检准备

1.身份证。
2.围产保健手册。
3.医疗保险手册。

例行检查项目

病史的询问

年龄	年龄过小（小于20岁）容易发生难产；35岁以上的初准妈妈容易有妊娠并发症
职业	如果你的工作需要接触有毒物质，医生会帮你做一些特殊检查
推算预产期	问末次月经日期，按末次月经第一日算起，月份减3或加9，日数加7
月经史及孕产史	月经周期延长者的预产期须相应推迟。经产妇应了解有无难产史、死胎死产史、分娩方式及有无产后出血史，了解出生新生儿情况
既往史及手术史	着重了解有无高血压、心脏病、糖尿病、结核病、血液病、肝肾疾病、骨软化症等和做过何种手术
家族史及丈夫健康情况	询问家族有无高血压、双胎妊娠及其他遗传性疾病

全身检查

发育状况	观察准妈妈发育、营养及精神状态
心、肝、脾、肺、肾的一般检查	心电图、B超，确认内脏器官是否正常
测量血压	正常数值高压在90～130毫米汞柱（12～17千帕）范围内，怀孕易使高血压患者血压更高，甚至威胁到妈妈的生命，准妈妈正常血压不应超过140/92毫米汞柱（19/12千帕）
测量身高、体重	身材矮小（<145cm）者常伴有骨盆狭窄
抽血化验	1.血常规检查： 检查项目：血细胞、红细胞、血沉、血红蛋白、血小板 检查目的：及时发现与营养、消耗、遗传以及贫血有关的疾病 2.肝功： 检查项目：主要测乙肝五项、丙肝抗体，阴性属正常，如为阳性，则需进一步检测。 检查目的：排除患各型肝炎的可能性 3.体内微量元素检测： 检查项目：钙、锌、铁等 检查目的：微量元素缺乏直接影响到胎儿的发育和健康 4.艾滋病：以防通过母体传染给胎儿
尿常规检查	检查项目：尿糖、红细胞、白细胞等 检查目的：排除糖尿病、尿道炎、尿道感染、肾炎等疾病

超声波检查

停经40天和60天分别做超声检查，了解胚囊着床部位和胚胎发育情况。

妇科检查

妇科窥器检查	了解阴道、宫颈情况，排除准妈妈的生殖器官发育异常，为宝宝顺利出生提供通道；观察阴道黏膜是否充血，阴道分泌物的颜色、量是否正常，是否有异味；看看宫颈是否糜烂、有没有宫颈息肉存在；特别是早孕期间出血时，观察出血的原因是否与阴道、宫颈有关，为治疗提供依据
白带检查	了解阴道内是否有滴虫、霉菌存在，必要时还要进行衣原体、支原体、淋球菌的检查。若存在以上微生物，容易引起上行性感染，影响胚胎发育，诱发流产
宫颈刮片检查	由于孕期血容量增加，血液供应丰富，如果宫颈发生肿瘤，及时治疗可以提高生存率。所以此项检查主要是了解宫颈表皮细胞的形态，排除宫颈肿瘤的发生。当然，宫颈刮片检查是较初级检查方法，产生疑点时可以进一步做阴道镜检查或宫颈活检病理切片明确诊断
妇科双合诊检查（阴道腹部联合检查）	1.检查阴道，触摸阴道的弹性、通畅度，有无触痛，畸形、肿物、后穹窿结节及饱满感。 2.检查宫颈大小、软硬度、活动度、有无痒痛、肿物或接触性出血等。 3.检查子宫及附件，子宫的位置、大小、形状、软硬度、活动度及有无压痛。 4.检查宫旁组织、卵巢、输卵管

特殊产检项目

颈后透明带扫描（NT扫描）

目的和时间

如果你是唐氏综合征高危准妈妈，医生可能会建议你做颈后透明带扫描。评估胎儿是否可能有唐氏综合征的筛查方法。通常在孕11～13周加6天进行。

方法

腹部超声波检查。但也要看宝宝和子宫的位置，必要时要通过阴道超声波检查，这样可以看得更清楚。

如何计算患病风险

所有女性都有生出患唐氏综合征宝宝的风险，而且这种风险会随着年龄的增加而上升。首先，统计数据会显示与准妈妈年龄有关的风险，这称为背景风险。其次，是超声波检查中得出的测量值，是你自己在这次怀孕的个体风险。这个新的风险值可能高于或低于你的背景风险。

正常测量数据是多少

多数唐氏综合征宝宝的颈后透明带都比正常宝宝要厚，如果测量值大于3毫米为异常。

扫描结果为高危风险怎么办

虽然大约1/20的女性会得到高危的结果，但绝大多数都会生下健康的宝宝。即使为1:5的高风险，仍然有4/5的宝宝不是唐氏儿。

唯一确切了解你的宝宝是否有唐氏综合征或其他缺陷的方法是做一个绒毛活检或羊水穿刺这样的诊断性检测。颈后透明带扫描的一个好处是它的检测时间在孕早期，这个时候还有可能做绒毛活检，并及早知道结果。如果你不确定该怎么做，那么在你愿意的情况下，可以等到16周以后再做羊水穿刺，或者你可以向医生咨询更多信息。

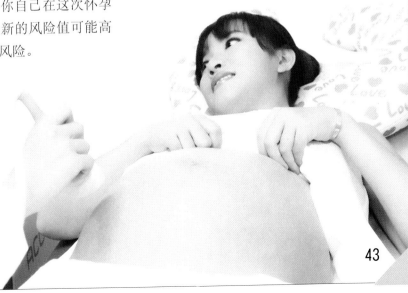

绒毛活检

时间

必须在怀孕12～13周之前进行才有效。

哪些人需要做检查

你达到预产期时的年龄接近或已经超过35岁。以前怀过出现染色体问题或其他出生缺陷的宝宝。你或你的配偶有染色体异常、遗传病或有家族病史，这些都会使你的宝宝出现遗传问题的风险增加。

什么是绒毛活检

是一种产前检查，用来检测是否有如唐氏综合征那样的染色体异常疾病。这种检测就是从胎盘上的微小指状突起，也就是被称为绒毛的部分来获取细胞，并进行细胞遗传结构的分析。与羊水穿刺相比，绒毛活检的主要优势在于，可以在你怀孕的更早些时间进行。

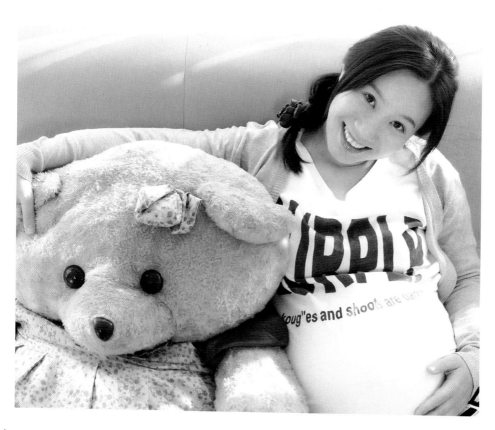

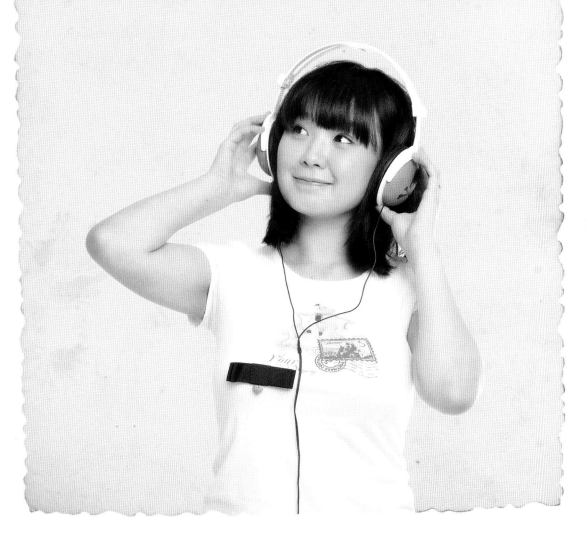

第二章

孕1月

小生命悄悄降临

第一节

胎儿发育

孕1月的胎儿

准妈妈看起来没有什么变化，但子宫里面的"种子"却正在慢慢长大。受精卵着床后，在怀孕的第三周开始进行细胞分裂，到第四周胚胎头部占身体长度的一半，下端长着尾巴，像只小海马。

1~2周 尚未受精

进入第二周后期，根据基础体温你会发现你已经进入排卵期，现在你就应该做好准备了。在月经周期的第五至十三天卵泡成熟，第十三至二十天时是最佳怀孕期。

3~4周 小种子"安家"了

这个时期胚胎已经在子宫内着床。完成着床需要4~5天，着床后的胚胎慢慢长大，受精卵不断地分裂，一部分形成大脑，另一部分则形成神经组织。

受精卵的发育与着床

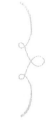

受精卵经过3~4天的运动到达子宫腔，在这个过程中由一个细胞分裂成多个细胞，并成为一个实心细胞团，称为桑胚体。

受精卵着床期的注意事项

1	不要任意服用药物。着床期间任意服用药物，有可能导致胎儿畸形。因此，着床期间若出现身体不适，应该立即去医院就诊，找出病因
2	不可过度劳累，多休息，睡眠要充足，并应控制性生活，以免造成意外流产
3	戒烟酒。着床期间饮酒，会延缓胎儿的发育，减轻胎儿出生时的体重。着床期间吸烟会导致胎儿畸形的发生，增加胎儿死亡率。因此，准备怀孕之后就应该戒烟、戒酒

补益精子，让"小蝌蚪"活力十足

体内缺乏微量元素锌不仅可使人性欲降低，也会降低精子活力。所以，男性可先做体检，通过血液中微量元素锌的检测结果判断是否缺锌。若缺锌，应多吃含锌量高的食物。

据营养分析结果表明，贝壳类海产品、瘦肉、动物内脏都含有丰富的锌。

富含锌的食物

动植物性食物

植物性食物中含锌量比较高的有豆类、花生、小米、萝卜、大白菜等；动物性食物中，以牡蛎含锌最为丰富，此外，牛肉、鸡肝、蛋类、羊排、猪肉等含锌也较多。

含锌多的常见食物
（每100克可食部分含量）

名称	含量	名称	含量
山核桃	12.6毫克	黑芝麻	6.1毫克
羊肚菌	12.1毫克	羊肉	6.1毫克
扇贝	11.7毫克	黄花菜	3.99毫克
猪肝	11.3毫克	虾仁	3.8毫克
鱿鱼干	11.2毫克	腐竹	3.7毫克
牡蛎	9.0毫克	黄豆	3.3毫克
香菇	8.6毫克	鸡肝	2.4毫克
牛肉	7.1毫克	枣	1.5毫克

动物内脏

这类食物中含有较多的胆固醇，其中，约10%是肾上腺皮质激素和性激素，适当食用这类食物，对增强性功能有一定益处。

富含精氨酸的食物

精氨酸能够增强精子的活力，对男子生殖系统正常功能维持有重要作用。可多吃如鳝鱼、海参、墨鱼、章鱼、芝麻、花生仁、核桃等食物。

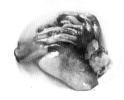

47

最佳的受孕时机

选择最佳受孕时机是实现优生的条件之一。为了确保受孕成功，应从以下方面加以注意和准备。

掌握受孕阶段的特征

女性在每个月经周期中，可能怀孕的时间仅5天左右。女性生殖细胞卵子在输卵管里的寿命仅12～36小时。精子即便处在良好的宫颈黏液环境中也只能存活3～5天，受孕通常也只能发生在性交后的24小时里。

因而，选择易受孕时机是很重要的，应选择排卵期进行性生活。所以，很有必要了解女性排卵时的体征。这些症状和体征主要有月经周期的长短、宫颈黏液的变化、宫颈本身的变化、基础体温上升以及身体其他部位变化等。

受孕瞬间正是关键时刻

《景岳全书》指出，"男女交合应在时和气爽，情思清宁，精神闲裕"下进行。这样"得子非唯少疾，且聪慧贤明"。因此，在选择好的最佳受孕时间，而且最好在家中进行。家中比较安静、卫生，夫妻对家庭环境又比较熟悉和放心，能做到精神放松、情绪稳定，利于优生。

易受孕的性生活姿势

什么姿势最容易受孕？我们知道，精子只有进入宫腔，到达输卵管，才能与卵子结合，所以想要受孕成功，最重要的是使宫颈口浸泡在精液池中，给精子进入宫腔创造条件。

男上女下位

女方平躺仰卧，双膝微弯稍分开，这样可使精液射在宫颈口周围，这样的体位对子宫前位的女性最佳。性生活后女方不要马上冲澡，可以在床上躺着休息一会儿，这样可以防止精液外流。

男后女前位

这样的体位会对子宫后位的女性效果更佳，更有利于宫颈浸泡在精液中。

确保受孕的小技巧

女性在性生活后仰卧平躺姿势时，都会有液体从阴道中流出。为了确保受孕，性交后女性可把双腿朝空中举起，或者在臀下方塞一个枕头，使上身处于一个臀高头低的状态。再或者采取侧卧姿势，膝盖尽量向胃部弯曲。这样同样可以延长精液在阴道的存留时间。

第二节

准妈妈的变化

孕1月的准妈妈

现在还是一个难以完全意识到怀孕的时期。即使去做检查,也很难确认是否已经怀孕。不仅如此,怀孕1～2周这个时期完全是怀孕之前的状态。

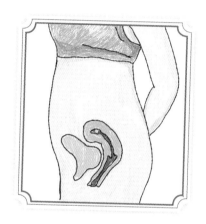

身体变化

1.子宫壁变得柔软、增厚;形态无明显变化,大小同鸡蛋那么大。

2.乳房稍变硬,乳头颜色变深并且变得很敏感或有疼痛感。

3.基础体温稍高。

注意事项

远离不利环境

胎儿是十分脆弱的,尤其是刚刚怀孕的时候,这个时期是胎儿发育的重要时期,孕1月准妈妈要特别注意远离不利于胚胎发育的环境。生活居室要保持清新爽洁。不要接触有毒物质,不要照射X光等放射性物质。

尽早做好安排

应尽早安排好今后的工作和生活,不要盲目使用药物、盲目做检查。身体保持轻松,不要大强度运动和过度疲劳。

一旦确诊怀孕,并计划好要宝宝,应该尽早向单位领导和同事讲明,以便安排。不要乱用感冒药。回家后尽可能早些休息,以保证第二天有一个好的工作状态。

给准妈妈的日常提醒

当卵子受精成功，受精卵会分泌人绒毛膜促性腺激素，这种激素进入母体血液后，会再经母体肾脏，从尿液中排出。当激素在血或尿中达到一定浓度时，通过以下验孕检测，便能得知有无成功怀孕。

多久能用早早孕试纸验孕

一般排卵是在月经周期的第十四天左右，假设此时受精成功了，那么受精卵要产生人绒毛膜促性腺激素最快需要六七天，所以，若受精成功，在性生活后的10多天（月经前一周）即可测试。比较常见的情况是在月经超过7～10天后检测，怀孕时间越久，两条线就越明显。

试纸确认后，还要做超声波检查

即使早早孕试纸显示已怀孕了，建议准妈妈也要在怀孕35天时去医院接受超声波检查。一方面确定怀孕状态是否正常和推算预产期。另外超声波检查还能确定胚胎个数，排除异常妊娠。在怀孕7周以上，利用超声波检查能确认胎囊状态，如果超声波检查中发现子宫体积变大，同时子宫内壁变厚，就能确认你怀孕了。

超声波检查的作用

1	确定怀孕状态是否正常和推算预产期
2	确定胚胎个数
3	排除异位妊娠，如宫外孕

如何使用试纸

1.检测时注意尿液浸没试纸的长度。有时候尿液浸没检测试纸的长度过长可能使测试结果难以判断。

2.应掌握好测定时间。人绒毛膜促性腺激素一般在受精卵着床几天后才出现在尿液中，而且要达到一定量才能被检出。

3.如果你对测试结果拿不准，最好打咨询电话问问医生，在医生的指导下完成测试。即使出现测试结果呈阳性但很不明显，你也该假设自己怀孕了，要去医院检查一下。

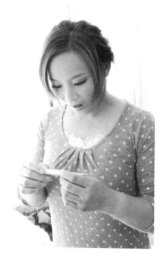

第三节

营养关注

孕1月营养

孕1月营养需求

孕1月对于准妈妈来说，需要补充蛋白质、碳水化合物、脂肪、叶酸、水和无机盐，各种维生素和微量元素。

孕1月营养元素补充

水

要保证每天喝足够的水，推荐量是每天喝8杯（200毫升/杯）水，每次100～150毫升为宜，间隔时间为30分钟。

持续补充叶酸

妊娠早期是胎儿脑细胞形成数目能否达到正常的关键期。而胚胎所需的营养是直接从子宫内膜储存的养料中取得的，然而子宫内膜所含营养的状况是在孕前就形成的，它的营养也直接影响着胚胎发育的质量，可以说准妈妈早期的营养补充是胎儿发育的关键。

胎儿神经管发育的关键时期在怀孕初期17～30天。此时要摄入充足的叶酸，否则有可能引起胎儿神经系统发育异常。

在怀孕前期就开始补充的叶酸，这时还要继续补充，这样才能保证胎儿的脑发育正常和顺利。防治胎儿神经管畸形，唇腭裂的发生。

含叶酸的食物排行榜		
序号	食物名称	叶酸含量（毫克/100克）
1	鸡肝	1172.2
2	猪肝	425.1
3	黄豆	181.1
4	鸭蛋	125.4
5	茴香	120.9
6	花生	107.5
7	核桃	102.6
8	蒜苗	90.9
9	菠菜	87.9
10	豌豆	82.6
11	鸡蛋	70.7

补充锌

锌可以促进胎儿的生长发育，调节人体生理机能，有助于增强免疫力。准妈妈缺锌常常会有代谢紊乱的症状，孕1月时期的胎儿还不稳定，为了防止流产，有必要补充充足的锌，而且锌对胎儿器官的早期发育也很重要。

含锌的食物排行榜		
序号	食物名称	锌含量（毫克/100克）
1	扇贝	11.69
2	干鱿鱼	11.24
3	牡蛎	9.39
4	干香菇	8.57
5	兔肉	7.81
6	奶酪	6.97
7	葵花籽	5.91
8	松子	5.49
9	牛肉	4.73
10	豌豆	3.82
11	虾米	3.81
12	猪肝	3.68

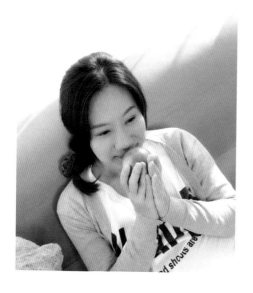

补充热量

碳水化合物，又称糖类，是供给生物热能的一种主要营养素。怀孕初期需要的热量较高，但脂肪的摄入量不宜过多。主食最好多吃些粗米面或杂粮等，其中不仅含有充足的热量，还可以供给母子矿物质、蛋白质和B族维生素。

高热量食物排行榜

序号	食物名称	热量含量（千焦/100克）
1	牛油	30.07
2	花生酱	24.66
3	培根	22.93
4	午餐肉	13.97
5	炼奶	13.42
6	白面包	10.92
7	全麦面包	9.87
8	火腿	9.04
9	煎蛋	8.40
10	白米饭	5.44
11	米粉	4.56
12	燕麦片	2.31

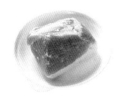

蛋白质

对于怀孕1个月的准妈妈来说，本月蛋白质的供给不仅要充足还要优质，每天应摄取蛋白质60～80克，其中应包含来自鱼、肉、蛋、奶、豆制品等的优质蛋白质40～60克，以保证受精卵的正常发育。

碳水化合物和脂肪

受孕前后，如果碳水化合物和脂肪摄入不足的话，可能导致胎儿大脑发育异常，出生后智商下降。因此，怀孕一个月应保证每天摄入150克以上的碳水化合物。母体和胎儿需要的必需脂肪酸来自食物中的脂肪，特别在植物油中含量较高。

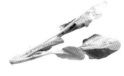

维生素

维生素C可以帮助准妈妈吸收钙和铁。维生素B族有营养神经的作用。

补充叶酸的同时，加强多种微量元素的摄取。比如微量元素锌、铜等都参与中枢神经系统的发育，可以适当吃一些香蕉、动物内脏。此外瓜子、松子等坚果类食品，也都富含锌元素。

吃什么，怎么吃

孕早期准妈妈的味蕾和食欲都会发生一些反常，如果你对食物的喜好或厌恶突然变得与以前不同，不必太惊慌，这是很常见的。体内孕激素的改变是你口味变化的主要原因。孕早期的食物对你来说，不能用绝对的对与错来划分，不要百分百确定你吃的一定要绝对有营养。比如你非常想吃薯片，这可能是你的情绪因素大于身体的需要，如果吃了舒服就吃吧，只要控制好量是没有问题的。

吃流质和半流质食物

流质和半流质食物通过肠胃的时间较快，像粥、汤、酸奶、果汁等流质和半流质食物，能快速缓解妊娠反应。唾液对空胃的刺激较大，易引发呕吐，所以在吃易促进唾液分泌的干的食物之前，喝些流质食物能有效抑制恶心。

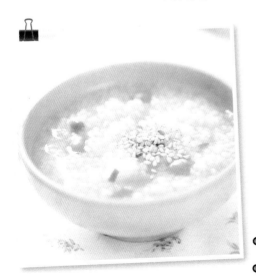

保证吃饭次数

低血糖容易引发恶心、呕吐，一日三餐的进食方式并不适合准妈妈，准妈妈最好少食多餐，每天5～6次为宜，有时可能发现自己在吃饭时不想吃东西，可以吃一些小吃来满足能量的需要。工作时，抽屉里也可以备些营养小吃，如水果、牛奶、干果等，这样随时可以嚼点什么。

掌握好食物的量

有的准妈妈会认为，怀一个宝宝，需要吃两个人的量，其实只有孕晚期需要多吃一点，其他时期只要比孕前多吃200卡（857焦耳）热量的食物就可以了，也就是你只要比以前多喝一杯牛奶、多吃一个鸡蛋就够了，但一定要保持饮食的健康、均衡。

科学补充叶酸

叶酸的生理功能

　　叶酸是B族维生素的一种，是细胞制造过程中不可缺少的营养素，虽是一种水溶性的维生素，可它却是合成蛋白质和核酸的必需因子，血红蛋白、红细胞、白细胞快速生成，氨基酸代谢，大脑中长链脂肪酸如DNA（脱氧核糖核酸）的代谢等都少不了它，在人体内具有不可或缺的作用。

叶酸要吃多少

　　人体不能自己合成叶酸，来源要靠从食物中摄取，准妈妈每天需补充600～800微克叶酸才能满足宝宝生长需求和自身需要。准妈妈应多吃新鲜的蔬菜、水果，在烹制食物时需要注意方法，避免过熟，尽可能减少叶酸流失。

　　对于有不良妊娠史、高龄及家族中有生育过畸形胎儿史等高危因素的准妈妈，最好在医生的指导下，每天口服叶酸片0.4毫克。

缺乏叶酸的危害

　　准妈妈早期缺乏叶酸是儿童先天性疾病发生的原因之一，有可能造成胎儿先天性神经管畸形，包括无脑儿及脊柱裂。无脑儿一般出生后短时间内即死亡，脊柱裂则造成终身残疾。因此建议准妈妈在怀孕前1个月到孕早期的3个月内，每天补充400微克叶酸，可有效预防神经管畸形的发生，还可降低先天性心脏病的发生率。

　　孕中晚期叶酸缺乏，准妈妈易发生胎盘早剥、妊娠高血压综合征、巨幼细胞性贫血等；而且胎儿易发生宫内发育迟缓、早产和出生低体重，可影响胎儿的智力发育，还可使眼、口唇、腭、胃肠道、心血管、肾、骨骼等器官的畸形率增加。叶酸还是红细胞形成所必需的物质。叶酸缺乏将导致贫血，增加流产机会，宝宝也可能营养不良。

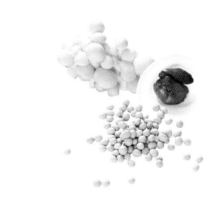

叶酸的来源有哪些

　　叶酸主要存在于植物，尤其是绿色植物类及全麦制品，比如，深绿叶蔬菜（苋菜、菠菜、油菜、小白菜等），动物的肝脏（鸡肝、猪肝、牛肝等），谷类食物（全麦面粉、大麦、米糠、小麦胚芽、糙米等），豆类、坚果类食品（黄豆、绿豆、豆制品、花生、核桃、腰果等）以及新鲜水果（柑橘、橙子、草莓等）。

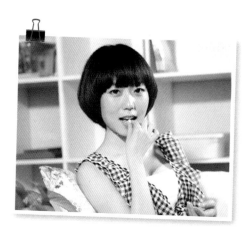

吃叶酸的正确时间

中国营养学会2007年发布的《中国居民膳食指南》指出，育龄女性应从孕前3个月开始每日补充叶酸0.4毫克，并持续至整个孕期。因为女性在服用叶酸后要经过4周的时间，体内叶酸缺乏的状态才能得以纠正。这样在怀孕早期胎儿神经管形成的敏感期中，足够的叶酸才能满足神经系统发育的需要，而且要在怀孕后的前3个月敏感期中坚持服用才能起到最好的预防效果。

患糖尿病的女性吃多少叶酸

一定要在准备怀孕前至少1个月去看医生。总体来说，患有糖尿病的准妈妈生出有出生缺陷儿的概率是普通人的两倍，所以，要向医生询问你应该服用多少叶酸。有医生同时指出，如果血糖控制得好，有糖尿病的准妈妈的叶酸服用量和普通准妈妈可以一样。

叶酸饭前吃还是饭后吃

孕前3个月吃，每天饭后吃，一天一片。晚上睡觉前吃比较好。叶酸可以和维生素E一起吃，还可以同时食补水果、蔬菜，补充维生素。

怀双胞胎的女性吃多少叶酸

根据孕期特殊性，医生可能会给你开剂量为1000毫克的叶酸补充剂，同时，建议服用优质的孕期多维片。

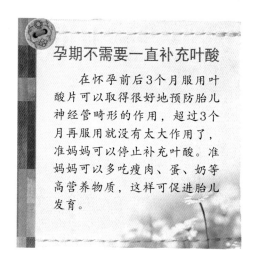

孕期不需要一直补充叶酸

在怀孕前后3个月服用叶酸片可以取得很好地预防胎儿神经管畸形的作用，超过3个月再服用就没有太大作用了，准妈妈可以停止补充叶酸。准妈妈可以多吃瘦肉、蛋、奶等高营养物质，这样可促进胎儿发育。

叶酸不能与什么药同服

叶酸的吸收很容易受到一些药物的影响，如一般的制酸剂胃药、阿司匹林、乙醇与更年期女性使用的乙烯雌酚都会影响叶酸的吸收。乙醇也会更进一步地将体内所储存的叶酸排出，并且降低肠道对于叶酸的吸收力，计划怀孕及怀孕中的女性最好远离乙醇。

营养食谱推荐

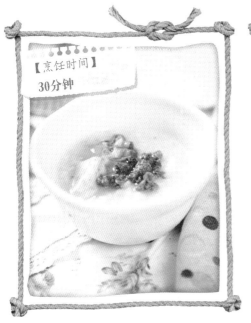

【烹饪时间】
30分钟

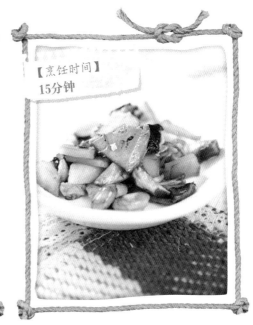

【烹饪时间】
15分钟

牡蛎粥

* **主要营养：**锌、铁、碳水化合物

原料

糯米30克，牡蛎肉50克，猪肉50克，料酒、盐、蒜末、葱末、胡椒粉各适量。

做法

❶糯米淘洗干净备用，牡蛎肉清洗干净，猪肉切成细丝。

❷糯米下锅，加清水烧开，待米稍煮至开花时，加入猪肉丝、牡蛎肉、料酒、盐一同煮成粥，然后加入蒜末、葱末、胡椒粉调匀，即可食用。

> 牡蛎粥富含锌和铁。女性经常食用牡蛎粥，可以增进血气，预防贫血。男性多吃可以提高精子活力。

鱼香肝片

* **主要营养：**锌、铁、钙质

原料

猪肝300克，盐、葱、姜、蒜各少许、绍酒、酱油、醋、白糖、泡辣椒、味精各适量，植物油少许。

做法

❶将猪肝切成长约4厘米、宽约3厘米、厚约0.3厘米的片，加盐及水腌制。姜、蒜去皮，切成末。葱切成葱花。泡辣椒剁成碎末。

❷用绍酒、酱油、醋、白糖、味精及汤对芡汁。

❸炒锅置大火上，下植物油，烧至七成热时，放进猪肝炒散后倒入泡辣椒、姜、蒜末。待猪肝炒伸展时，下葱花、烹芡汁，最后簸转起锅入盘。

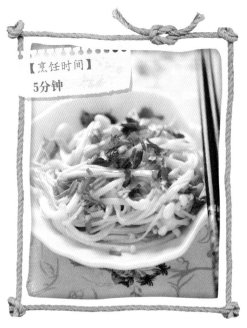

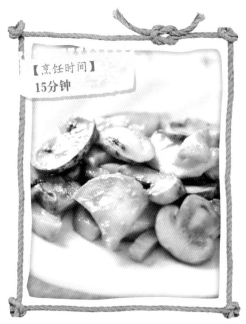

炝金针菇

● **主要营养：**硒、维生素C、B族维生素

原料

金针菇250克，红辣椒1个，盐1/2小匙，白糖、白醋各少许，葱油两小匙，葱花适量。

做法

❶将金针菇用清水冲洗干净，剪去根部，用沸水焯软，捞起冲凉；红辣椒洗净，去蒂、去瓤，切成细丝。

❷将金针菇放入盘中，加葱花、红辣椒丝、盐、白糖、白醋、葱油拌匀入味，即可食用。

茄汁炖双菌

● **主要营养：**维生素C、B族维生素

原料

口蘑500克，杏鲍菇1根，盐、料酒、香油各1/2小匙，番茄酱250克。

做法

❶将口蘑、杏鲍菇分别洗净，切成厚度相仿的片，用沸水焯一下，捞出冲凉。

❷炒锅烧热，加香油，下入番茄酱炒至浓稠，再放入口蘑片、杏鲍菇片，加入盐、料酒及适量清水，大火烧沸后转小火炖熟，即可食用。

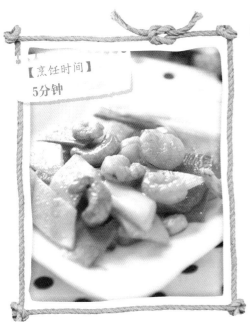

【烹饪时间】
5分钟

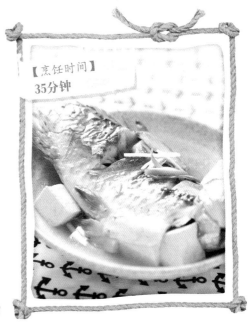

【烹饪时间】
35分钟

青瓜炒虾仁

✽ **主要营养：** 钙、蛋白质、维生素C

原料

黄瓜250克，腰果50克，虾仁150克，胡萝卜1根，葱花适量，盐1小匙，植物油1大匙。

做法

❶黄瓜洗净，去皮，切成片。胡萝卜洗净，切成同黄瓜片大小相仿的片。虾仁用沸水焯一下，捞出控水。

❷炒锅烧热，加植物油，六成热时将腰果下入锅中炸熟，捞出沥油。

❸锅中油升温至八成热时，放葱花爆香，倒入黄瓜片、胡萝卜片、腰果、虾仁翻炒均匀，最后加盐调味，即可食用。

鲫鱼炖豆腐

✽ **主要营养：** 蛋白质、钙、B族维生素

原料

新鲜鲫鱼1条，豆腐1块，料酒、盐各1小匙，姜片、蒜末各适量，胡椒粉少许，植物油1大匙。

做法

❶鲫鱼去鳞，去腮，去内脏，用清水冲洗干净，豆腐切成小方块，在沸水中焯一下，捞出放凉。

❷炒锅烧热，加植物油，油温稍热时放入鲫鱼两面煎一下。

❸然后倒入料酒，加姜片和蒜末，添适量热水，大火烧5分钟，放入豆腐块、盐，继续煮至豆腐块浮上汤面，出锅前撒胡椒粉，即可食用。

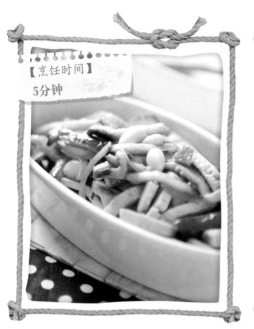

【烹饪时间】
5分钟

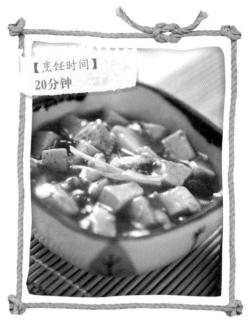

【烹饪时间】
20分钟

素炒三丝

● **主要营养：** 蛋白质、钙

原料

五香豆腐干5块，莴笋100克，香菇3朵，盐、酱油各1小匙，香油少许，水淀粉、植物油各1大匙。

做法

❶莴笋洗净剥壳，切成细丝，用沸水焯一下，断生后捞出控水；五香豆腐干、香菇分别切丝。

❷炒锅烧热，倒入植物油，八成热时放入五香豆腐干丝、莴笋丝、香菇丝翻炒，加入酱油、盐、少许水，烧沸后加入水淀粉勾芡，淋少许香油即可。

> 香菇含有的麦角甾醇，经人体吸收后可转化为维生素D，可以促进钙的吸收，防治贫血。

麻婆豆腐

● **主要营养：** 蛋白质、钙

原料

豆腐1块，蒜苗25克，猪肉末50克，豆瓣辣酱、水淀粉、植物油各1大匙，豆豉1小匙，盐、花椒粉、葱、姜各适量。

做法

❶豆腐切成小块，用沸水焯一下，捞出控水。蒜苗切成小段。豆瓣辣酱、豆豉调匀。

❷炒锅烧热，加入植物油，待油热后放入猪肉末，炒熟捞出。

❸炒锅烧热，加入植物油，放入姜、葱爆香，再放入盐、豆瓣辣酱、豆豉、花椒粉炒匀。添入适量清水，倒入豆腐块，煮3分钟。最后放入蒜苗和炒好的猪肉末，翻炒均匀，出锅前勾芡，即可食用。

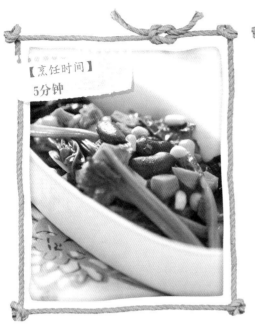

【烹饪时间】
5分钟

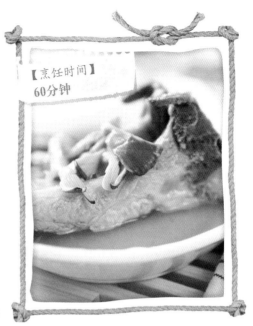

【烹饪时间】
60分钟

什锦菠菜

◉ **主要营养：** 维生素C、铁

原料

菠菜300克，玉米粒、火腿、胡萝卜、腰豆、松子仁各适量。姜末少许，盐1小匙，水淀粉、植物油各1大匙。

做法

❶将菠菜洗净，切段，在沸水中焯一下，捞出装盘；腰豆煮熟；火腿、胡萝卜切丁。

❷炒锅烧热，加植物油，六成热时下姜末爆香，下入火腿丁、胡萝卜丁、玉米粒、松子仁、腰豆翻炒，炒熟后加盐，出锅前用水淀粉勾芡，浇在菠菜上，即可。

排骨蘑菇汤

◉ **主要营养：** 锌、蛋白质、B族维生素

原料

排骨500克，蘑菇100克，番茄100克，料酒、盐各适量。

做法

❶排骨用刀背拍松，再敲断骨髓，加适量盐、料酒腌约15分钟；番茄、蘑菇洗净切片备用。

❷锅中加适量水，烧开后放入排骨，撇去浮沫，加入适量料酒，用小火煮约30分钟。

❸倒入蘑菇片再煮10分钟，放盐调味后，加入番茄片，煮沸即可食用。

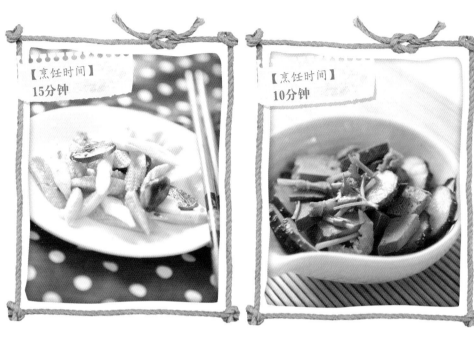

【烹饪时间】
15分钟

【烹饪时间】
10分钟

腊肠炒双笋

● 主要营养： 维生素C、钙、脂肪

原料

腊肉50克，玉米笋罐头1罐，竹笋两个，尖椒1个。葱末、姜末各适量，盐1/2小匙，酱油1/2大匙，植物油1大匙。

做法

❶玉米笋、竹笋洗净，切片，分别用沸水焯一下断生，捞出控水；尖椒洗净，切条；腊肉切薄片。

❷炒锅烧热，加植物油，六成热时放葱、姜爆香，放入玉米笋片、竹笋片、腊肉、尖椒，加入盐、酱油调味，翻炒炒匀，即可食用。

黄瓜拌猪肝

● 主要营养： 蛋白质、铁、维生素C

原料

猪肝300克，黄瓜100克，香菜5克，酱油5克，醋3克，香油5克。

做法

❶黄瓜洗净，切成片；猪肝切小片，放开水中烫一下，捞出晾凉沥水；香菜洗干净切成段。

❷黄瓜摆在盘内垫底，放入猪肝、酱油、醋、香油，撒上香菜段拌匀即可。

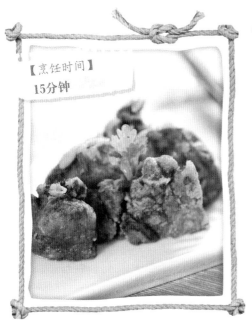

【烹饪时间】
15分钟

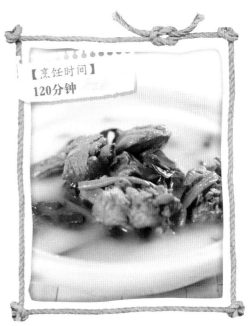

【烹饪时间】
120分钟

酥炸鸡肝

❋ **主要营养**：维生素A、铁

原料

鸡肝300克，蛋黄两个，淀粉、盐、姜汁、料酒、生抽、香油、生粉、植物油各适量。

做法

❶蛋黄、淀粉拌匀成蛋浆。

❷鸡肝切去油脂洗净，抹干水分，切为4块，加入盐、姜汁、生抽、香油、料酒，拌匀腌30分钟，然后蘸上蛋浆，再蘸生粉。

❸锅置火上，放入油烧热，将弄好的鸡肝放入油锅中炸两分钟盛起，再放入油中炸脆上碟。

菠菜鸡煲

❋ **主要营养**：锌、蛋白质、B族维生素

原料

鸡1/2只，菠菜100克，冬菇4朵，葱、姜、冬笋、蚝油、酱油、白糖、盐、料酒、植物油各适量。

做法

❶鸡洗净，剁成小块；菠菜洗净，用沸水焯一下，切段；冬菇洗净，切成块；冬笋切成片。

❷锅中放油烧热后，用葱、姜爆香，加入鸡块、冬菇及蚝油翻炒片刻。

❸放料酒、盐、白糖、酱油及冬笋，不停翻炒，炒至鸡熟烂。

❹将菠菜放在沙锅中铺底，把炒熟的鸡块倒入即可。

第四节

保健要点

孕期保健一览表

	胎儿的成长	妈妈身体的变化	应对变化的建议
1个月 2个月 3个月 怀孕初期(0~15周)	**3个月时的胎儿** 身高8~9厘米，体重约30克	**怀孕1~3个月** 1.乳头变黑，乳房变大 2.情绪波动明显，怀孕反应强烈 3.流产的可能性高 4.子宫变大，并在雌激素的影响下出现便秘反应	1.不要勉强去运动、做家务和工作，不使身体产生疲劳感 2.因怀孕反应食欲缺乏，不用勉强，适度去吃想吃的东西就可以了 3.腹部和大腿处不要受凉，穿不使腹部感到束缚的短裤 4.穿着不束缚身体，使胸部舒适的胸罩
4个月 5个月 6个月 7个月 怀孕中期(16~27周)	**5个月时的胎儿** 身高18~27厘米，体重约250克	**怀孕4~7个月** 1.胸围从这时开始到分娩为止，增大两个罩杯的程度 2.早孕反应变得缓和，有食欲 3.感受到胎动 4.子宫变大，子宫底高度变为24厘米 5.腹部变大，会感受到腰部和腿部的疼痛感	1.随着胸围的逐渐变大，要选用不束缚身体的合适的胸罩 2.向医生进行咨询，进行适度的运动 3.注意不要吃得过多 4.不使腹部着凉 5.妊娠纹出现后可以进行按摩
8个月 9个月 10个月 怀孕晚期(28~39周)	**8个月时的胎儿** 身高40~43厘米，体重约1700克	**怀孕8~10个月** 1.新陈代谢活跃，因而经常出汗 2.水肿情况变得缓和 3.经常感到腹部发胀 4.因分娩日益临近，产生不安等情绪波动 5.阵痛、出血和破水中的任一情况都是分娩开始的征兆	1.为防止出现妊娠高血压，应注意不要摄入过多盐分和糖分，并保持适度运动，避免运动不足 2.做好分娩的准备 3.练习呼吸方法和放松法 4.准备好产后的内衣，住院时必需的产床短裤等物品

准妈妈的起居和心态

出行安全

计划怀孕后，准妈妈就要注意自己的出行安全了。如果你还在上班，很幸运地公司离家很近，就少了很多烦恼，可以坚持每天步行上下班，既锻炼了身体，又不会影响工作。如果离家很远，你就要想办法使自己更加安全、更加便利地上下班，保证母子的出行安全了。

如果公司到家的路程实在太远，不如考虑在公司附近租房子吧，这样就可以把路上的时间争取为休息时间。或者征求住在自己家旁边的、热心的有车同事，搭个顺风车，你友情赞助油钱，互惠互利，大家都开心。

生活规律

准妈妈应该保持有规律的生活起居，不能因为出现嗜睡、疲劳现象，就终日躺在床上。睡眠时间可以比平时延长1～2小时，早睡早起，有条件可以午睡，午睡的时间约1小时为宜，时间太长，会导致晚上不易入睡，扰乱生活规律。

预防放射线危害

禁止做X射线检查、CT检查，避免长时间电脑操作以及看电视。因为在受精后的1～15天为胎儿的器官分化前期，虽然不会使胚芽畸形，但可致它死亡。

坚持口服叶酸片（从怀孕前的1个月至妊娠后3个月）每天0.4毫克，以防胎儿神经管畸形。

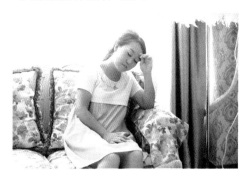

随时称体重

准妈妈体重变化对胎儿的影响很大，有资料表明，准妈妈体重增加10.9～12.3千克，围产儿死亡率很低；体重增加超过12.3千克者，围生儿难产率增加。所以，准妈妈要合理地控制和调整体重。

在妊娠期间，准妈妈要多摄取高热量、高蛋白的营养物质。妊娠末期，因母体组织间液体贮存量增多，表现为体表可凹性水肿（显性水肿）；或仅表现体重增加（隐性水肿）。孕晚期准妈妈体重一般每周增长不应超过0.5千克，体重增长过多过快，大多因体内液体潴留过多所致。严重水肿常常是妊娠高血压疾病、低蛋白血症的初期表现，所以，准妈妈要随时注意自己的体重变化情况。

不要洗热水浴

因为在怀孕的最初几周内，处于发育中的胎儿中枢神经系统特别容易受到热的伤害。如果洗热水浴或者蒸汽浴都可妨碍胎儿的大脑细胞组织生长。有调查显示：凡孕早期（两个月内，洗热水浴或蒸汽浴者，所生宝宝的神经管缺陷（如无脑儿、脊柱裂）比未进行热水浴或蒸汽浴者大约高3倍。所以宜洗温水浴（水温应保持在35℃左右）。

不要忽视这些怀孕征兆

在你怀疑自己怀孕时，你的身体会自动验证是否正确。看看我们的身体是如何告诉我们已经怀孕了，这些早期的征兆因人而异：

月经没来

这是最明显的征兆，但有些与怀孕无关的原因也会导致月经不规律，比如紧张、疾病、体重较大的波动。

盆腔和腹腔不适

下腹到盆腔都感到不舒服，但如果你只是一侧剧痛，就必须在产检时请医生仔细检查。腹部可能会出现微胀不舒服感。

情绪不稳

怀孕早期大量的孕激素会使准妈妈的情绪变化大，有时会情不自禁地流泪。

疲倦

不再有足够的精力应付习以为常的活动。典型的表现就是下班后或在上班的时候你最想做的事就是睡觉或特别想午睡。

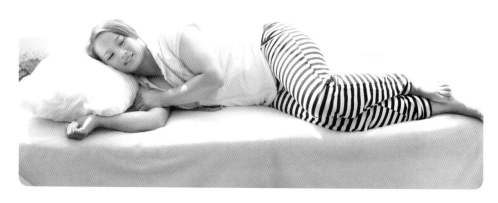

阴道微量出血

胚胎着床时会造成轻微出血，多数女性常常会误以为是月经来了。

小便增多

怀孕初期，许多准妈妈有尿频的情况，有的每小时一次，这是增大的子宫压迫膀胱引起的。在怀孕3个月后，子宫长大并超出骨盆，症状会自然消失。这种尿频，没有尿痛、尿急的感觉，与尿路感染有本质的区别，并且怀孕后的小便增多，并不是非常明显。

基础体温升高

正常情况下，育龄女性的基础体温是月经自来潮到中期（下次月经前两周）低体温、之后高体温（比前段体温升高0.4℃左右）的典型双向型体温，如果后段时间的体温一直处于高温，并超过21天月经仍不来潮，则属于早孕。这是衡量怀孕与否的重要标志。假若体温高低不平，而且悬殊较大，胎儿往往会发生危险，多属于黄体功能障碍，必须及时治疗。

恶心和呕吐

恶心、呕吐可能会误以为是感冒，有的人在怀孕3周后就感到恶心，大多数会在怀孕5～6周时才感到恶心。这种现象被称为"早孕反应"，在一天的任何时间都可发生，有的是轻微作呕，有的是一整天都会干呕或呕吐。早孕反应会在怀孕14～16周自行消失。

乳房出现变化

在停经之后，乳房发胀、痛，而且逐渐增大，乳头感到刺痛，乳晕变大、并出现褐色结节，乳房皮下可见静脉扩张。这种乳房发胀不会伴有发热，也不会有其他异常现象，仅仅是一种正常的生理反应。

遇到这些早孕反应怎么办

许多女性在妊娠期间都会发生或多或少、程度不同的妊娠反应，并出现诸多病理性或生理性的常见症状。其中大部分属于正常现象，适当休息、调节饮食后症状会减轻甚至消失。面对痛苦的妊娠反应，该如何消除或者缓解呢？

恶心呕吐吃不下

日常饮食可采用少食多餐的办法，吃了吐，吐了还要吃。注意多吃一些对胎儿发育特别是胎儿大脑发育有益的食物，如蛋、鱼、肉、牛奶、动物肝脏、豆制品、海带、牡蛎以及蔬菜、水果等，以确保蛋白质、维生素、无机盐等各种营养素的充分摄入。食物要清淡，尽量不吃太咸、过于油腻或有特殊气味的食物；干果、面包以及苏打饼等食物可降低孕吐的不适程度。吃完点心后，1个小时左右再喝水。

有些准妈妈对特定食物的气味相当敏感，一闻到便有想吐的感觉。所以，对那些食物最好就敬而远之，不要接触，例如，油烟、油漆、汽油味、鱼腥味等。

四肢无力易疲倦

疲倦感的产生，主要由于体内黄体酮水平增高，而黄体酮恰恰有镇静的作用。另外，妊娠早期新陈代谢速度加快，这样就可能感到非常疲惫，有时甚至控制不住自己，想要马上睡觉。要少吃或不吃冰冷和不易消化的食物。适当减少运动量和工作量，怀孕初期应该充分休息。多补充电解质可减轻头晕及四肢无力的症状。

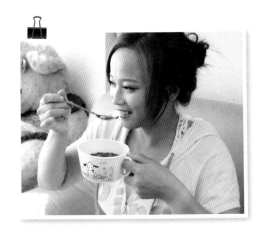

失眠

增大的子宫使准妈妈翻身困难，睡觉容易疲劳。另外，害怕分娩带来的痛苦而过于紧张和恐惧等都是常见原因。准妈妈可以白天进行适当的锻炼，睡前散散步、听听音乐，用温热水洗脚，睡前喝杯牛奶等，学会调整好睡眠，切记不可滥用镇静剂和其他药物，以免影响胎儿智力、身体发育。每天晚上10点钟左右，用温热水浸泡双脚，促进入睡，逐渐建立身体生物钟的正常节奏。

胸口灼热

在妊娠早期出现"胃灼热"感，一般不需治疗，只要饮食上注意少食多餐，吃易消化的高纤维素食物，少吃甜食及高脂肪食物，并适当进行户外活动，保持精神上的轻松愉快，症状明显时喝杯牛奶或吃点食物则可使"胃灼热"感减轻或消失。

高龄准妈妈需要注意的问题

孕前要进行身体检查

这是夫妻双方都要进行的检查。特别是准备怀孕的女性，除了要进行心、肝、肾等常规检查，还要重点检查生殖系统。如果患有疾病，要等待治疗痊愈后方可怀孕。

孕前要提前1个月口服叶酸

服用叶酸可以避免胎儿神经系统发育疾病。如果孕前没有及时吃叶酸，怀孕后要及时补充，直到怀孕12周为止。

怀孕16～20周时要进行唐氏筛查

这项检查是提取准妈妈的血液，检测血液中所含有的各种物质的量和浓度，以此来断定胎儿可能会出现的一些病症。

怀孕20周以后要做羊水穿刺

这项检查是正常的年轻准妈妈不需要做的。研究表明，准妈妈年龄愈大，先天愚型和畸形儿的发病率愈高。这是因为随着女性年龄增长，卵巢逐渐衰老退变，产生的卵子自然老化，发生染色体畸形的机会就会增多。这项检查可以直接获得染色体的数量，根据检查结果可以知道胎儿是否有异常。这项检查有0.5%的概率会因此导致流产。

更多关注血糖、血压等指标

高龄准妈妈易患妊娠合并心脏病、妊娠高血压综合征和妊娠期糖尿病等。由于准妈妈体内的血容量比非孕期明显增加，心脏负担加重。原来就患有心脏病的准妈妈很可能由于无法耐受而只能提前终止妊娠。

自然分娩的难度大

高龄准妈妈选择剖宫产较多，通常有90%的高龄准妈妈都会选择剖宫产。高龄准妈妈的骨盆比较坚硬，韧带和软产道组织弹性较小，子宫收缩力相应减弱，容易导致产程延长，甚至难产、胎儿产伤和窒息。

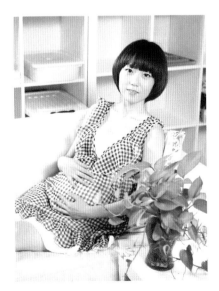

放松心情有利于优生

得知怀孕后准妈妈可能性情发生变化，心情变化很快。怀孕初期你的性情变化会发生转变，要调节好心情，不要过度疲劳。

难以置信

你可能会怀疑"我真的怀孕了吗"，这样的质疑在刚从怀孕报告或早早孕试纸中得知怀孕的那段时间尤为强烈，特别是生理并没有什么特别变化时，你可能会否定，以为疲倦和感冒症状是由感冒引起的。没关系，这些质疑、不安会随着增大的腰围而消失。

情绪化

怀孕期间你的情绪会大幅度波动，有时异常兴奋喜悦，有时又会莫名低落，这些都是很正常的。这些主要是由于怀孕后的激素变化造成的，怀孕后激素分泌不协调，容易导致情绪改变。要记住情绪的变化和怀孕出现的疲倦、恶心一样，不用太担心，要知道一切都是激素的原因。准妈妈用安静祥和的心情来迎接这个生命力吧。

惊喜又焦虑

一方面终于有如愿以偿的喜悦，另一方面可能也会有压力。产生矛盾的心理是正常的，常常会引发"我的生活以后会是什么样"的疑惑，甚至会担心影响工作，对有些女性来说，怀孕本身会让她们认为自己无法再像以前一样发挥所有的潜能，但大部分女性会很快在两者之间找到平衡。

推算预产期

虽然推算预产期，并不能确定真正的分娩日期，但知道了孕产期，你就可以有计划地做好心理准备，这对你和腹中的宝宝都会有帮助。预产期虽然是从最后一次月经的第一天算起，但是受精却是在女性排卵以后，孕育期实际上是38周或266天，而不是40周。因此，怀孕的第四周实际上是受孕的第二周，所以在预产期的前后两周分娩都算正常。

内格利预算法

正常情况下，从末次月经开始向后计算40周，这段时间就是预产期。由于月经周期、排卵时间，以及影响胎儿成熟及娩出的因素较复杂，因此在分娩的时间上存在着个体差异。足月分娩是指孕37（259天）～42周内的分娩。

预产期月份的计算

如果你最后一次月经来潮是在3月份以后，就在这个月份上减去3，就是第二年宝宝出生的月份；如果末次月经来潮是在1～3月份，那么就在这个月份上加上9即是分娩的月份。

预产期日期的计算

在最后月经来潮的第一天日期上加上7，就得出预产期的日期。

如果相加的总数超过30，减掉30以后得出的数字就是预产期的日期。

例如：最后一次月经来潮是2013年8月18日；预产期月份＝8－3＝5（即2014年5月）；预产期日期＝18＋7＝25（即25日）；即预产期为2014年5月25日。

超声波检查预算法

如果你的月经不规律，或者忘记末次月经的日期，你也可以去医院咨询专业医生来计算预产期。一般医院可通过超声波检查推算出预产期，医生做超声波检查时测得胎头双顶径间距、头臀长度及股骨长度即可估算出胎龄，并推算出预产期。

胎动日期预算法

如你记不清末次月经日期，可以依据胎动日期来进行推算。一般胎动开始于怀孕后的18～20周。计算方法为：初产妇是胎动日加20周，经产妇是胎动日加22周。

从孕吐开始的时间推算

早孕反应孕吐一般出现在怀孕6周末，就是末次月经后42天，由此向后推算至280天即为预产期。

月数	第一月			第二月				第三月				第四月				第五月				第六月				第七月				第八月				第九月				第十月			
周数	0	1	2	3	4	5	6	7	8	9	10	11	12	13	14	15	16	17	18	19	20	21	22	23	24	25	26	27	28	29	30	31	32	33	34	35	36	37

（周数延续：38 39 40 41 42 43）

流产 可能会出现流产	早产 胎儿能够在妈妈体外存活的期间	正常产期	晚产期
最后月经开始的第一天	体重约500克　　体重约1000克	预产期280天	

第五节

胎教方案

你了解胎教吗

正是因为人们对优生、优育的重视，胎教也逐渐深入人心。但是究竟什么是胎教？胎教到底有没有作用？

广义的胎教

是指为了促进胎儿生理和心理健康发育成长，同时确保准妈妈能够顺利度过孕产期所采取的精神、饮食、环境、劳逸等各方面的保健措施。因为如果没有健康的妈妈，就不能生育出健壮的宝宝。

狭义的胎教

是指怀孕期间，在加强准妈妈的精神、品德修养和教育的同时，重点通过母体，利用一定的方法和手段，刺激胎儿的感觉器官，以激发胎儿大脑和神经系统的有益活动，从而促进其身心健康发育。

胎教的意义

胎教是在优孕和养胎的基础上，通过准妈妈对胎儿身心发展的良好影响，从而对宝宝今后的成长发育起促进作用，是集优生、优育、优教于一体的一门实用科学，但不是创造神话的手段。尽管现代医学为胎教提供了可行的依据，也有诸多实验、实例证明了胎教的可能，我们对胎儿应以科学的态度审视，肯定胎教的结果，但绝不夸大胎教的作用；可以保留对胎教的传统认识，但不拒绝对胎教的尝试。

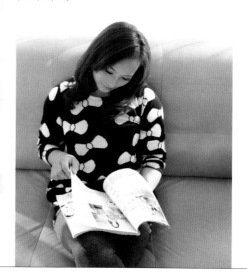

孕1月胎教课堂

准备胎教用品

等待是一种折磨，但是可以通过胎教的准备工作调整准妈妈和准爸爸的心态。

1.一张高质量的音乐光盘。

2.几本介绍怀孕知识的书籍。

3.学会几首欢快的童谣。

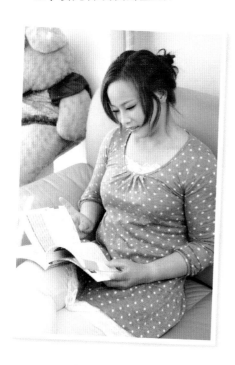

看一本书

细腻幽默的文字，搭上清新自然的插图胎教绘本，最能诠释母子间深情的爱意。准妈妈可以通过自然的风景、可爱的动物、星星、云彩等向胎儿传递母爱。

提前进行优孕准备

适当的运动，简单的舞蹈，一些音乐舒缓的手语舞，在大自然中散步都非常有用，这段时间还应当保持适当的运动。

在孕早期，随着宝宝的到来，可能会带给准妈妈不适。这种不适会影响到准妈妈的心情，所以准妈妈需要学习静心呼吸法，帮助准妈妈保持平和、愉快的心情。

准备一本胎教日记

准备一本胎教日记，这将是用10个月的时间给宝宝诞生准备的一份最珍贵的礼物。这本饱含准妈妈和准爸爸的爱和关怀写的日记，将是宝宝一生的珍藏。

看漂亮宝宝的照片

怀孕时应该多看些漂亮、可爱的宝宝照片。看到这些照片，想象一下自己宝宝的样子，是一件非常开心的事情。

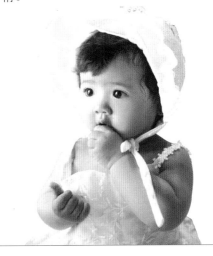

胎教歌曲

刚得知怀孕，准妈妈情绪容易波动，还可能产生不利于胎儿生长发育的忧郁和焦虑情绪，因此，这个时期准妈妈适宜听轻松愉快、诙谐有趣、优美动听的音乐，使准妈妈不安的心情得以缓解，精神上得到放松。

三只熊

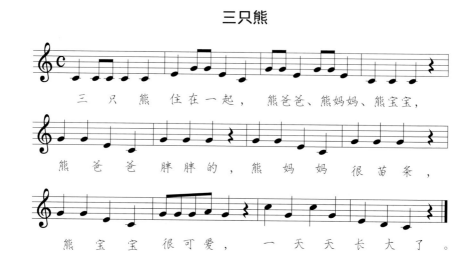

三只熊 住在一起， 熊爸爸、熊妈妈、熊宝宝，

熊 爸 爸 胖胖的， 熊 妈 妈 很 苗 条，

熊 宝 宝 很 可 爱， 一 天 天 长 大 了。

步骤一、熊爸爸
双手竖起拇指向前推。

步骤二、胖胖的
双手竖起拇指向前做波浪式推进。

步骤三、熊妈妈
双手竖起示指向上移动。

步骤四、很苗条
双手竖起示指做波浪状向下移动。

步骤五、熊宝宝
双手竖起小指向外画圈。

步骤六、很可爱
双手竖起小指在脸上做可爱状。

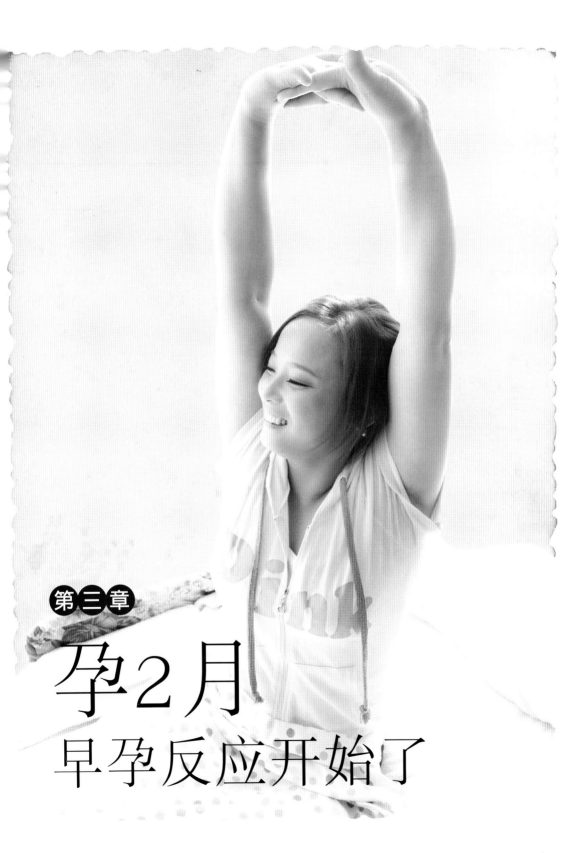

第三章

孕2月
早孕反应开始了

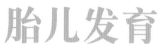

第一节

胎儿发育

孕2月的胎儿

与上月相比，胎儿长了两倍以上，从头部到臀部的长度已达到14～20毫米。这个时期胎儿的嘴巴、眼睛、耳朵已出现。

怀孕5周 胎儿有苹果籽大小

胎儿的背部有一块颜色较深的部分，这个部分将发展成为脊髓。孕4周时还蜷曲在一起的手脚到孕5周时有了新的发展，像植物发芽一样伸展开来，神经管两侧出现突起的体节，体节将会发展成为脊椎、肋骨和肌肉。

怀孕6周 主要器官开始生长

从怀孕第六周开始，胎儿逐渐呈现雏形。虽然后面还拖着小尾巴，但此时手脚四肢已开始像植物发芽一样长出来，能看到明显的突起。面部的雏形也逐渐显现，已形成了眼部的两个黑色突起、耳朵的两个孔、嘴和鼻子的小缝隙。心脏管融合并开始收缩。此外，肝脏和胰脏、甲状腺、肺等器官也开始呈现出原始的形态。

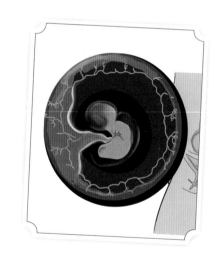

怀孕7周 尾巴逐渐缩短

突起的鼻子已经在一张一合地运动，能很清楚地看到小黑点一样的眼睛和鼻孔。胎儿的身体也发生了变化，头部将移动到脊椎上面，而且尾巴也逐渐缩短。手臂和腿部明显变长、变宽，所以容易区分手臂和腿部，还能分辨出手和肩膀。可以看到心脏，而且明显地分化为左心室和右心室。

怀孕8周 胎儿等于一颗葡萄的大小

此时已经完全可以区分手臂和腿，而且长度也有很大变化，手指和脚趾都成形了。胎儿的皮肤薄而透明，能清晰地看到血管。胎儿的脖子上端形成了外耳，脸部形成了眼皮。开始显露出鼻子和嘴唇，同时开始形成睾丸或卵巢生殖器组织。

胎儿与妈妈紧密相连

胎儿虽然是在羊水内生活，看起来似乎与外界无关，但是胎儿已经开始接受因妈妈心脏跳动的声音、肠运动的声音、与消化相关的声音（打嗝儿、放屁等）发出震动而产生的刺激。也就是说，妈妈的心跳安稳，胎儿得到的也是安稳的感觉。所以，对于准妈妈来说是一个更应该重视休息、情绪应该倍加稳定的时期。

遗传的规律

血型与遗传

人的血型分为A型、B型、O型和AB型4种。A型血的人红细胞上有A抗原，B型者有B抗原，O型者无抗原，AB型者有A抗原和B抗原两种。

如果母子血型不合，可使母体产生抗体，致使胎儿及新生儿发生溶血症，准妈妈检测血型，不仅可以推出宝宝可能是什么血型，还可以避免溶血症，这也是检测血型的目的。

父母血型	子女可能血型	子女不可能血型
A+A	A，O	B，AB
A+O	A，O	B，AB
A+B	A，B，AB，O	
A+AB	A，B，AB	O
B+B	B，O	A，AB
B+O	B，O	A，AB
B+AB	A，B，AB	O
AB+O	A，B	AB，O
AB+AB	A，B，AB	O
O+O	O	A，B，AB

77

体形与遗传

体形也属于多基因遗传。据统计，父母都瘦，宝宝也多为瘦型，仅有7%会胖；父母之一肥胖，宝宝有40%肥胖；父母都肥胖，宝宝有80%肥胖。肥胖的人往往有家族史，但环境因素对体形的影响也很大，出生后的生活条件、营养情况、运动情况、工作性质等因素均对体形有作用。

身高与遗传

身高属于多基因遗传，而且决定身高的因素35%来自爸爸，35%来自妈妈，其余30%则与营养和运动有关。如果父母双方个头不高，那只剩30%的后天身高因素，也决定了你力求长个的尝试不会有很明显的效果。

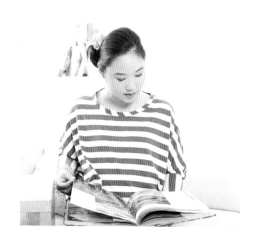
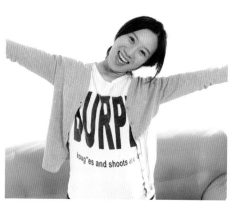

智商与遗传

一般来说，智力受遗传的影响是十分明显的，有人认为智力的遗传因素约占60%。父母的智力高、宝宝的智力往往也高；父母智力平常，宝宝智力也一般；父母智力有缺陷，宝宝有可能智力发育不全。

这种遗传因素还表现在血缘关系上，父母同是本地人，宝宝平均智商为102；而隔省结婚的父母所生的宝宝智商达109；如果父母是表亲，低智商的宝宝明显增加。

但是，不可否认，智力虽然受遗传影响，而后天的环境对智力也有极大的影响。后天教育、训练以及营养等起决定作用。音乐世家对宝宝自幼有熏陶作用，但将一个出身于音乐世家的宝宝放到一个完全没有音乐的环境中去，那么他也难成音乐家。

准妈妈的变化

孕2月的准妈妈

　　月经延迟，同时出现胸闷、恶心、浑身无力、乳房肿胀、去厕所次数增加等身体变化。月经延迟两周，就有可能是怀孕了，应当去妇产科进行检查。现在是孕吐开始的时期。另外，胎盘还没有完全稳定，是流产概率较大的时期。最好不要做激烈的运动，避免性生活。

怀孕5周 出现类似感冒的症状

　　月经没有按时来，可以去药店购买怀孕试纸，以便证实自己是否怀孕。一旦证实了，要马上去医院检查。这个时候，一般女性还没有怀孕的明显症状，甚至不知道自己已经怀孕了，但是有些敏感的女性会出现类似感冒的症状。如果有这种症状，同时月经还没有来，就要去医院检查，不要随便吃感冒药。

怀孕6周 乳房明显变大

　　这个时期，由于激素刺激乳腺，会感到乳房胀痛，乳头突出会更加明显，还会出现乳晕。由于乳房的血液供应增加，可以透过皮肤看到静脉。

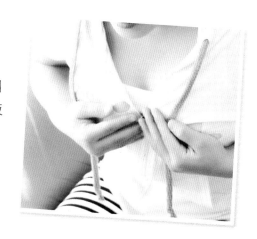

怀孕7周 基础代谢增加

这个时候，多数女性会出现恶心呕吐，即"早孕反应"，并有疲劳感，总是有些困倦，不愿意做家务，总是想躺着，心跳加快，新陈代谢率也有所增高。由于子宫扩张压迫膀胱导致尿频，激素分泌物增多会导致情绪烦躁。

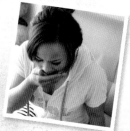

怀孕8周 情绪不稳定

现在情绪波动很大，有时会很烦躁，但必须注意，孕6～10周是胚胎腭部发育的关键时期，如果你的情绪过分不安，会影响胚胎的发育并导致腭裂或唇裂。

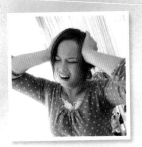

给准妈妈的日常提醒

月经延迟两周的话要去医院

出现月经延迟两周、浑身无力、恶心、呕吐等身体变化后，要及时去妇产科进行检查。

调整睡姿

很多准妈妈在怀孕的第二个月里，才会有已经怀孕的感觉，从现在起，你的身体时刻都在提醒你，你的体内正在发生奇迹，因为激素的影响，你的心理和生理都会受到影响。

1.随时保持身心放松，不要把工作带回家。

2.睡前吃些东西，少吃利尿食物。

3.选择右侧卧的姿势，以尽快排空胃酸。

孕早期的睡姿

孕早期因为腹部不是很明显，只要觉得自己舒服，睡觉的姿势不必刻意要求。但如果有"胃灼热"和恶心的困扰，可以选择右侧卧，这样能尽快排空胃酸，会比较舒服。

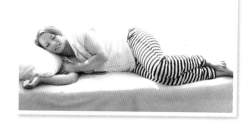

孕晚期的睡姿

到了孕晚期，左侧卧可能是比较适当的睡姿。因为左侧卧不会压迫大静脉，对胎儿血液的回流有帮助。

缓解孕吐

孕吐是孕育新生命的最明显的征兆，对于孕吐的原因有许多说法，其中由于激素的变化而导致的说法比较强一些。孕吐大部分从怀孕5～6周开始，12～13周最严重，到16～20周会结束，但早结束和晚结束的情况也都有。

1.均衡营养，依照个人口味搭配食物。

2.多吃一些能预防和缓解便秘的食物。

3.放松心情入睡。

4.调整好情绪。

这个月你可能比上个月的情绪变化更为激烈，一方面对新生命充满喜悦和期待，一方面对怀孕后生活上的调整感到担忧。这种情绪反应很正常，不必太担心，耐心再等待一两个月，你的感觉会更好。

预防疾病，远离有害环境

这时是宝宝脑和骨髓等器官生成的关键时期，要注意预防疾病，特别要注意风疹等疾病。此时期是胎儿脑细胞发育的基础时期，各个器官也开始形成，这个阶段胎儿是异常脆弱的，所以准妈妈要避开任何有潜在危险的物质和环境。

学会进行自我观察

注意自己是否有呼吸困难、心动过速、心胸疼痛等症状。一般来说，劳作后15分钟之内心率可以恢复到劳作前的水平，则无心力衰竭的症状。如果准妈妈在工作或者劳动中，出现腹痛、阴道出血等，应及时卧床休息并去医院检查。贫血、甲状腺功能亢进、多胎妊娠、有习惯性流产史、妊娠高血压综合征、产前出血、早产史者，要特别注意休息，避免疲劳。

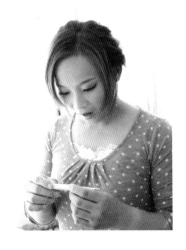

需要了解的孕期检查

从怀孕到分娩，准妈妈不知道要做多少次大大小小、各种各样的检查。为此，我们遵循着准妈妈手册的日程表，准妈妈可别忘记了定期产检，应确保母子平安。

孕早期产检项目

月份	周数	检查	常规检查	化验检查	辅助检查
1~3个月	12周内	早孕健卡	身高、体重、血压、常规妇科检查	血常规、尿常规、白带筛查	子宫颈细胞检查、甲状腺检查

孕中期产检项目

月份	周数	检查次数	常规检查	化验检查	辅助检查
4个月	13~16周	初查	身高、体重、血压、宫高、腹围、水肿检查、胎心多普勒听诊	尿常规、血常规(筛查唐氏儿)、内诊(子宫颈防癌图片检查)	心电图
5个月	17~20周	每4周1次	体重、血压、宫高、腹围、水肿检查、胎心多普勒听诊	尿常规、血常规(根据医生的建议)	超声波(20周、23周左右)
6个月	21~24周				
7个月	25~28周				

孕晚期产检项目

月份	周数	检查次数	常规检查	化验检查	辅助检查
8个月	29~32周	每2周1次	体重、血压、宫高、腹围、水肿检查、胎心多普勒听诊	尿常规、血常规(根据医生的建议)	骨盆内诊、心电图超声波(36周左右)
9个月	33~36周	每周1次			
10个月	37~40周	每周1次	体重、血压、宫高、腹围、水肿检查、胎心多普勒听诊	尿常规、血常规(根据医生的建议)	胎儿监护

需要进行的特殊检查

母体血清检查	羊水检查	绒毛检查	先兆早产检查
怀孕15～18周，担心患神经管异常的人可以进行检查	怀孕16～20周，从腹部抽取羊水，检查胎儿染色体是否正常	怀孕9～11周，从子宫中提取绒毛，检查胎儿染色体正常与否	检查是否有造成前期破水、早产等迹象

根据个体情况进行的检查

骨盆检查	乳房检查	弓形虫检查	ALT（丙氨酸氨基转移酶）抗体检查
通过X射线检查胎儿是否可以从骨盆顺利通过	能否正常哺乳，检查乳头的状态。是否扁平、陷没	检查是否有寄生的弓形虫体	检查病毒感染的血液疾病，感染后大多不会发病，但可能母子同时感染

产前检查时的服装

上衣

与穿连衣裙相比，上下分开的衣服更方便。对襟毛衣和有扣子的上衣容易脱下，方便检查。化妆最好能使医生看清脸色，尽量化淡妆。

发型

因为要上妇科检查台，长发的妈妈要系成发髻，使检查顺利进行。

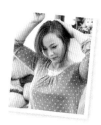

下装

因为要上妇科检查台，比起裤子来，裙子更加方便。

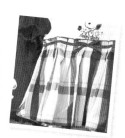

鞋

高跟鞋和带跟的拖鞋、凉鞋容易使身体不稳定，最好不要穿，应当穿大小适合的轻便运动鞋。

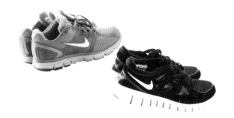

指甲

通过指甲颜色可以了解健康状态，因而尽量不要染指甲。

第三节
营养关注

孕2月营养

孕2月营养需求

怀孕的第二个月是胎儿器官形成的关键时期，脑部开始发育，需要充足的营养供应，否则容易引起流产、死胎和胎儿畸形。因此不仅要补充叶酸和蛋白质，还要加强钙和维生素D的补充。

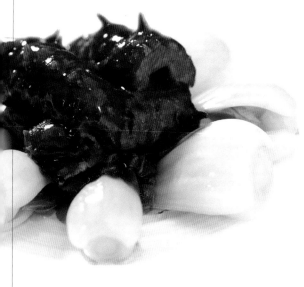

孕2月营养元素补充

补充蛋白质

每天的供给量以80克左右为宜。怀孕两个月内，对于蛋白质的摄入，不必刻意追求一定的数量，但要注意保证质量。今天想吃就多吃一点，明天不想吃就少吃一点，顺其自然就好了。

食物来源可以考虑以植物蛋白代替动物蛋白，豆制品和蘑菇等食品可以多吃一些。

在包中或办公桌抽屉里放一些杏仁、核桃仁、榛仁之类的坚果，随时吃几粒，有助于补充蛋白质，也有利于胎儿的大脑发育。

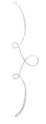

继续补充叶酸

叶酸是胎儿神经发育的关键营养素，孕2月是胎儿脑神经发育的关键时期，脑细胞增殖迅速，最易受到致畸因素的影响。如果在此关键期补充叶酸，可使胎儿患神经管的危险性减小。人体内叶酸总量在5~6毫升，但人体不能合成叶酸，只能从食物中摄取，加以消化吸收。准妈妈每天补充400~800微克叶酸才能满足胎儿生长需求和自身需要。菜花、油菜、菠菜、番茄、蘑菇、豆制品、坚果中都含有丰富的叶酸。

补充碳水化合物和脂肪

怀孕两个月，如果实在不愿意吃脂肪类食物，也不必勉强自己，人体可以动用自身储备的脂肪。此外，豆类食品、蛋类、奶类也可以少量补充脂肪。含淀粉丰富的食品不妨多吃一些，以提供必需的能量。

吃什么，怎么吃

多吃能预防贫血的食物

本阶段对准妈妈来说，最容易缺乏的成分就是铁。如果缺铁，就容易导致贫血，并会增加难产的可能性。虽然大部分准妈妈会服用补铁营养品，但是怀孕初期还不需要服用。如果怀孕初期服用补铁营养品，反而容易加重恶心和呕吐症状，所以应该尽量通过食物摄取铁质。富含铁质的食品有猪肝、鸡肝、牛肝、鱼类、贝类、豆类等，而且人体对于这些食品的吸收率也很高。

多补充水分

怀孕两个月补水非常重要，特别是早孕反应严重的准妈妈，因为剧烈的呕吐容易引起人体的水盐代谢失衡。

适当吃点补脑的核桃

核桃含有丰富的不饱和脂肪酸，丰富的蛋白质，较多的磷、钙和各类维生素，还含有碳水化合物、铁、镁、硒等。中医认为，核桃有补肾固精、温肺止咳、益气养血、补脑益智、润肠通便、润燥化痰等作用。准妈妈常吃核桃可防病健身，有利于胎儿健脑。

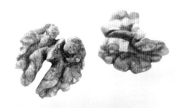

多吃鱼

鱼类营养丰富，含有易被人体吸收的钙、碘、磷、铁等无机盐和微量元素，对大脑的生长、发育和防治神经衰弱有着极高的效果，是准妈妈应当经常食用的美味佳肴。

吃些开胃的食物

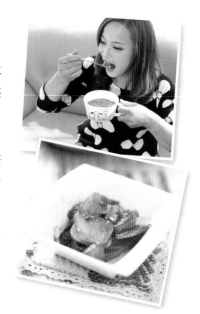

准妈妈的孕吐反应有轻有重，如果孕吐得很严重，就会影响食欲，也就直接减少了供给胎儿的营养，所以，首先要打开准妈妈的胃口，吃些开胃的食物。酸味能刺激胃分泌胃液，而且能提高消化酶的活性，促进胃肠蠕动，增加食欲，有利于食物的消化与吸收，所以，多数准妈妈都爱吃酸味食物。从营养学角度来看，准妈妈吃些酸性食物，确实能够满足自己和胎儿营养需要。

缓解孕吐可以这样吃

早晨醒来后，在起床前吃一些易于消化的食物。比如，涂有果酱的面包或饼干。此外，起床前躺在被窝里喝些绿茶或温热的牛奶，也非常有效。

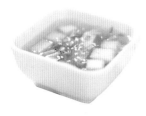

吃易于消化的食物

应该充分补充因呕吐而流失的水分。要多喝白开水、果汁、汤。如果有凉菜可吃，就尽量吃凉菜，而热菜最好趁热吃，因为不冷不热的食品很容易引起呕吐。

利用酸味提高食欲

所有的食物最好都少量摄取。有食欲时，不管什么时候都要少吃，而且要细嚼慢咽。

人在吃喜欢的食物时心情就会比较舒适，因此还能引起对其他食品的食欲。但是不要同时食用坚硬的固体食品和液态食品，一定要间隔一段时间后再分别食用。

适当吃些小零食

小零食、饼干、面包及苏打饼等食物可降低孕吐的不适。酸奶、较热牛奶的气味小，有止吐作用，又能增加蛋白质的供给量，准妈妈可适量食用。准妈妈还可以将一些小饼干放在床头，早上起来之前吃一两块，如果半夜醒来，吃一小块饼干也可以有助于防止早上呕吐。

大量摄取水分

怀孕期间，最好利用米饭或面包等碳水化合物来吸收必要的能量。牛油、奶油、油炸食品等高脂肪食品对准妈妈非常不利。蜂蜜或麦芽糖能够减轻早孕反应，还可以适当吃些饼干或喝些牛奶。

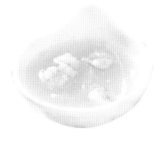

少食多餐

怀孕后会出现早孕反应是因为控制内脏的自律神经短暂失衡所导致的，所以这时调节好自己的情绪能减轻早孕反应。相反，如果心理压力太大，会加重早孕反应。神经较敏感的准妈妈如果遇到烦恼或不愉快的事情就会减少食欲，甚至会呕吐。

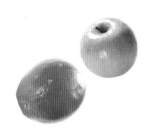

饮食多样化

饮食多样，比例适当。准妈妈每天要保证各类食物的摄入量和比例适当，所以最好每天三餐的食物品种不同，每周的食物品种也不重复，这样才能达到营养均衡。

准妈妈在外就餐的注意事项

现代生活中，准妈妈总免不了要在外就餐。那么，怎样才能吃得健康又放心呢？

把握"三低一高"原则

即食物要"低盐、低油、低糖、高纤维"。在餐馆里点餐，应选择口味较清爽的菜品，或告诉服务人员给自己点的菜少放盐、油，不放味精。

注意烹饪方式

油炸食物不仅热量及油脂含量高，还含有害物质，准妈妈要少食用。应多选择蒸、煮、炖等方式烹制出来的食物。

选对食材

可用糙米饭、五谷饭来代替白米饭。注意多摄取蔬菜、水果，尽量食用新鲜水果，而不是加工过的水果。对于烟熏类食物最好不要食用。在食用饮品时，应避免选择含咖啡因或酒精的饮料，可选择牛奶、豆浆、矿泉水、纯果汁等。

注意安全卫生

应选择干净整洁的餐馆就餐。用餐时，应注意食物的保鲜状况。对于有包装的食品，要注意看保质期限，选择有食品检验认证的食品。

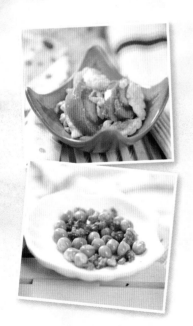

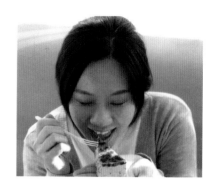

职场女性如何自带营养餐

身在职场，离家又较远的准妈妈，中午可选择自己带饭，这样既合胃口，又干净卫生。

1.挑选能提供准妈妈所需营养的食物。通常来说，一道主菜、两道附菜的营养就可满足需要。

2.白菜、生菜、油菜、芹菜叶、空心菜等叶菜类蔬菜不适合携带，因为这类食物煮熟后如果搁置久了，或经过两次加热后，菜叶中的盐分能产生亚硝酸盐，长期食用有害健康。素菜方面，西葫芦、南瓜、黄瓜、冬瓜、莲藕、红萝卜、茄子、番茄、土豆、山药等都是带饭族的好选择。

3.最好当天早上现做，这样才更有营养。

4.在带饭时，可选择菜、饭分开装，而不要把所有的菜都放在米饭上。

营养食谱推荐

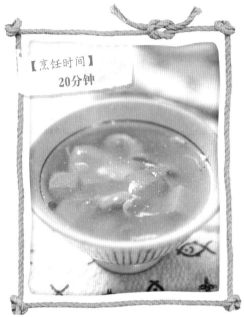

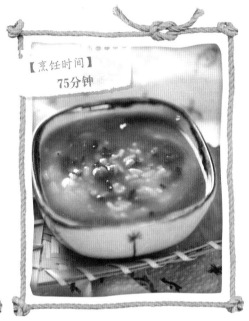

【烹饪时间】
20分钟

【烹饪时间】
75分钟

方便南瓜汤

* **主要营养**：膳食纤维、B族维生素

原料

南瓜1个，虾米50克，青蚕豆30克。葱花适量，高汤1/2杯，豆瓣酱、植物油各1大匙。

做法

❶将南瓜用水洗净，剖开两半，除去瓜子及瓜瓤，切成块。虾米用清水泡软。蚕豆洗净，用热水焯熟。

❷炒锅烧热，加植物油，放葱花爆香，加豆瓣酱炒出香味，再放入南瓜块、虾米、蚕豆炒匀，倒入高汤。盖上盖，焖煮至南瓜软熟，即可食用。

五彩杂粮饭

* **主要营养**：碳水化合物、B族维生素

原料

大米100克，玉米50克，黑米、小米、绿豆、红小豆各25克。

做法

❶将大米、玉米、黑米、小米、绿豆、红小豆淘洗干净，在清水中浸泡一晚。

❷将泡好的米、豆放入大碗中，加清水没过原料一指节高，然后放入蒸锅中，蒸1小时，然后断火再闷15分钟，即可食用。

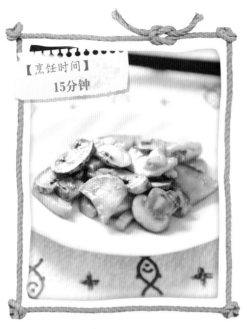

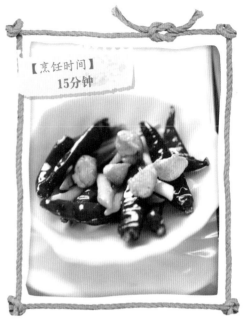

【烹饪时间】 15分钟

【烹饪时间】 15分钟

茄汁炖双菌

● 主要营养：锌、维生素C、B族维生素

原料

口蘑500克，杏鲍菇1根。盐、料酒、香油各1/2小匙，番茄酱250克。

做法

❶将口蘑、杏鲍菇分别洗净，切成厚度相仿的片，用沸水焯一下，捞出投凉。

❷炒锅烧热，加香油，下入番茄酱炒至浓稠，再放入口蘑片、杏鲍菇片，加入盐、料酒及适量清水，大火烧沸后转小火炖熟，即可食用。

> 口蘑、杏鲍菇等肉质肥厚，口感鲜嫩，味道清香，营养丰富，能促进准妈妈胃肠消化，增强机体免疫能力。

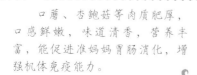

椒香鸡丁

● 主要营养：钙、维生素C

原料

鸡胸脯肉300克。干辣椒、葱段、生姜、花椒各适量，酱油3大匙，料酒1大匙，香油1小匙，植物油、高糖少许。

做法

❶将鸡胸脯肉洗净，切成小方丁，加料酒、酱油、葱、姜拌匀，腌渍10分钟。干辣椒洗净，去蒂、去籽，切成长段。

❷炒锅烧热，加植物油，三成热时下入鸡丁榨干水分，捞出控油。锅中留少许底油，下入花椒、辣椒段爆香，倒入鸡丁，再加入酱油、料酒、高汤煮5分钟，出锅前淋香油炒匀，即可食用。

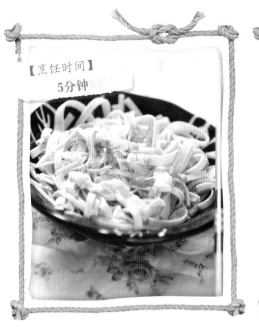

【烹饪时间】
5分钟

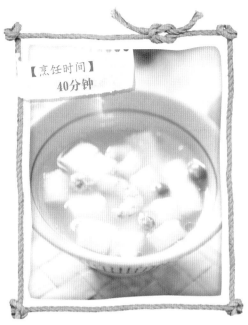

【烹饪时间】
40分钟

干豆腐丝拌鸡丝

❋ 主要营养：钙、蛋白质

原料

干豆腐1张，鸡胸脯肉200克，生姜1块。高汤两大匙，盐、香油各1小匙，蒜末适量。

做法

❶将干豆腐、生姜切丝，分别用沸水焯好，捞出凉凉。将鸡胸脯肉切成细丝，用沸水焯熟，和干豆腐丝、生姜丝一起装盘。

❷将高汤、盐、蒜末、香油调成味汁，浇在盘上，即可食用。

冬瓜虾仁汤

❋ 主要营养：维生素C、钙、B族维生素

原料

冬瓜400克，猪瘦肉200克，虾仁150克，豌豆少许，盐、白胡椒粉各适量。

做法

❶将冬瓜洗净、去皮，切成菱形块。豌豆、虾仁洗净；猪瘦肉切成块，用沸水焯一下，捞出沥水。

❷炒锅烧热，加足量清水烧开，放入冬瓜块、瘦肉块、虾仁、豌豆，大火煮沸后小火煲40分钟，出锅前加盐、白胡椒粉调味，即可食用。

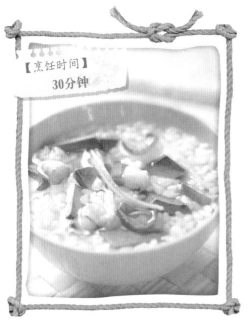

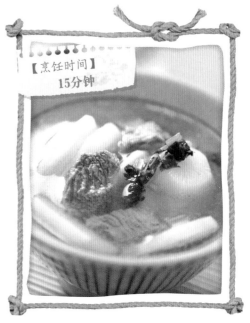

【烹饪时间】
30分钟

【烹饪时间】
15分钟

猪肝粥

✳ 主要营养：锌、铁、维生素A

原料

大米200克，猪肝100克，干贝25克，盐、鸡精、葱花、姜丝、料酒、香油各适量。

做法

❶将猪肝洗净，切片；干贝洗净，用温水泡发后换少许清水，加入少许料酒蒸一下或用微波炉加热一下，撕碎备用。

❷将水烧开后放入大米，待粥快煮好时放入姜丝、干贝和猪肝同煮，猪肝熟时熄火，再放入盐和鸡精拌匀，食用前加入少许香油和葱花即可。

牛肉萝卜汤

✳ 主要营养：铁、B族维生素

原料

牛肉150克，白萝卜200克，香菜末10克，姜末1小匙，小苏打、淀粉各少许，香油、盐各适量。

做法

❶将牛肉洗净，切成薄片，放入碗中，加小苏打、少许盐，姜末和淀粉拌均匀，使之入味儿；白萝卜洗净，切成薄片。

❷用大火将水烧开，放入白萝卜片煮开，煮至白萝卜透明后下牛肉片搅散再开锅即关火，加盐、香油调味儿，撒入香菜末即可。

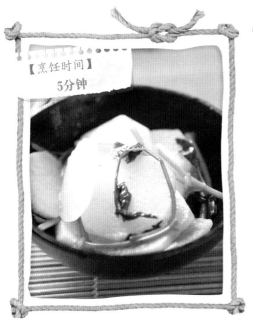

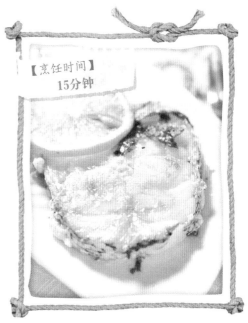

香菜萝卜

❋ 主要营养：钙、蛋白质

原料

香菜100克，白萝卜200克，植物油、盐各适量。

做法

❶白萝卜洗净，去皮，切成片。
❷香菜洗净，切成小段。
❸锅内部油烧热，下入白萝卜片煸炒片刻，炒透后加适量盐，小火烧至烂熟时，再放入香菜即可。

青柠煎鳕鱼

❋ 主要营养：维生素C、钙

原料

鳕鱼450克，青柠檬1/2个，蛋清1个，植物油、淀粉、盐各适量。

做法

❶将鳕鱼洗净，切块。
❷鳕鱼内加入盐腌制片刻,挤入少许青柠檬汁。
❸将备好的鳕鱼块裹上蛋清和淀粉。
❹锅内放油烧热后,放入鳕鱼煎至金黄,装盘时点缀青柠片即可。

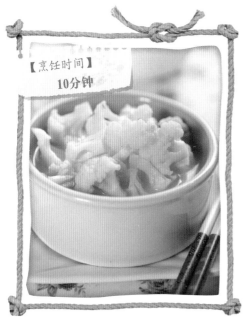

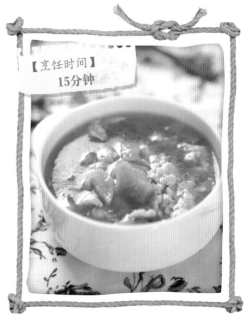

牛奶菜花

● **主要营养：钙、维生素C**

原料

菜花400克，牛奶、鲜汤各50克，盐、鸡精、葱花、湿淀粉、植物油各适量。

做法

❶将菜花清洗干净，掰成小朵，放入沸水锅中焯一下，捞出沥干水分备用。

❷锅内放油烧热，放入植物油，加葱花炒出香味。

❸加入鲜汤烧开后，放入菜花烧几分钟，加盐、鸡精、牛奶，转小火烧片刻，用湿淀粉勾芡，淋在菜花上，搅拌均匀即可出锅上盘。

菜花不仅营养丰富，更能提供优质天然的维生素C，是准妈妈理想的食谱。

丝瓜蛋汤

● **主要营养：蛋白质、B族维生素**

原料

丝瓜250克，鹌鹑蛋10个，高汤适量，植物油、香油、盐、鸡精各少许。

做法

❶将丝瓜去皮和蒂，洗净切块；鹌鹑蛋磕到碗中，搅打均匀。

❷锅中加植物油烧至七成热时，放入丝瓜块翻炒数下，加入高汤、盐和鸡精，用大火烧开，再淋入鹌鹑蛋液，最后淋入香油即可。

鹌鹑蛋中含有丰富的蛋白质，加上缓解胃酸的米醋，酸甜可口，可增进食欲，有效缓解准妈妈早期孕吐症状。

第四节

保健要点

准妈妈的起居和心态

避免在孕早期做X射线检查

在妊娠3个月的胚胎期，胚胎正处于分化、发育、形成的旺盛时期，对射线最敏感。妊娠中后期，随着胎儿的发育，对X射线的敏感程度逐渐下降。

如果准妈妈在不知道自己怀孕的时候，做了X射线的治疗和检查，是否继续妊娠或终止妊娠应征询放射治疗医生的意见，医生会根据剂量的大小、准妈妈的年龄、切盼程度，考虑是否终止妊娠。

一般来说，准妈妈必须做的胸透应安排在孕28周以后进行，骨盆X射线测量或拍摄胸片，均须在妊娠末期进行。如果是从事放射工作的准妈妈，怀孕期间应暂时离开放射环境。

要保持愉快的情绪

你和宝宝的神经系统虽然没有直接联系，但有血液物质及内分泌的交流，你的情绪变化会引起某些化学物质的变化。这一时期准妈妈的情绪波动很大，身体不适也会造成准妈妈心情烦躁，心理压力，甚至会导致妊娠抑郁症。这时准妈妈一定要保持良好心境，准妈妈要扩大支持你的朋友和家人的范围，让自己包围在爱和支持的环境中。

预防便秘

此时，因妊娠反应，许多准妈妈会很倦怠，懒得活动，再加上吃得也比较精细，极易引起便秘。一旦发生便秘，不要使用泻药，而应采取饮食调理，或外用甘油润肠等办法。

避免冷水刺激

准妈妈在洗衣、淘米、洗菜时不要将手直接浸入冷水中，寒冷刺激有诱发流产的危险。如果家里没有热水器，最好准备几副胶皮手套。

避免观看刺激性节目

不要观看恐怖电影或带有大量暴力场面的电视剧，准妈妈心理及精神上的压力和紧张情绪会影响胎儿的发育，而孕2月又是胎儿发育的关键时期，准妈妈一定要避免过度的精神刺激。

日常行走

准妈妈走路时应双眼平视前方，把脊柱挺直，身体的重心要放在脚后跟上，踏地时应由脚跟至脚尖逐步落地。

购物

购物会使准妈妈的心胸开阔且心情放松，而且走路等于散步，也是一种很好的锻炼。但应注意购物时不要行走过多，行走速度不宜过快，更不要穿高跟鞋，注意一次购物不宜过多。

小心意外

我国北方冬季气温很低，地上常常结冰，准妈妈身体笨重，行动不便，极易摔跤和扭伤。因此，结冰季节，准妈妈尽量不要外出。外出时应特别小心谨慎，避开冰地，以防发生意外。

卫生清洁

在妊娠四五个月后要常用温肥皂水擦洗乳头，除掉乳痂，涂以无水羊毛脂或5%维生素油膏。

坚持多晒太阳

要经常开窗通风，以保持室内空气新鲜，但应避免大风吹。准妈妈还应经常晒太阳，以便身体对钙、磷等重要元素的吸收和利用。天气好时，可到室外去走动，接触阳光，天气不好时，也可在室内有阳光的地方接受日光照射。冬季每天至少应晒太阳半小时以上。

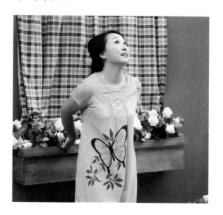

日常生活中的动作姿势规范

移动重物

准妈妈在移动重物时，要量力而行，要注意不要将肚子顶在重物上，尽量使用身体的侧面挨着物体。另外也不要使腰部用力过大，避免抻到。除非是紧急状况，不建议准妈妈独自移动重物，避免危险发生。

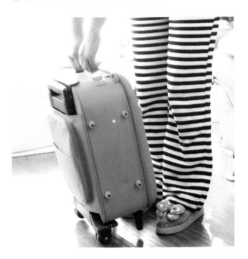

高处取物

准妈妈在高处取物时，要注意不要将双脚的脚尖点地，以防因站立不稳而摔倒的情况发生。另外也不要过高的抬起手臂，避免抻到。如果是摘取晾晒的衣物，也要注意地面湿滑的情况，防止滑倒。

如果在高处的物体过重，还是不建议准妈妈高处取物的。日常生活中的小细节是非常重要的，希望准妈妈们一定倍加小心。

蹲下拿东西

准妈妈将放在地上的东西拿起或将东西放在地下时，不应采取不弯膝盖，只弯腰的姿势和动作。要屈膝落腰，完全蹲下，或单腿跪下，把要拿的东西紧紧地靠住身体，伸直双膝拿起物品。

上下楼梯

妊娠期，准妈妈上下楼梯时，要看清楼梯，一步一步地慢慢地上下，整个脚掌都必须踩在楼梯上，不可只用脚尖踩楼梯，也不要猫腰或过于挺胸腆肚，只须伸直背就行。妊娠后期，隆起的肚子遮住了视线，上下楼梯时，更要注意千万别踏偏或踏空，踩稳了再走，如果过道有扶手，一定要扶着走。

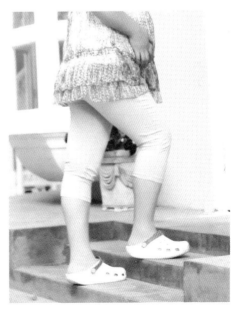

站姿

对身体有利的站姿		对身体不利的站姿	
1	走路的时候眼睛不要看地面，视线应该呈斜上45°	1	如果视线一直向下，可能导致出现双下巴
2	下巴放松，脖子伸直	2	这样会导致颈部血液循环不顺利，导致出现皱纹或是斑点
3	嘴巴闭合，用鼻子呼吸		
4	走路时扭动骨盆，感觉一下自己的双脚是直接长在胸部下面的，有了这样的感觉之后，走路的时候就能够自然扭胯	3	走路时只是从大腿根部开始活动，即使很大幅度地走路，骨盆也得不到锻炼
5	肩膀下沉，不要弓背，手臂前后摆动	4	走路的时候完全没有使用背部的肌肉，因此肩膀就会往里面窝，背也挺不直，容易出现驼背现象
6	散步的时候，脚上一定得穿休闲的运动鞋，这样可以减轻膝盖的负担	5	即使不是高跟鞋，矮跟或是凉鞋也不可以，这样的鞋子都不合适长距离的步行，会引起脚或是膝盖的疼痛

坐姿

对身体有利的坐姿		对身体不利的坐姿	
1	如果是直接坐在地板上的话，一般不采用容易导致背部和骨盆出现歪斜的横向姿势，建议盘腿坐	1	横向坐，这样的姿势下，背部骨骼和骨盆都处于歪斜状态，时间一长的话就可能形成习惯
2	坚持伸脖子，下巴不要用力，肩膀下沉	2	随意坐，臀部前倾，腿成内八字状，这样的姿势会使子宫和股关节受到压迫。如果不懂得利用腹肌，在站立的时候，腹部就会往前突出。这会导致骨盆向前倾，子宫也会下垂
3	背部挺直，用腹肌的力量支持腹部，尽量使内脏都处在正确的位置		
4	保持骶骨和地面垂直，保持骨盆左右对称，不要出现歪斜		

慎重用药

　　孕早期是主要是塑造成形；孕中后期主要是形体的发育长大。如果用药不当，则可能造成胎儿畸形。胎儿从外表到内脏，从头颅到四肢，都在12周以内形成，所以在怀孕3个月内，药物对胎儿致畸最明显。如果胚胎在12周以内受到损害，容易发生中枢神经系统缺陷、内脏畸形、肢体畸形。

原则	事项
用药遵医嘱	既不能滥用，也不能有病不用，因为疾病本身对准妈妈和胎儿会产生不良影响
可用可不用的药尽量不用	非病情必需，尽量避免孕早期用药
用疗效肯定的药	避免用尚未确定对胎儿有无不良影响的新药
用小剂量短疗程的药	用药应尽量用最小有效量，最短有效疗程，避免大剂量、长疗程。坚持合理用药，等病情控制后及时停药
避免联合用药	用药应尽量用一种药，当两种以上的药物有相同或相似的疗效时，就考虑选用对胎儿无危害的药物
注意药物说明书	用药前应注意药物说明书中提到"准妈妈慎用"、"准妈妈禁用"的药，尽量不用
非处方药不要随便用	准妈妈不要随便使用非处方药，一切药物应在咨询医生后方可使用
致畸药物不用	已肯定致畸的药物禁止使用

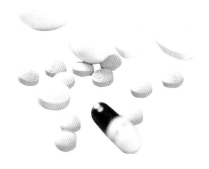

准妈妈洗澡要注意什么

注意安全

浴室的安全防滑设备必须完善，可以在浴室地板铺上防滑垫，并定期清洗，以免隐藏太多污垢；墙壁四周要设置稳固的扶手；洗脸槽安装要稳固；浴室内尽量减少杂物，例如，椅子、脸盆等，以免绊倒；若需放置则靠边集中放好。

沐浴用品要温和无刺激

沐浴用品的选择，应该遵循中性、无刺激性、无浓烈香味、具保湿性质的原则，以免伤害准妈妈敏感的肌肤。香味太过浓烈的沐浴用品不要使用，因为其不但刺激性较强，闻起来也会不舒服，容易造成头晕；此外，浴室内也不要放置芳香剂，因为对准妈妈及胎儿都有刺激性，只需将浴室打扫干净、没有异味即可。

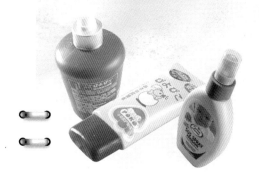

水温不能太高

据临床测定，准妈妈体温较正常上升2℃时，就会使胎儿的脑细胞发育停滞；如果上升3℃，则有杀死脑细胞的可能。而且因此形成的脑细胞损害，多为不可逆的永久性的损害，胎儿出生后可出现智力障碍，甚至可造成胎儿畸形，如小眼球、唇裂、外耳畸形等，所以准妈妈洗澡时，水温一定不能太高，应掌握在38℃以下，并最好不要坐浴，避免热水浸没腹部。

时间不要太久

在浴室内沐浴，准妈妈容易出现头昏、眼花、乏力、胸闷等症状。这是由于浴室内的空气逐渐减少，温度又较高，氧气供应相对不足所致。加之热水的刺激，会引起全身体表的毛细血管扩张，使准妈妈脑部的供血不足，严重者还可使胎儿神经系统的发育受到不良影响。因此，准妈妈在进行热水浴时，每次的时间应控制在20分钟以内为佳。

不同情况下的洗浴方法

水肿的时候：使用浴液洗浴，促进新陈代谢，缓解水肿症状。泡脚也可缓解水肿。

感觉冷的时候：交替使用温水和稍凉的水洗浴，促进新陈代谢，消除发冷的感觉。

腰痛的时候：臀部及以下身体泡在水中，促进腹部、臀部的血液流通，改善腰痛症状。

清洗肚脐要特别注意

准妈妈在平常洗澡时可先用棉花棒蘸些婴儿油或乳液清理肚脐的污垢，待污垢软化后再轻柔洗净，通常无法一次清除干净，这时不要太勉强，以免因为用力过度而伤害肚脐周围的皮肤，造成破皮出血，反而容易引起感染，对准妈妈及胎儿造成严重伤害。

选择医院

如果确定已经怀孕，便需要定期去医院检查。尽量选择离家或是工作单位较近的地方，并不赞成选择位置较远或需要坐车去的医院。而且最好要听听周围人的经验之谈。此时便要考虑到分娩方式，并通过与丈夫商议，选择在环境、设施、专业程度等方面都比较满意的医院。

选择离家近的医院

从初诊到分娩，去医院的次数会是13～15次。妊娠7个月以前是一个月1次，妊娠8～9个月时是一个月两次，末月要接受一星期1次定期检查。所以要选择交通便利，即使堵车也能在1个小时以内到的医院。

考虑自己的健康状态

选择医院时，要结合自己的实际情况。如果你在35岁以上或家族中有遗传性疾病以及本身的健康不太好或胎儿有异常时，就要选择综合性医院或专门医院。看是否具有较高的可信度，如果条件允许，可以事先确认医院的各种设备。

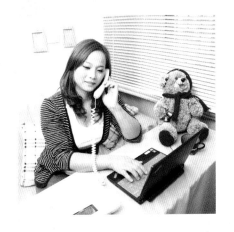

准妈妈要小心辐射

微波炉

有关科学报告指出在微波炉中，食物的分子被高频的电磁波振动产生热量，可以烹熟鸡或鱼。关键的问题是，如果微波炉密封不好，微波也同样振动旁边使用者身上的分子，微波也会给准妈妈带来危害，尤其是在孕早期，这有可能会导致胚胎的畸形。

电磁炉

电磁炉发射的电磁场很高，比冰箱高出上千倍，甚至上万倍。人们信任电磁炉烹制食品的质量，但是很少有人对它可能带来的影响提出质疑。面对这种缺乏确定结论的情况，专家们建议：准妈妈应当避免接触电磁炉。妊娠期，丈夫要主动承担做饭的责任，让妻子和未来的宝宝远离不良电磁波的危害，这是丈夫在妻子孕期应该做的事。

复印机

准妈妈使用复印机时，身体距离机器30厘米为安全距离。目前市面上较新型的复印机把有辐射的部分装在底盘上，这种复印机对身体危害也较小。

装饰材料

家中使用的天然装饰石材中，有一部分具有放射性污染，如家庭装修使用的壁纸、壁布、涂料、塑料、板材等，释放出大量有害气体，致使居室空气污染严重。因此，无论是购房或租房，都应先彻底地做辐射检查，尽量避免生活在不健康的环境中，减少接受辐射的时间。

电视机

一般来讲，电视机在出厂前都已做了严格的检测，其电离辐射率不超过0.5毫伦，不至于对人造成放射线的危害。但放射线本身是一种能量，它产生的二次效应能量传递将对人体产生危害。

科学家对每周接近荧光屏20小时的70多位准妈妈进行的调查结果表明，其中20%的准妈妈发生自然流产。因此提醒准妈妈，不要一有时间就坐在电视机前，而应多到室外活动，每天看电视不宜超过3小时。

电脑

电脑周围会有高频电磁场产生，孕早期长期使用电脑可影响胚胎发育，增加流产的危险性。另外，长时间坐在电脑前，将会影响准妈妈自身心血管、神经系统的功能，盆底肌和肛提肌也会因劳损影响正常分娩。

体重控制

整个孕期一个健康的准妈妈会增加体重9～13千克，如果偏瘦，医生会建议你增加一些体重，如果超重，你就不用特意增重了。

计算体重的标准

每个准妈妈体重增加的程度各不相同，所以不必因为你比其他准妈妈胖很多或瘦很多而担心。

孕早期的准妈妈一般只会增重0.9～2.3千克；在怀孕中期大约增重6千克；怀孕晚期约增重5千克。

孕前体质指数 （BMI）	孕期体质增加量 （千克）
BMI≥28	增重8～11
BMI在24～28	增重10～12
BMI在18～24	增重11.5～12.5
BMI＜18	增重13～15

BMI=体重千克数/身高米数的平方
例：体重54千克，身高1.6米，
　　BMI=54/1.6²≈21.09

体重问题

有些准妈妈会出现水肿，这会导致体重的增加。水肿主要是由于血管扩张和血流加速，但很少与肾脏、心脏、肝脏功能紊乱或者循环不良有关。经常锻炼、穿宽松衣物可以改善循环。带外科用的支持软管或者穿长袜也有助于改善循环。

突然的体重增加可能意味着先兆子痫，先兆子痫可能发展成子痫。这两种情况对准妈妈和胎儿都可能有致命的危险。不过先兆子痫通常可以在早期就被检查出来，及时采取相应措施就可以有效降低发展成为严重危险的概率。

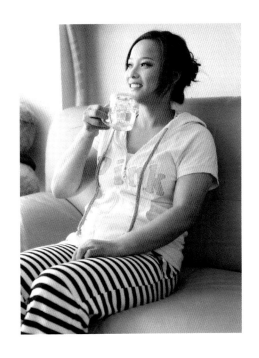

第五节

胎教方案

你了解饮食胎教吗

饮食胎教，是对胎儿进行教育的第一步。之所以这么说，是因为准妈妈吃的东西会最先供给胎儿。妊娠期间妈妈的饮食可以决定宝宝一生的健康。从这一点来看，饮食胎教可以说是最重要的胎教方案之一。

妊娠初期的饮食胎教

妊娠初期由于孕吐的原因，饭量会减少，但是，由于此阶段正是胎儿形成基本骨骼和肌肉的阶段，所以要充分摄取蛋白质和钙。即使只吃一点，也要选择优质的食物吃。

含有优质蛋白质的食物有：肝脏、鸡蛋、牛奶、鲜鱼、牛肉等。黄豆中虽然没有动物性蛋白质，但也富含大量的优质蛋白质，所以与大米一起吃效果更好。

妊娠中期的饮食胎教

妊娠中期，孕吐基本停止，食欲恢复。由于此阶段是胎儿发育关键期，所以需要摄取丰富的蛋白质和钙。为了有助于胎儿肾脏和胃的发育，吃小米饭比较好。

富含蛋白质和钙的食物有牛奶、乳酪、芝麻、瘦肉、黄豆、鸡蛋等。同时，胎儿从中期开始吸收铁血，所以对铁的摄入量要增加，选择一些营养成分高的食物对体重的调节会很有帮助。准妈妈要多吃铁含量高的动物肝脏、鳗鱼、沙丁鱼、蛤蜊、牡蛎等，以及绿色蔬菜，海带等海产品。

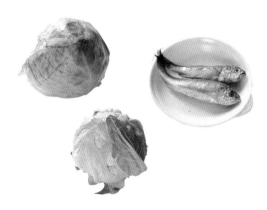

妊娠晚期的饮食胎教

妊娠后期是胎儿大脑发育高峰的结束阶段。此阶段要多摄取富含蛋白质、氨基酸及富含维生素B₂、维生素C、维生素E、维生素K的食物。由于子宫变大，向上扩张，对胃形成一定的压迫，导致食量下降。但若因此少吃或不吃是绝对不行的。要多吃富含纤维质的食物，如西芹、莴苣、黄瓜、牛蒡、莲藕、地瓜、土豆、海藻、杂粮饭等。

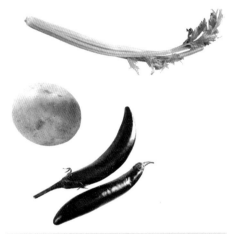

请这样做

1	以周为单位制订菜单
2	制订一张可以均匀摄取碳水化合物、脂肪、蛋白质、维生素、无机质等5大营养元素的菜单
3	不要选择那些烹饪复杂的食物，只要操作方便即可
4	虽然刚开始觉得很烦琐，但却可以使全家人的健康得到维护

孕2月胎教课堂

给胎儿取个小名

为了便于日后进行胎教，这时应该给宝宝取个好听的小名。在跟宝宝说话时可以叫着宝宝的名字。

一般小名都取自准妈妈对自己宝宝的直觉和想象，以及准妈妈的美好寄寓。小名可以是大名的最后一个字的叠词，也可以另外取，像果果、嘟嘟、冬冬、雨雨、可可等，都是非常不错的小名。

布置未来宝宝的房间

准妈妈可以买一些饰品来装扮宝宝的房间，边布置边想象宝宝将来在房间的情形。

当然准妈妈可以自己动手做一些漂亮、可爱的小饰品，集中精力做一件事情时可以暂时忘记身体的不适。但同样要注意劳逸结合，不要强求。每天做一点，时间控制在半小时左右。

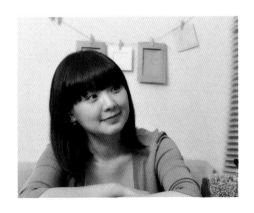

适当进行想象胎教

找一张自己最喜欢的风景照片，想象自己置身其中的感觉，以达到舒缓情绪的作用。

想象的作用常常可以舒缓准妈妈的情绪，例如心理学上就有一种放松的方法是通过引导词的作用让人想象森林、海洋、海岛，从而引导人们通过想象放松心情，准妈妈也可以利用这种方法。

"妈妈，你长大了吗？"

"长大了。"

"你怎么没有长翅膀呢？"

"妈妈不是鸟鸟，不能长翅膀。"

"小朋友长大了长不长翅膀呢？"

"也不会长，小朋友也是人，不是鸟鸟。"

"小朋友要长翅膀，猴猴也要长。小朋友和猴猴是一样的。"（妈妈以前跟他讲过人类是怎么进化的。）

"猴猴也没有翅膀啊。"

"有，手就是他的翅膀。不然猴猴怎么会像鸟鸟一样飞到树上去呢？"

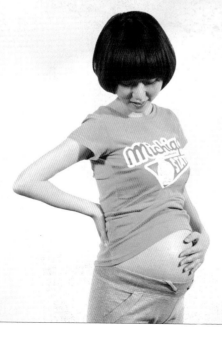

胎教故事

请准妈妈带着一颗纯净的心给腹中的胎儿阅读文章。用饱含深情的语言，用温柔美妙的声音去让胎儿聆听妈妈的声音。阅读准妈妈自己喜欢的文章和语句。报纸中的短诗、箴言都是读书胎教很好的素材。

荷塘月色（节选） 朱自清

曲曲折折的荷塘上面，弥望的是田田的叶子。叶子出水很高，像亭亭的舞女的裙。层层的叶子中间，零星地点缀着些白花，有袅娜地开着的，有羞涩地打着朵儿的；正如一粒粒的明珠，又如碧天里的星星，又如刚出浴的美人。微风过处，送来缕缕清香，仿佛远处高楼上渺茫的歌声似的。这时候叶子与花也有一丝的颤动，像闪电般，霎时传过荷塘的那边去了。叶子本是肩并肩密密地挨着，这便宛然有了一道凝碧的波痕。叶子底下是脉脉的流水，遮住了，不能见一些颜色；而叶子却更见风致了。

月光如流水一般，静静地泻在这一片叶子和花上。薄薄的青雾浮起在荷塘里。叶子和花仿佛在牛乳中洗过一样；又像笼着轻纱的梦。虽然是满月，天上却有一层淡淡的云，所以不能朗照；但我以为这恰是到了好处——酣眠固不可少，小睡也别有风味的。月光是隔了树照过来的，高处丛生的灌木，落下参差的斑驳的黑影，峭楞楞如鬼一般；弯弯的杨柳的稀疏的倩影，却又像是画在荷叶上。塘中的月色并不均匀；但光与影有着和谐的旋律，如梵婀玲上奏着的名曲。

荷塘的四面，远远近近，高高低低都是树，而杨柳最多。这些树将一片荷塘重重围住；只在小路一旁，漏着几段空隙，像是特为月光留下的。树色一例是阴阴的，乍看像一团烟雾；但杨柳的丰姿，便在烟雾里也辨得出。树梢上隐隐约约的是一带远山，只有些大意罢了。树缝里也漏着一两点路灯光，没精打采的，是渴睡人的眼。这时候最热闹的，要数树上的蝉声与水里的蛙声；但热闹是它们的，我什么也没有。

忽然想起采莲的事情来了。采莲是江南的旧俗，似乎很早就有，而六朝时为盛；从诗歌里可以约略知道。采莲的是少年的女子，她们是荡着小船，唱着艳歌去的。采莲人不用说很多，还有看采莲的人。那是一个热闹的季节，也是一个风流的季节。梁元帝《采莲赋》里说得好：

于是妖童媛女，荡舟心许；鷁首徐回，兼传羽杯；棹将移而藻挂，船欲动而萍开。尔其纤腰束素，迁延顾步；夏始春余，叶嫩花初，恐沾裳而浅笑，畏倾船而敛裾。

胎教歌曲

用平和且愉快的情绪保证胎儿健康成长。焦虑的情绪会引起血液中有害物质增多，影响胎儿的神经发育，准妈妈要调整自己的情绪。学习儿歌是不错的转换情绪的方式，《数鸭子》是一首非常欢快的儿童歌曲，准妈妈记得要常常给宝宝哼唱，准妈妈的歌声是胎儿最爱听的音乐。

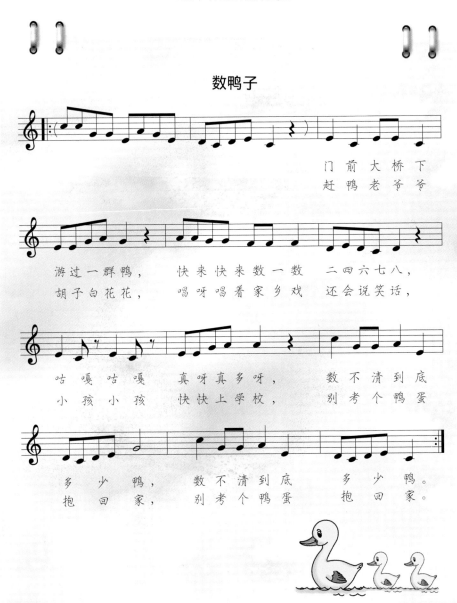

数鸭子

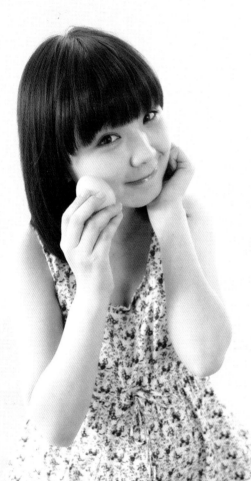

第四章

孕3月

顺利度过
孕早期

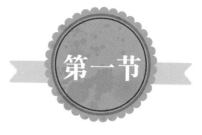

胎儿发育

孕3月的胎儿

胎儿已经成为真正意义上的宝宝。胚胎期，小尾巴在这时候消失。胎儿的生殖器官也已经开始形成。胎儿已经长到3个月大了，是各器官发育最旺盛的时期，可以开始采用音乐进行胎教。

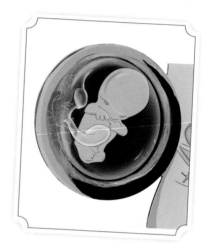

怀孕9周 尾巴开始消失

胎儿的尾巴开始消失，背部挺直。手臂逐渐变长，同时形成了手臂关节，所以可以随意弯曲，而且形成了手指和指纹。腿部开始区分为大腿、小腿和脚，同时形成脚趾。

怀孕10周 头部到臀部长达30～40毫米

此时胎儿全面进入胎儿期。在接下来的时间里，胎儿会不断地进行细胞分裂，逐渐拥有人的形状。进入胎儿期以后，怀孕初期先天性畸形的发生概率会降低。此时，胎儿生殖器官开始形成。

怀孕11周 头部到臀部长达44～60毫米

此时的胎儿虽小，但成长迅速。从脊髓伸展的脊椎神经特别发达，能清晰地看到脊柱轮廓，而且头部占全身长度的一半左右。额头向前突出，头部变长，已形成了下颌。同时，脸部还能大致区分出眼睛、鼻子和嘴巴。

怀孕12周 长出手指甲

怀孕10～12周，胎儿会迅速成长，身体会长大两倍左右，而其脸部结构已基本形成。虽然没有生成新的器官，但是巩固了几周前初长成的身体器官。胎儿的肌肉已非常发达，可以在羊水中自由地活动。手指和脚趾开始分叉，并长出手指甲。

远离宫外孕

何为宫外孕

正常情况下卵子和精子在输卵管中结合成受精卵，然后游走到子宫腔内着床。然而，由于某些原因的影响，也有可能导致受精卵在子宫腔外"安家落户"，这种现象就被称为宫外孕。其中宫外孕发生在输卵管中的比例最大，占到了95%左右，也有的发生在卵巢和腹腔中。

导致宫外孕的原因

引发这一现象的主要原因是输卵管狭窄或功能不健全所致。由于输卵管、腹腔、卵巢等部位的组织薄、供血差，满足不了受精卵的发育，因而易导致剥离流产或破裂出血，甚至危及生命。

宫外孕的症状

用药原则	
腹痛	下腹坠痛，有排便感，有时呈剧痛，伴有冷汗淋漓。破裂时患者突感一侧下腹撕裂样疼痛，常伴恶心呕吐
停经	输卵管妊娠流产或破裂前，症状和体征均不明显，除短期停经及妊娠表现外，有时出现一侧下腹胀痛。检查时输卵管正常或有肿大
阴道出血	常是少量出血
晕厥与休克	由于腹腔内急性出血，可引起血容量减少及剧烈腹痛，轻者常有晕厥，重者出现休克
其他症状	可能有恶心、呕吐、尿频等症状。宫外孕的症状常常是不典型的，有的病人因大出血而发生休克，面色苍白，血压下降

宫外孕什么时候破裂

宫外孕破裂后患者会感到剧烈腹痛和大量内出血，出现面色苍白、脉搏细速、血压下降等休克现象，一般情况下宫外孕在怀孕后第六至八周的时候破裂，宫外孕破裂可以穿破输卵管壁或自输卵管伞端向腹腔流产，威胁准妈妈的生命。如果女性怀孕后出现剧烈腹痛，大量出血等现象的时候就要考虑宫外孕破裂可能，必须及时对症处理以免带来危险。

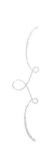

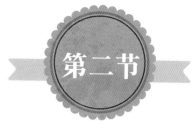

第二节

准妈妈的变化

孕3月的准妈妈

由于你的子宫在迅速地扩张，你可能第一次有腹部疼痛的感觉，这种情况在许多准妈妈身上都曾发生过，这时你可能因为恶心和呕吐的原因不愿吃东西，但现在的你不能控制饮食，还是应该尽量吃些有营养的食物，以此来保证有足够的养分为胎儿的成长做后盾。

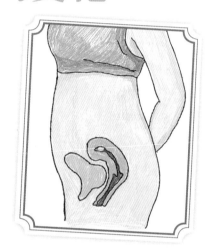

怀孕9周 整个身体都在发生变化

从怀孕第九周开始乳房会明显变大，有时还会伴随疼痛，偶尔能摸到肿块。这也是怀孕时激素导致的结果，所以不用过于担心。随着子宫的增长，准妈妈会感觉到整个身体都在发生变化。下腹部和肋部开始出现疼痛，双腿麻木，同时又紧绷得发痛，腰部也会逐渐酸痛。

怀孕10周 腰围开始增加

乳房进一步肿胀，腰围也增大了。乳头乳晕色素加深，有时感觉腹痛，同时阴道有乳白色的分泌物流出。准妈妈可能会发现在腹部有一条深色的妊娠纹。

怀孕11周 子宫增大

身体的外形逐渐出现变化，还能感觉到子宫的增大，大多数准妈妈会出现便秘，同时阴道分泌物增加。这个时期准妈妈的基础代谢比怀孕前增加25%左右。

怀孕12周 会出现眩晕症状

随着子宫上移到腹部，膀胱的压迫会减轻，但是支撑子宫的韧带会收缩，因此容易导致腰痛。此时，由于提供给大脑的血液不足而引起的暂时缺血，准妈妈容易出现眩晕症状。

给准妈妈的日常提醒

远离病毒感染

病毒感染引起的高热会引起子宫收缩导致流产，准妈妈要避免人流多的地方，保持环境卫生清洁，远离病毒感染。

防止外伤

整个孕期，准妈妈要适当休息，避免强烈运动，不要登高，不要长时间站立、用力或劳累，同时也不要长期蹲着，不要经常做举高、伸腰的动作，不要骑自行车。

不要进行性生活

怀孕12周以前，准妈妈一定要避免性生活。这时期胚胎和胎盘正处在形成时期，胎盘尚未发育完善，是流产的高发期。如果此时受性活动的刺激，易引起子宫收缩，加上精液中含有的前列腺素，更容易对准妈妈的产道形成刺激，使子宫发生强烈收缩，而且性高潮时强烈子宫收缩会使胚胎更加危险。

进行畸形儿检查

在本月可以进行畸形儿检查了。根据准妈妈的年龄、健康状况、病例不同，检查方式也会有所不同。畸形儿的检查当中能明确确定畸形原因的例子占5%以下。畸形儿的原因有父母的遗传因子异常，服用药物，X射线检查，细菌感染范围很广。最重要的是在怀孕初期避免这些原因，最好在有这种原因要素时，及时与有关医生咨询并进行处理。

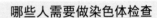

哪些人需要做染色体检查	
1	年龄大于35岁的准妈妈，想尽早知道胎儿是否有染色体异常
2	生过畸形儿的女性再次怀孕
3	有反复自然流产或有胎死宫内经历的准妈妈
4	家族中有遗传病史的准妈妈

充分休息

怀孕后要细心照顾自己，充分休息。在胎盘尚未形成的时期，不要过度劳累、做过重的体力活，尤其是增加腹压的负重劳动，如提水、搬重物等。

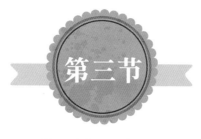

第三节

营养关注

孕3月营养

孕3月营养需求

怀孕3个月还会有早孕反应的出现，所以饮食一般以清淡、容易消化的食物为主。可以少食多餐，每一顿稍微少吃点，多分成几顿吃，这样一是能促进吸收，二是能降低早孕反应的刺激。

孕3月营养元素补充

保证蛋白质的摄入

孕3月要尽量保证准妈妈的蛋白摄入量，可以多方面摄入，植物蛋白和动物蛋白都可以。

不要忽视维生素

在妊娠早期如果缺乏维生素A、B族维生素、维生素C、维生素D、维生素E，可引起流产和死胎。所以不要忽视维生素的摄入。

补充叶酸仍是重点

孕3月仍然是胎儿脑发育的重要阶段，所以要继续补充叶酸，来降低胎儿神经管缺陷的发生率，可以补充叶酸片制剂，直到这个月结束。

由于天然的叶酸极不稳定，容易受阳光、加热的影响而发生氧化，长时间烹调会将其破坏，所以人体真正能从食物中获得的叶酸并不多。烹饪时要注意以下事项：买回来的新鲜蔬菜不宜久放；淘米时间不宜过长，不宜用力搓洗，不宜用热水淘米；熬粥时不宜加碱；做肉菜时，最好把肉切成碎末、细丝或小薄片，急火快炒；最好不要经常吃油炸食品。

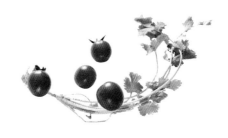

保证碳水化合物的摄入量

摄入量与上个月基本相同，脂肪可以动用人体的储备，但应保证碳水化合物的摄入量。可以将各种米、面、杂豆、薯类等五谷杂粮混合烹调，也可将谷类与蔬菜、水果混合制作，既有营养又能增加食欲。

吃什么，怎么吃

怀孕10～12周成为"胚胎期"，如果准妈妈缺乏营养，胎儿就不能正常地形成手脚的骨骼，易导致畸形。在这种营养缺乏的情况下，早孕反应也会加重，而且容易导致流产。

吃点粗粮

孕3月准妈妈容易发生便秘，应增加含纤维素较多的粗粮和富含膳食纤维蔬菜的摄取，如红薯、芹菜等。食物纤维主要存在于蔬果类、豆类、全谷类和菌类之中。

选择自己喜欢的食物

准妈妈应尽可能选择自己喜欢的食物，不必刻意多吃或少吃什么。若妊娠反应严重影响了正常进食，可在医生建议下适当补充综合维生素片。同时，为保证蛋白质的摄入量，在有胃口的时候多补充些奶类、蛋类、豆类食物。孕吐严重的准妈妈，如果食欲不佳，尽量选择自己想吃的食物。

准备一些小零食

零食的卫生是准妈妈选择的最首要条件，所以街边地摊上出售的各种琳琅满目的小食品应该放弃；还有一些零食会对准妈妈的身体造成不利影响，如高热量的冰激凌，太甜的小点心以及经过防腐处理的罐头食品，这些都不应该被划在准妈妈零食选择的范围之内。可以考虑用一些更加营养和天然的食品来做零食，比如果汁，新鲜水果，番茄、黄瓜一类可以直接生吃的蔬菜等，小点心可以选择一些手工制作的美味饼干、核桃仁、花生等。总之，准妈妈在怀孕期间是可以吃零食的，而且适当进食一些小食品可以安抚准妈妈的情绪，对母体和胎儿的健康都有许多好处，只是吃零食时要以卫生、营养、健康和适量为原则。

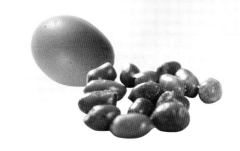

适当增加肉类和豆类食物

对准妈妈来说，最容易缺乏的元素就是铁质。大部分准妈妈都服用补铁口服液，但在孕早期尚不需要服用。最好的方法是通过食物补充。含铁较多的食物有鱼、贝类、牡蛎、豆类、黄绿色蔬菜和海藻类等。摄取以上食物的同时，最好进食富含蛋白质、B族维生素、维生素C的食物，因为这三种物质有助于人体吸收铁质。

饮食宜清淡

孕3月的准妈妈膳食仍以清淡、易消化吸收为宜，要少吃油腻的食物，应尽可能选择自己喜欢的食物，为保证蛋白质的摄入，可适当多补充一些奶类、蛋类、豆类、坚果类、鱼肉、贝类食物。

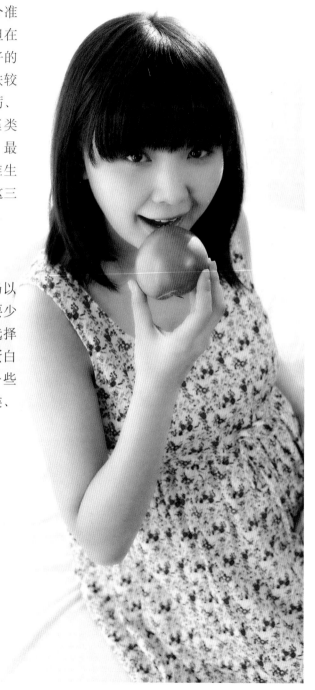

营养食谱推荐

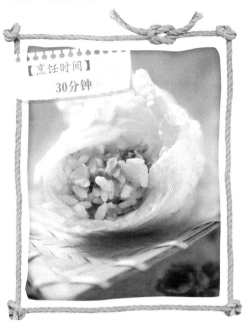

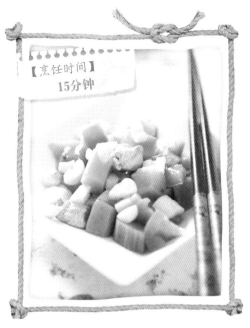

菜叶包饭

❋ **主要营养**：蛋白质、钙、碳水化合物

原料

大米150克，腊肠、瘦猪肉、香菇、虾仁各适量，大白菜叶1张，植物油1大匙，酱油、盐各适量。

做法

❶将大米用清水淘洗干净，焖成米饭。大白菜叶洗净。

❷锅烧热，加入植物油，然后将腊肠、瘦猪肉、香菇、虾仁切成细末，加酱油、盐炒熟。倒入焖好的米饭，翻炒均匀后，用大白菜叶包好，即可食用。

鸡肉炒三丁

❋ **主要营养**：蛋白质、B族维生素

原料

鸡胸脯肉200克，笋、莴笋各1根，青辣椒1个，鸡蛋1个，酱油、醋各1小匙，泡辣椒末1大匙，盐2/5小匙，姜末、蒜泥、葱花、水淀粉各适量，高汤5大匙，植物油少许。

做法

❶鸡蛋取蛋清；鸡胸脯肉切小块，用盐、蛋清、水淀粉抓匀上浆；笋、莴笋剥去外皮，切丁；青辣椒洗净，去蒂、去籽，切丁。盐、酱油、醋、高汤、水淀粉调成芡汁。

❷炒锅烧热，加植物油，四成热时放入鸡块滑散。放入笋丁、莴笋丁炸熟，捞出沥油。锅中留少许底油，放入泡辣椒末、葱花爆香，再加姜末、蒜泥炒出香味，然后放入原材料炒匀，即可食用。

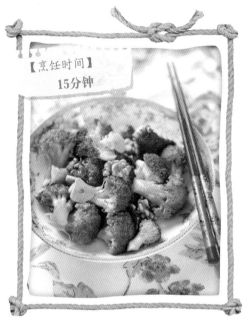

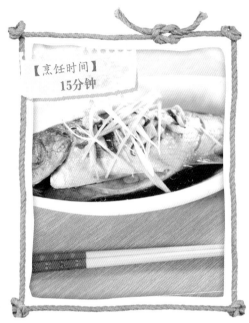

核桃仁炒西蓝花

● **主要营养**：维生素C、不饱和脂肪酸

原料

西蓝花200克，核桃仁50克，植物油、蒜片、盐、鸡精各适量。

做法

❶将西蓝花洗净后掰成小朵。

❷锅中水开后，放入少许盐和植物油，再放入西蓝花，水开后再焯几秒钟，捞出西蓝花放入凉水中过凉。

❸凉锅凉油放入核桃仁，慢慢炒熟，盛出备用。

❹锅中放油，油六成热时，放入蒜片、西蓝花、核桃仁，翻炒两分钟，加盐、鸡精调味即可。

清蒸鲈鱼

● **主要营养**：蛋白质、维生素A、B族维生素

原料

鲈鱼1尾，猪肉丝50克，水发冬菇丝20克，猪油40克，姜丝15克，葱两根，鸡精、盐、香油、酱油、胡椒粉各少许，麻油适量。

做法

❶将鲈鱼宰好，除内脏，洗净；用盐、麻油、鸡精拌匀，浇入鲈鱼肚内；将葱切成丝放在碟底，葱丝上放鲈鱼。

❷再用猪肉丝、冬菇丝、姜丝和少许盐、酱油、胡椒粉搅匀，涂在鱼身上，隔水大火蒸10分钟，熟后取出原汁的一半，加生葱丝及胡椒粉放于鱼上，再烧滚猪油淋上，略加酱油即可。

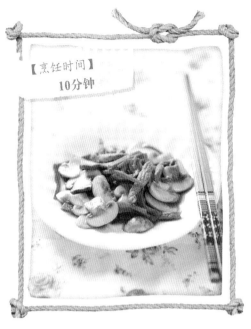

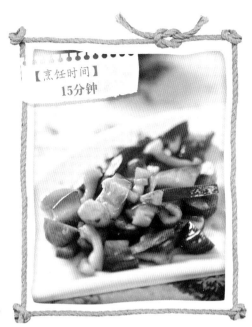

蚝油牛肉

❋ 主要营养：蛋白质、氨基酸

原料

口蘑150克，牛肉200克，胡萝卜半根。蚝油、酱油各两小匙，料酒1小匙，姜丝、香油各少许，高汤、淀粉各适量，植物油两大匙。

做法

❶口蘑洗净，切片；胡萝卜洗净，切丝；牛肉切细丝，加少许酱油与淀粉拌匀上浆。

❷炒锅烧热，加植物油，三成热时放入牛肉丝炒散，捞出沥油。锅中下入姜丝爆香，再下入胡萝卜丝、口蘑片，接着放入牛肉丝、高汤、蚝油、酱油、料酒翻炒，出锅前勾芡，后淋入香油，即可食用。

香菇炒栗子

❋ 主要营养：B族维生素、钾

原料

香菇10朵，生栗子6个，青辣椒、红辣椒各1个。葱花、姜末、蒜末各适量，盐1/2小匙，蚝油1小匙，植物油1大匙。

做法

❶香菇用水洗净、切块。栗子蒸熟，去外皮，栗子肉用刀切成两半。青辣椒、红辣椒洗净，去蒂、去瓤，切成丝。将香菇和栗子分别用沸水焯一下，捞出后控水。

❷炒锅烧热，加植物油，六七成热时放入葱花、姜末、蒜末爆香，放入香菇、栗子，再放入青辣椒丝、红辣椒丝，加盐、蚝油翻炒均匀入味，即可食用。

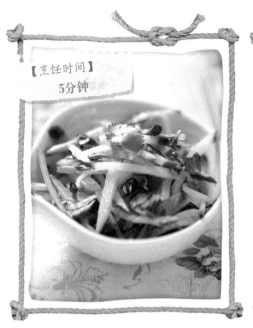

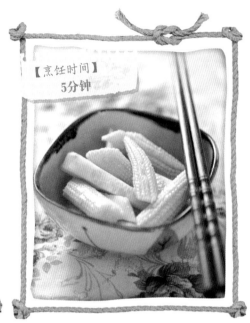

炝拌黄瓜

● 主要营养：维生素C

原料

黄瓜1根，干辣椒适量。精盐1/2小匙，花椒适量，植物油1大匙。

做法

❶把黄瓜洗净，切成条，放入盘中，加盐腌渍去水分。

❷炒锅烧热，加植物油，放入干辣椒、花椒爆香，然后放入黄瓜、盐，翻炒均匀后盛入，凉凉即可食用。

青瓜拌玉米笋

● 主要营养：维生素C、B族维生素

原料

玉米笋罐头1罐，黄瓜1根，盐1小匙，葱油两小匙。

做法

❶将罐装玉米笋倒出，用清水冲洗干净，用沸水焯熟，捞出控水；黄瓜洗净，去皮，切粗条。

❷将玉米笋、黄瓜条、用盐和葱油拌匀入味，即可食用。

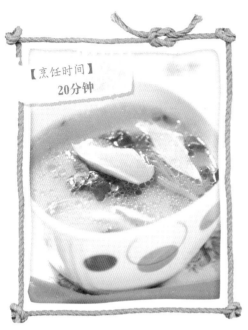

【烹饪时间】
20分钟

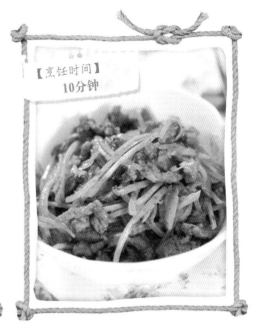

【烹饪时间】
10分钟

鸡肉鲜汤烧小白菜

* 主要营养：蛋白质、B族维生素

原料

鸡肉500克，小白菜250克，牛奶80毫升，植物油、葱花、料酒、鸡汤、盐、水淀粉各适量。

做法

❶将小白菜洗净去根，切成10厘米长的段，用沸水焯透，捞出用凉水过凉，沥干。
❷油锅烧热，下葱花，烹料酒，加入鸡汤和盐，放入鸡肉和小白菜。
❸大火烧沸后，加入鸡汤、牛奶，用水淀粉勾芡，盛入盘内即可。

咖喱牛肉土豆丝

* 主要营养：铁、蛋白质

原料

牛肉400克，土豆150克，葱、姜少许植物油、淀粉、酱油、料酒、盐、咖喱粉各适量。

做法

❶将牛肉自横断面切成丝，将淀粉、酱油、料酒调汁浸泡牛肉丝。土豆洗净去皮，切成丝。
❷将油热好，先干炒葱、姜，再将牛肉丝下锅干炒后，将土豆丝放入，再加入酱油、盐及咖喱粉，用大火炒几下即成。

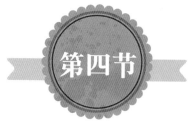

第四节

保健要点

准妈妈的起居和心态

保持愉快情绪

这时的胎儿不仅有了人的模样，而且还开始产生了内在精神。要知道，这种内在精神对于胎儿是否能正常地生长发育非常关键，它与准妈妈的情绪息息相关。因此，准妈妈要注意保持愉快情绪，避免体内经历"坏天气"，只有心灵安定，胎儿才能健康发育。

注意日常护理

要保证充足的睡眠，如果中午能够午休一会儿最好。在体内大量雌激素的影响下，从本月起口腔会出现一些变化，如牙龈充血、水肿以及牙龈乳头肥大增生，触之极易出血，医学上称此为妊娠牙龈炎。准妈妈要坚持早、晚认真刷牙，防止细菌在口腔内繁殖。

注意个人卫生

这个月，阴道分泌物往往增多，应注意经常清洁外阴，每天用清水擦洗，保持局部的卫生。此外，容易发生便秘或腹泻。而且最容易发生流产。因此，日常生活中做事时不要劳累过度，防止腹部受到压迫。即便早孕反应较少，也不要逞强去做激烈的体育活动。性生活应当避免。这个时候是胎儿最易致畸时期，准妈妈应谨防各种病毒和化学毒物的侵害。如果胃口不好，要吃得精，多吃蛋白质含量丰富的食物及新鲜水果、蔬菜等。饮食上要清淡、爽口。如果呕吐得厉害，要去医院做检查，可以采用输液治疗。如果感到腰酸、腹痛，可吃一些阿胶，将10克阿胶与适量白糖加水蒸食。

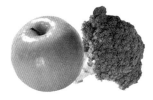

不宜进行性生活

在怀孕前3个月，胎盘还没有分泌出足够的维持妊娠的激素，胚胎组织附着在子宫壁上还不够牢固，若在此期间进行性生活可引起盆腔充血、机械性创伤或子宫收缩而诱发流产。妊娠4个月后，胎儿发育快，羊水量增多且张力加大，过多或粗暴的性生活可使胎膜破裂，羊水流出而流产。

不要穿紧绷的裙子

怀孕3个月后不要穿着腰部紧绷的裙子，也不能像平常一样穿着牛仔裤。不要认为这并不要紧，当你勉强拉上拉链，会使整个身体紧绷。怀孕并非普通的发胖，而是腹中的胎儿不断地成长。绝对不要勉强地穿着过紧的衣服。压迫腹部，会导致下半身水肿，而更严重的是影响胎儿的发育。

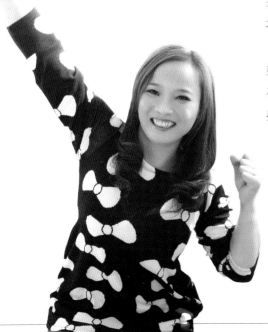

口腔卫生很重要

做好口腔检查

准妈妈除了要做常规的血常规检查、尿常规检查、肝肾功能检查、超声检查外，最好还要进行口腔检查。当准妈妈进入妊娠期的时候，很容易发生口腔疾病。

所以当准妈妈发生口腔疾病时，不仅容易引起并发症，而且还会影响胎儿的正常发育。另外，为了保护胎儿的发育，准妈妈不能用药，这会加大口腔疾病给准妈妈带来痛苦。为了妈妈和宝宝的健康，请妈妈们注意口腔护理。

使用软毛牙刷

很多准妈妈都不会重视刷牙这样的小事。有些准妈妈会抱怨道："刷牙的力度稍微一用力就会出血。而如果不用力，牙齿上便会残留牙石或软垢。"

其实这种情况并不难解决，准妈妈只要用软毛的牙刷以及温水即可，在对牙刷的选择上，准妈妈要挑选那些刷毛软且刷头小的产品。

保持口腔卫生

1.早晚必须各刷一次牙。餐后及时用漱口水漱口。刷牙可根据自己的情况来选择牙膏，如果有龋齿，要选用含氟或含锶的牙膏；齿龈出血、水肿者，宜选用能消炎止血的药物牙膏；若是由于吃酸性零食过多而引起牙齿过敏，可以嚼含川椒粒，或选用脱敏牙膏。

2.在孕期经常去口腔科进行检查，彻底洗牙。如果有龋齿、牙龈炎、牙周炎，应及早进行治疗。

3.如果患有口腔炎、口角炎，应充分摄取维生素B_2；牙龈出血，多吃富含维生素C的食物。

4.当需要拔牙时，时间一定选择在怀孕的3个月以后、7个月以前的时间进行。因为在怀孕的头3个月拔牙，容易诱发流产并加重孕吐；而在怀孕7个月后，因身体笨重不便与医生配合，而且有引发早产的可能。不是治疗上必需，一定不要拍牙齿X光片。必须拍时，应在腹部围上"铅橡皮围裙"，以防放射线危害准妈妈和胎儿。

5.平时可做上下叩齿动作。这样不仅能增强牙齿的坚固性，同时可增加口腔唾液分泌量，其中的溶菌酶具有杀菌、洁齿作用。

准妈妈忌用的化妆品有哪些

染发剂

染发剂不仅可以使准妈妈患皮肤癌，还可以导致胎儿畸形。所以准妈妈不宜使用染发剂。染发剂对胎儿有致畸、致癌作用。有些准妈妈对化妆品会产生严重的过敏反应，头面部出现皮疹、发痒，眼睑甚至整个颜面部肿胀无法睁眼。因此引起先兆流产者并不罕见。

冷烫精

女性怀孕后，头发变得非常脆弱，而且非常容易脱发。此时，如果用化学冷烫精烫发，更会加剧头发脱落。此外，化学冷烫精还会影响女性体内胎儿的正常发育，少数女性还会对此产生过敏反应，因此准妈妈不宜使用化学冷烫精。

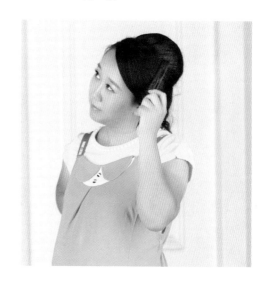

增白霜

增白及祛斑类除色素化妆品中，一般都含有无机汞盐（氯化汞或碘化汞）和氢醌等有毒的化学药品，它们很容易被正常皮肤吸收，并且可以积聚。经常接触汞，染色体畸变率升高。汞可与核蛋白结合引起染色体畸变，还可以通过抑制超氧化物歧化酶的作用让细胞内自由基形成增多，导致DNA（二十二碳六烯酸）分子损伤。更可怕的是，这些有毒物质可经母体胎盘转运给胎儿，导致胎儿蛋白质分子变性和失活，使细胞生长和胚胎发育速度减慢，导致胚胎异常。

指甲油

指甲油中含有硝化纤维、丙酮、乙脂、丁脂、苯二甲酸、增塑剂等。这些化学物质对人体有一定的毒性作用。如果准妈妈用染有指甲油的双手去接触食物，很可能会将指甲油中的有毒化学物质吃进肚子，这些有害物质进入准妈妈体内之后，可影响胎儿的健康。并且，指甲也是判断是否生病的一个标准，如果指甲油掩盖了指甲颜色，就不能提供给医生准确的诊病信息呢，这会影响一些疾病的治疗，所以准妈妈最好不要染指甲油。

口红

口红多含有油脂、腊黄、颜料等。油脂为羊毛脂，是一种天然的动物脂肪，是从漂洗羊毛的废液中提炼回收的。它能渗入人体皮肤，具有较强的黏合性，可以吸附空气中飞扬的尘埃，各种金属分子、细菌和病毒，经过口腔进入体内，一旦抵抗力下降就会染病。其中有毒、有害物质以及细菌和病毒还能通过胎盘对胎儿造成威胁。

此外，口红中的颜料，目前国内外多采用一种叫作酸性曙红的红色粉末，其本身就是对人体有害的一种色素，有些研究发现，它能损害遗传物质——脱氧核糖核酸，引起胎儿畸形。

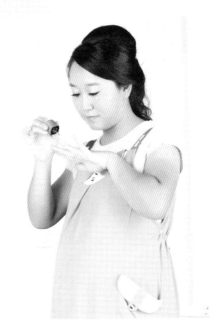

预防流产

随着子宫的增大而挤压膀胱，很容易导致尿频，有时还会伴随排尿不畅。这种现象将一直持续4个月，直到子宫移位到膀胱的上面。此时胎儿着床还处于不完全的状态，为防止流产，悉心照料比什么都重要。

警惕阴道出血

孕早期由于准妈妈与胎儿还没有建立起非常牢靠的关系，这时一定要多加防护，密切注意身体的异常反应。一旦发生阴道出血，务必要引起重视，及时到医院检查。通常在以下几种情况容易导致阴道出血：

1.先兆流产、宫外孕、葡萄胎、宫颈糜烂等都伴有阴道出血现象。

2.宫颈癌也有引起孕期阴道出血的可能性，可通过孕早期宫颈涂片判断出来。发生宫颈癌的概率很低。

3.吃辣椒、桂圆、巧克力等刺激和热性的食品，以及过度的性生活都有可能加重阴道出血现象。

避免突然刺激

准妈妈在妊娠早期一定要远离精神刺激性较强的电视、电影、读物等，以免造成精神紧张导致流产。

胚胎发育不全

大多数的自然流产都是胚胎发育不健全导致的。这其中60%～80%的情况是因为受精卵有问题或染色体异常。出现这种情况时准妈妈一定要理性看待，这并不能说明什么，只是大自然赋予人类生殖的一种优胜劣汰原则决定的。

远离不健康的饮食

远离烟酒，远离易造成流产的食物，比如螃蟹、甲鱼、芦荟等，不吃辛辣的食品，尽量少食多餐，须保证大便通畅，避免肠胃不适。维生素E具有保胎的作用，它广泛存在于松子、核桃、花生、豆制品之中，不妨多加食用。

预防流产的一些要点	
1	排尿时如果出现疼痛，要及时诊断，以免患膀胱炎，平时尽量不要憋尿
2	随着子宫的增长，准妈妈下腹部和肋部开始出现疼痛，若疼痛时伴有出血状况就必须去医院治疗
3	外出的时候一定要穿袜子和保暖内衣，以免着凉导致流产
4	拿重物有可能造成流产，不要拿重物，上台阶一定要注意慢走
5	为防止滑倒，最好穿鞋跟较矮的鞋子

不要使用药物

准妈妈如果牙齿出现病症，要避免的药物有镇静剂、止痛药、抗生素，尤其是四环霉素，它会导致胎儿的牙齿生长发黄。无论使用何种药物，都必须听从医生的建议。

孕期如何安排工作

怀孕期间，准妈妈不论是身体还是心理上都发生了巨大的改变，这时应该要合理地安排一下工作，边工作边孕育着胎儿并不是一件容易的事情。怀孕时需要大量的休息时间，工作压力不能过大，否则是很容易影响胎儿发育的，工作时也要保持心情愉快。

要尽早报告给领导

知道怀孕后，要尽早报告给领导。商谈好什么时候停止工作，什么时候复职。做好之后的工作进程安排，自己休产假时的继任者的安排等，但是绝对不要勉强工作。

协调好工作和休息

工作时，准妈妈要根据自己的情况随时调整，一旦感觉累了，便要及时休息。在工作休息时间，可以吃一点水果或点心，并到室外呼吸一下新鲜空气。中午吃完饭以后，要尽可能睡上一会儿。上下班时，要注意保暖以防感冒。如果有可能，尽量不要挤公共汽车，以免人多时撞到腹部。离家较近的准妈妈，尽量步行上班。

做好交接工作

如出现因身体不适等原因，而比预定时期提早休产假的情况，就要早早交代好工作，和后任同事做好充分交接，保证在自己休假期间工作顺利进行。在产假期间也要收集与工作相关的信息，可以不时打个电话和交接者进行沟通，这样做便于你日后复职工作的开展。

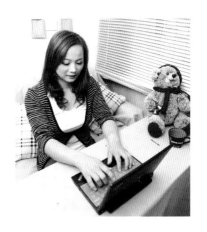

工作时勤做"小运动"

改善颈痛：颈部先挺直前望，然后弯向左边并将左耳尽量贴近肩膀；再将头慢慢挺直，右边再做相同动作，重复做2～3次。

改善肩痛：先挺腰，再将两肩往上耸贴近耳朵，停留10秒钟，放松肩部，重复动作2～3次。

初次产检

孕3月要开始第一次产前检查了，检查的目的是了解准妈妈的健康状况和胎儿的生长发育状况。

名称	具体内容
量身高	医生将通过身高和体重的比例来估算你的体重是否过重或过轻，以及盆骨大小
测体重	每次孕检必测项目。通过准妈妈的体重间接检测胎儿成长。孕期体重增加约为12.5千克，孕晚期平均每周增加0.5千克。每个人会有不同的差异
量血压	每次孕期检查必测项目。血压高是先兆子痫的症状之一，必须时刻关注
询问病史	询问准妈妈及家属得过哪些病，半年内是否接触有害物质等，月经史、婚姻史等
听胎心音	怀孕第十二周、第十三周时，已经能听到胎心音
测宫高、腹围	每次产检都要测量宫高及腹围，根据宫高画妊娠图曲线了解胎儿宫内发育情况，是否诱发迟缓儿或巨大儿
血常规检查	检查血色素，判断准妈妈是否贫血。检查血型，如果丈夫为A型、B型或AB型血，准妈妈为O型血，生出的小宝宝有溶血的可能
尿常规检查	检查尿液中是否有蛋白、糖，提示有无妊娠高血压等疾病的出现
肝、肾功能检查	检查准妈妈有无肝炎、肾炎等，怀孕时肝脏、肾脏的负担加重，如肝、肾功能不正常，怀孕会使原来的疾病"雪上加霜"
测艾滋病抗体	检查准妈妈是否感染了艾滋病，母婴传染是艾滋病的主要传播途径之一
测甲胎蛋白	筛查神经疾病，如无脑儿及脊柱裂。正常值小于20
检查乙肝六项	检查准妈妈是否感染乙肝病毒
检查丙肝病毒	检查准妈妈是否感染丙型肝炎病毒
检查病毒感染	准妈妈在妊娠4个月以前如果感染病毒，胎儿都可能先天性畸形，甚至流产
心电图	排除心脏疾病，以确认准妈妈能否承受分娩，如心电图异常，可进一步进行超声心动的检查

第五节

胎教方案

你了解抚摸胎教吗

怀孕3个月时，胎儿的活动是丰富的，这个月的胎儿开始进行踢腿、吃手指等活动了，当隔着母体触摸胎儿的头部、臀部和身体的其他部位时，胎儿会做出相应的反应。通过在腹壁上轻轻地抚摸胎儿，可以刺激胎儿的触觉，促进宝宝感觉器官及大脑的发育。因此，通过抚摸，能训练胎儿的肢体反应。这个时候准妈妈不仅可以抚摸胎儿与其沟通信息、交流感情，还应当训练宝宝的反应。

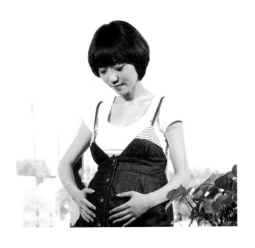

抚摸胎儿的益处

随着胎儿各种感觉的开始，胎教也便开始了，但是，初次做爸爸妈妈的人，往往有些疑惑，胎教要从哪里开始呢？

在妊娠期间，准妈妈经常温柔地抚摸一下腹内的胎儿，这是一种简便有效的胎教运动，妈妈可以通过手感受宝宝的胎动，宝宝也可以通过温柔的爱抚感受到来自爸爸、妈妈的爱。值得每一位妈妈积极采用。具体而言，抚摸胎儿有以下益处：

促进胎儿的智力发育

抚摸的过程中可以锻炼胎儿皮肤的触觉，并通过触觉神经感受体外的刺激，从而促进胎儿大脑细胞的发育，加快胎儿智力的发育。

激发胎儿的运动能力

抚摸还能激发胎儿活动的积极性，促进运动神经发育。经常受到抚摸的胎儿，对外界环境的反应也比较机敏，出生后翻身、抓握、爬行、坐立、行走等大运动发育都能明显提前。

增进母子关系

抚摸胎教的过程中，不仅让胎儿感受到父母的关爱，还能使准妈妈身心放松、精神愉快。通过对胎儿的抚摸，母子之间沟通了信息，交流了感情，从而激发了胎儿的运动积极性，可以促进出生后动作的发展。在动作发育的同时，也促进了大脑的发育。

怎样进行抚摸胎教

最初抚摸胎儿，由于胎儿的月份还小，准妈妈一般不容易感觉到胎儿所发出的信号，而随着胎儿月份的增长与准妈妈对妊娠的逐步体会，渐渐地就会发觉，每当抚摸腹内的小家伙，他就会用小手来推或用小脚来踢妈妈的腹部。一般过了孕早期，抚摸胎教就可以开始进行了。在胎儿发脾气胎动激烈时，或在进行各种胎教方法之前可先进行抚摸胎教。

准备

1.抚摸胎儿之前，准妈妈应排空小便。

2.抚摸胎儿时，准妈妈避免情绪不佳，应保持稳定、轻松、愉快、平和的心态。

3.进行抚摸胎教时，室内环境要舒适，空气新鲜，温度适宜。

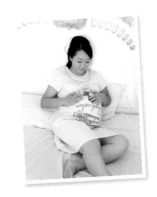

姿势

准妈妈仰卧在床上，头不要垫得太高，全身放松，均匀呼吸，心平气和，面部呈微笑状，双手轻放在腹部，也可将上半身垫高，采取半仰姿势。不论采取什么姿势，但一定要感到舒适。

方法

　　双手从上至下，从左至右，轻柔缓慢地抚摸胎儿。也可以在腹部松弛的情况下，用一个手指轻轻按一下胎儿再抬起，来帮助胎儿做体操。有时胎儿会立即有轻微胎动以示反应，有时则要过一阵子，甚至做了几天后才有反应。这个抚摸体操适宜早晨和晚上做，每次时间不要太长，5～10分钟即可。

　　抚摸时，心里可想象你双手真的爱抚在可爱的小宝宝身上，有一种喜悦和幸福感，深情地说着喜爱宝宝的言语，如果配上音乐当然更好。

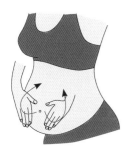 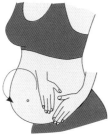 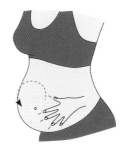 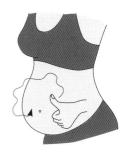

1.画心形：
看着肚子的同时说"宝宝，我爱你"。以肚脐为中心先画小心形，然后再慢慢变大。

2.画圆：
将双手放到肚子上，按顺时针方向抚摸，同时画圆，还要说："宝宝，妈妈喜欢你。"

3.拍打：
边说"宝宝，欢迎你"，边用指尖按顺时针方向拍打肚子。

4.挤按：
边说"宝宝，我会记住你的"，边用指尖有节奏地按顺时针方向，对肚子进行挤按。

孕3月胎教课堂

开始抚摸胎教

　　进行抚摸胎教时，如能配合对话胎教等方法，效果会更佳。

　　抚摸胎教须定时进行，开始时每周3次，以后逐渐增多，每次5～10分钟。抚摸时动作要轻柔、舒缓，不能用力太强。如果胎儿反应太过强烈，如用力挣脱蹬腿，应立即停止抚摸。

进行美学胎教

　　可以布置几幅小的风景图，放上几个色彩淡雅的靠垫。

　　简单的布置就可以改变心情。布置的原则是色调简单、典雅优美，建议可以在居室放上一束鲜花，给人生机盎然之感觉。

适当做些家务

孕期只静不动不可取，运动要适度，要有选择，并且要感觉愉快才是最好，散步依然是最好的运动胎教方式。

这一阶段，准妈妈应该已经习惯早孕反应所带来的不适，还在继续工作的准妈妈要一边克服早孕反应，一边要注意自己的身体，例如，不要提重物、不要匆忙赶车、不要过于疲劳、不要让自己受寒，以使胎儿有个良好的生长环境。但是准妈妈可以适当做些家务，劳动可以改善睡眠，增加食欲，增加体力，预防过胖，减少便秘。

做自己喜欢的事情

保持平和、宁静、愉快和充满爱的心理，感觉到幸福安心，是胎教的意义所在。

在准妈妈情绪不好时，可以考虑做一些自己喜欢做的事情。比如听音乐、做手工、唱歌等。不要勉强自己做不喜欢的事情，这样不利于坏情绪的排解。

适当做做手工

准妈妈可以在孕期学做一些情趣手工，比如做剪纸，贴画。

也可以做一些实用的日常用品，比如宝宝袜子、宝宝帽等。

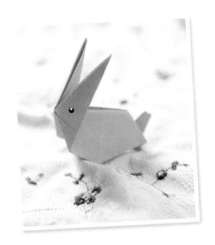

胎教手工

可以先沿着画好的线先粘一圈纸团，这样能保证轮廓更加清晰。

需要准备的工具：剪刀、卡纸、皱纹纸、胶水、铅笔。

步骤 01

在纸上画出小鸡的轮廓。

步骤 02

用黄色皱纹纸搓成小团，将小鸡的身体粘满。

步骤 03

再用红色的毛线粘好小鸡的腿部。

步骤 04

用橘黄的皱纹纸捏成小团，将小鸡的翅膀粘好。

步骤 05

然后再用红色皱纹纸将小鸡的嘴粘满，小鸡就完成了。

胎教歌曲

准妈妈可以给胎儿哼唱经典儿歌《一闪一闪亮晶晶》。这首歌曲曲调优美，可以使准妈妈的心情舒畅。在哼唱时可以和胎儿一起跳一支舞，建议准爸爸也在旁边打节拍。

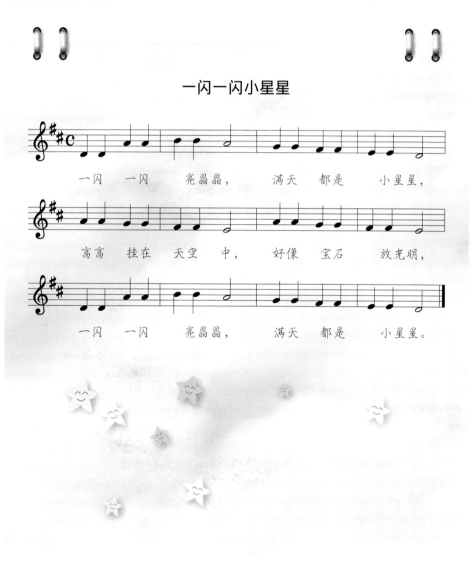

一闪一闪小星星

一闪　一闪　亮晶晶，　满天　都是　小星星，

高高　挂在　天空　中，　好像　宝石　放光明，

一闪　一闪　亮晶晶，　满天　都是　小星星。

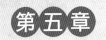

第五章

孕4月

进入相对舒心的时期

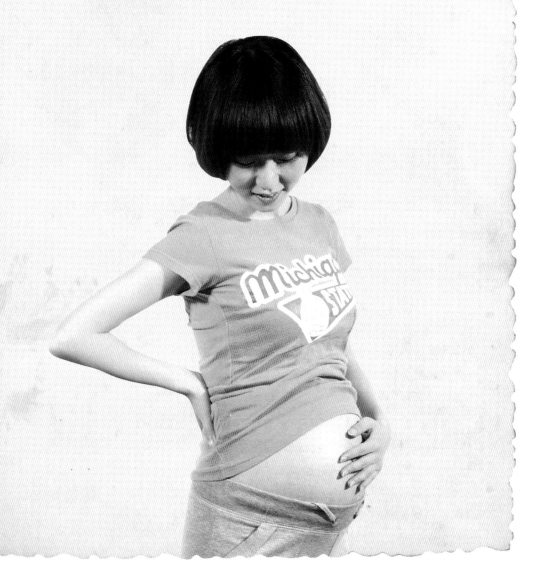

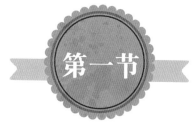

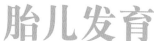

胎儿发育

孕4月的胎儿

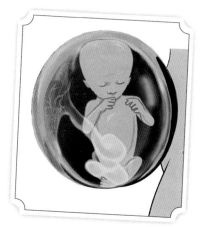

从本月开始，准妈妈腹部可以感觉到有明显的胎动。此时胎儿的发育速度非常快，并且可以做出各式各样的活动，如握拳、伸脚、眯眼等。

怀孕13周 已经初具人形

从头部到臀部长60～79毫米。此时的胎儿具备完整的脸部形态了，鼻子完全成形，并能支撑头部运动。如果触摸到胎儿的手，胎儿的手就会握拳，碰到双脚，脚就能缩回去。

怀孕14周 开始长出汗毛

重约25克，从头部到臀部长80～92毫米。胎儿的脸部继续发育，逐渐形成面颊和鼻梁，耳朵和眼睛已经归位。胎儿的皮肤上开始长出螺旋形汗毛。这些汗毛会决定胎儿将来的肤色，同时也有保护皮肤的作用。

怀孕15周 胎儿的条件反射能力加强

到怀孕15周时，终于完成胎盘的形成。胎盘具有保护胎儿并提供营养和氧气的作用。此时羊水的量也开始增多，胎儿在羊水中可以自由自在地活动。此时的胎儿开始长眉毛，头发继续生长。随着肌肉的发达，胎儿会握拳，会睁开眼睛，还会皱眉头，有时还能吸吮自己的大拇指。

怀孕16周 开始能做许多动作

胎儿的神经系统开始工作，肌肉对于来自脑的刺激有了反应，因此能够协调运动。现在能够通过超声波扫描分辨出胎儿的性别了。通过羊膜穿刺术取出羊水样本，检测在羊水中胎儿脱落的细胞和分泌的化学成分，可以获得有关胎儿健康的重要信息。

是时候开始全面胎教了

实施胎教并不仅仅是为了生出天才宝宝，更重要的是为了让母子健康地度过怀孕期，并为胎儿提供安全的胎内环境。准妈妈要了解胎教的真正意义，从现在起，就请努力地去实施。

视觉胎教

准妈妈眼睛看到的东西对于胎儿来说是一种视觉刺激。准妈妈可以观赏美丽的风景，还可以观赏动画片这会给胎儿一些视觉刺激，对腹中胎儿的形体起潜移默化的作用。

准爸爸也要参与胎教

胎教不是准妈妈一个人的事，准爸爸也要参与胎教。胎儿喜欢低频率的声音。准爸爸参与胎教能让准妈妈感受到重视与疼爱，有利胎儿日后成为一个快乐健康的宝宝。

听觉胎教

听觉胎教应该是始终贯穿整个孕期的一种胎教方法。给胎儿听音乐时，选择轻松愉悦、优雅温馨或幽默的乐曲都可以。准妈妈可以随自己的喜好来选择乐曲。

抚触胎教

准妈妈经常抚摸腹部，胎儿会感到被触摸的幸福感，这样有利于母子交流感情。抚触胎教一般在早晨或晚上做为宜，每次时间不宜过长，控制在10分钟以内最佳。

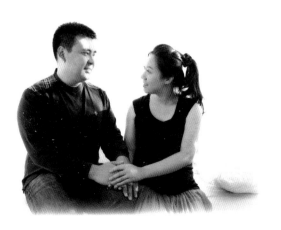

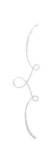

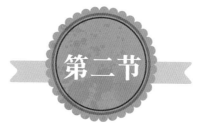

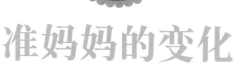

准妈妈的变化

孕4月的妈妈

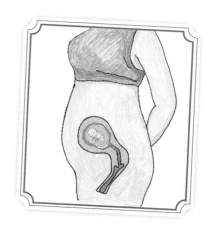

准妈妈已经安然度过了胎盘不稳定、流产高危的孕早期，进入了胎儿情况相对稳定的孕中期。

怀孕13周 会伴有乳房疼痛

进入孕13周，腹部虽没有明显的变化，但是臀部、腰部和大腿上已经有明显的赘肉，而且平时的衣服都不合身了。由于乳腺的发达，孕中期还能触摸到肿块，甚至还伴随着疼痛。

怀孕14周 受到便秘的困扰

由于孕激素水平的升高，小肠的平滑肌运动减慢，使准妈妈遭受便秘的痛苦。同时，扩大的子宫会压迫肠道，影响其正常功能。解决便秘的最好方法就是多喝水，多吃含纤维素丰富的水果和蔬菜。

怀孕15周 保持平和的心态

此时流产的概率降低，因此应该保持平和的心态。虽然离预产期还有一段时间，但是乳房内已经开始生成乳汁。分泌乳汁时可在胸部内垫上棉纱，并在洗澡时用温水轻轻地清洗乳头。

怀孕16周 注意调节体重

随着食欲的增强，准妈妈的体重会迅速增加。此时，下腹部会明显变大，所以周围的人对其怀孕的事实一目了然。除了腹部外，臀部和全身都会长肉，所以要注意调整体重。一般情况下，怀孕16～20周能感受到第一次胎动。

给准妈妈的日常提醒

准妈妈不宜睡软床

孕期准妈妈的腰部脊柱比怀孕前的前曲更大，若睡软床，对腰椎将产生不利影响。在仰卧时，腰椎实际上呈现出弧形，导致前曲的腰椎关节的摩擦增大。在侧卧时，脊柱会向侧面弯曲，时间久了，脊柱的位置就会发生失常，进而压迫神经，致使腰肌的负担增大。这样不但不能消除疲劳，还不利于生理机能的正常发挥，会引起腰部疼痛或不适。

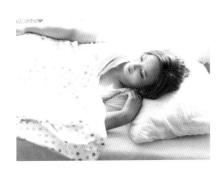

忽视各种疼痛

准妈妈在孕早期可能会有一些轻微的头痛、腹痛等现象，那些都是正常的妊娠反应。但在孕中、晚期准妈妈对出现的疼痛应该引起重视。

疼痛	具体内容
头痛	孕3月后出现头痛，又伴有血压升高、水肿严重的情况就应该就医
胸痛	发生于肋骨之间的胸痛，可能是由于缺钙或膈肌抬高所致，可适当补钙
腹痛	下腹两侧的抽痛是由于子宫圆韧带拉扯而引起的，没有什么危险，可以不用在意。但如果是下腹感觉到规则的收缩且疼痛，就要怀疑是不是由于子宫收缩引起的腹痛，要尽快就医，确诊是否为早产前兆
腰背痛	这是准妈妈为了调节身体的平衡，过分挺胸而造成的。所以准妈妈要适当减少站立，经常变换体位，适当做些活动
骨盆区痛	随着子宫的增大，骨盆关节韧带处于被压迫牵拉的状态，常会引起疼痛，这种疼痛一般在休息后即可减轻
腿痛	准妈妈有时会感到腿痛，这种腿痛一般是腿部肌肉痉挛引起的，往往是因为缺乏钙质或B族维生素所致
臂痛	孕晚期，当准妈妈把胳膊抬高时，往往感到一种异样的手臂疼痛感，这是因为压迫脊柱神经的缘故。准妈妈平时应避免做牵拉肩膀的运动和劳动

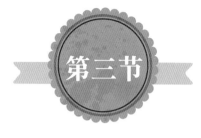

营养关注

孕4月营养

孕4月营养需求

适合孕4月的营养食物多种多样，分以下四类。

主食

应多样化，以谷麦类为主，每日需要量在400~450克之间。粗细粮、米、面、豆适当搭配，有利于补充身体缺乏的多种氨基酸。因此，准妈妈应注意多吃些粗加工的食物。

蛋白质

主要来源于动物蛋白和植物蛋白两种，准妈妈营养每日需要量75~108克。动物蛋白以鱼、瘦肉、家禽和蛋奶类为主，这些食物除含有蛋白质外，还含有丰富的维生素、矿物质、饱和脂肪。植物蛋白以豆类、米、面、坚果为主，这些食物是准妈妈的理想食物。

脂肪

准妈妈每日需要量为60克左右，主要来源于动植物。动物脂肪来源于肥肉和动物油，植物脂肪来源于豆油、菜油、花生油、芝麻和核桃等。

维生素与矿物质

准妈妈对维生素与矿物质的需求量也较大，一般大量存在于新鲜蔬菜、水果、动物蛋白、鱼肝油、海藻类及海产品等食物中，如果准妈妈不偏食，一般不会缺乏维生素和矿物质，但应注意制作方法。如确因种种原因造成维生素和矿物质缺乏者，在增加饮食的同时，不妨在医生指导下补充一些合成剂。但不要过量，以免造成不必要的危害。

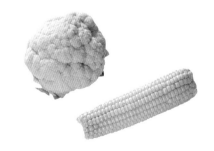

孕4月营养元素补充

适量摄取维生素A

维生素A可以帮助细胞分化，对眼睛、皮肤、牙齿、黏膜的发育是不可缺少的，但是摄取过量也会导致唇腭裂、先天性心脏病等缺陷。准妈妈应购买准妈妈专用的综合维生素。富含维生素A的食物有胡萝卜、鱼肝油、猪肝等。

摄入足够的钙

从这个月，胎儿开始长牙根，需要大量的钙元素。若钙的摄入量不足，准妈妈体内的钙就会向胎体转移，从而造成准妈妈小腿抽筋、腰酸背痛、牙齿松动等症状，胎儿也往往牙齿发育不健全。

奶和奶制品是钙的优质来源，而虾皮、海带、大豆等也能提供丰富的钙质。

要增加摄入锌、铁

缺锌还会造成准妈妈味觉、嗅觉异常，食欲缺乏，消化和吸收功能下降，免疫力低下。准妈妈们可以观察自己是否出现了上述症状，或是观测症状的轻重程度，来决定需要补充哪种矿物质或者微量元素。

含锌量较高的主要是牡蛎和生蚝，而口蘑、芝麻等的锌含量也不低。锌也要适量，每天膳食中锌的补充量不宜超过20毫克。

铁是组成红细胞的重要元素之一，所以，本月尤其要注意铁元素的摄入。食物中含铁较多的食物以肝脏为最多，其次为血、心、肾、木耳、瘦肉、蛋、绿叶菜、小白菜、雪里蕻、芝麻等。

吃什么，怎么吃

从这个月开始，胎儿开始迅速生长发育，每天需要大量营养素，尽量满足胎儿及母体营养素存储的需要，避免营养不良或缺乏的影响。此时可能出现妊娠贫血症，因此对铁质的吸收尤其重要。

膳食纤维摄取很重要

食物纤维可以软化分解大便，促进肠蠕动，能有效地预防便秘、痔疮等。食物纤维主要存在于蔬果类、豆类、全谷类和菌类等。平时饮食要有规律，多食用牛蒡、糙米、地瓜等含膳食纤维的食物能预防便秘。

饮食要重视质，而非量

怀孕期间，最好考虑到胎儿的营养去食用，而不应该不管三七二十一地去大量食用。在这个时期，基础代谢量比怀孕前增加25%左右，准妈妈会快速消耗大量的热量，因此应该摄取充分的蛋白质和热量。蛋白质能提供胎儿和胎盘成长时非常重要的氨基酸，所以应该大量摄取蛋白质。在此时期，准妈妈每天最好吸收50克左右的蛋白质。富含蛋白质的食品有肉类、鲜鱼、鸡蛋、坚果、豆类等。

膳食金字塔

孕早期

主食200～250克，动物类食品（包括水产品）150～200克，粗粮25～50克，蔬菜（绿色蔬菜占2/3）200～400克，蛋类50克，水果50～100克，牛奶250克，植物油20克。

孕中期

主食400～500克，豆类及豆制品50～100克，蛋类50～100克，绿叶蔬菜500克，动物类食品100～150克，水果200克，牛奶250克。

孕晚期

主食400～500克，豆类及豆制品50～100克，蛋类50～100克，绿叶蔬菜500～750克，牛奶250克，动物类食品200克，动物肝脏50克（每周1～2次），水果200克，油脂20克。

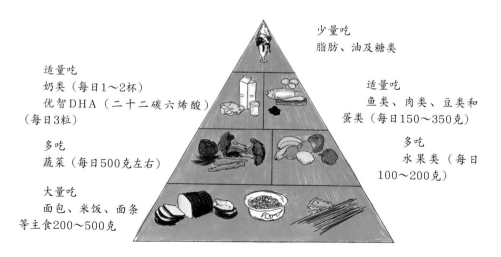

少量吃
脂肪、油及糖类

适量吃
奶类（每日1～2杯）
优智DHA（二十二碳六烯酸）
（每日3粒）

适量吃
鱼类、肉类、豆类和
蛋类（每日150～350克）

多吃
蔬菜（每日500克左右）

多吃
水果类（每日
100～200克）

大量吃
面包、米饭、面条
等主食200～500克

科学补钙

每个准妈妈都要补钙吗

大家都知道准妈妈发生小腿抽筋是缺钙的表现，那么每个准妈妈都要补钙吗？妇产科专家告诉我们：每个准妈妈都需要补钙。女性在怀孕期间会流失大量的钙，因为胎儿骨骼形成所需要的钙完全来源于母体，因此准妈妈消耗的钙量要远远大于普通人。在孕期需要增加钙的储存量30克，光靠饮食中的钙是不够的。因此就要求准妈妈在孕期多补充钙剂。

缺钙对准妈妈的危害

如果孕期钙量不足发生轻度缺钙时，可调动母体骨骼中的钙盐，以保持血钙的正常浓度。如果母体缺钙严重，可造成肌肉痉挛，引起小腿抽筋以及手足抽搐或手足麻木，还可导致准妈妈骨质疏松，引起骨软化症。另外，缺钙还与妊娠期高血压有关。

哪些食物含钙高

准妈妈补钙除了合理选择钙制剂之外，还应多晒太阳、均衡营养、科学烹调。日常有许多食物可供钙源补充。这里介绍一些富含钙的食品：

食物类别	食物名称
乳类与乳制品	牛、羊奶及奶粉、乳酪、酸奶、炼乳
豆类与豆制品	黄豆、毛豆、扁豆、蚕豆、豆腐、豆腐干、豆腐皮、豆腐乳等
海产品	鲫鱼、鲤鱼、鲢鱼、泥鳅、虾、虾米、虾皮、螃蟹、海带、紫菜、蛤蜊、海参、田螺等
肉类与禽蛋	羊肉、猪脑、鸡肉、鸡蛋、鸭蛋、鹌鹑蛋、松花蛋、猪肉松等
蔬菜类	芹菜、油菜、胡萝卜、芝麻、香菜、雪里蕻、黑木耳、蘑菇等
水果与干果类	柠檬、枇杷、苹果、黑枣、杏脯、橘饼、桃脯、杏仁、山楂、葡萄干、胡桃、西瓜子、南瓜子、桑葚干、花生、莲子等

准妈妈补钙产品怎么选

标准一：理想的钙剂应该具有适宜的元素钙含量。
标准二：理想的钙剂应该含有适量维生素D。
标准三：理想的钙剂应该安全可靠，适宜广泛人群。
标准四：理想的钙剂应该具有经过医学验证的临床疗效。
标准五：理想的钙剂应该性价比高。

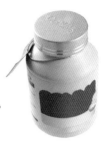

哪些方法可以促进补钙吸收

根据中国营养学会2000年出版的《中国居民膳食营养素参考摄入量》，准妈妈维生素D的推荐摄入量在孕早期为每日5微克，孕中期、孕晚期均为每日10微克。准妈妈维生素D的最高摄入量不应超过每日20毫克。如果你买的补充剂是以国际单位IU来标注的，那么要注意国际单位与微克之间应该按照1微克=40IU进行转化。

含维生素D的食物包括大马哈鱼、鲭鱼、沙丁鱼等油性鱼，能强化维生素D的食物包括黄油和某些早餐麦片。红肉和蛋黄中也含有少量维生素D。

除食物外，准妈妈可以购买维生素D补充剂，如果你买不到合适剂量的维生素D补充剂，也可以选择其他剂量合适的含有维生素D和钙的补充剂。大多数多维片也包含维生素D，只是一定要服用专为孕期设计的多维片，同时注意其中的维生素D含量不要过量。如果你有任何疑问，一定要向医生咨询。

钙片不要与草酸植酸类食物一起吃

菠菜、油菜以及谷物的麸皮等食物中含有大量草酸或植酸，这些也会影响到食物中钙的吸收。

吃完钙片不要马上喝茶

茶中的单宁会影响钙的吸收，不利于准妈妈补钙效果。

不要空腹吃钙片

随餐服用、饭后、两餐之间或睡前均可服用，因为充分的咀嚼可干扰草酸，促进钙的吸收。另外，夜间血钙浓度低，所以，睡前服钙也有利于钙的吸收。

钙片不要与多维片一起吃

多维片中一般含有其他无机盐，并且钙、铁、锌、镁和磷等都存在相互作用关系，比如钙可以抑制铁、锌等的吸收，因此，钙补充剂最好不要和其他多维片同时服用。

营养食谱推荐

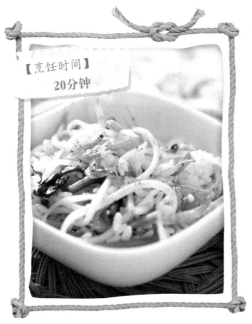

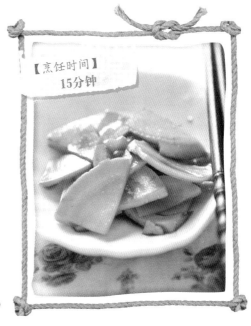

简易朝族拌饭

⁂ **主要营养：**碳水化合物、维生素C

原料

大米150克，鸡蛋1个，蕨菜、豆芽、菠菜、辣白菜各适量，韩式辣椒酱1大匙，盐、香油各适量，葱末、姜末、蒜末各少许。

做法

❶将大米用清水淘洗干净，焖成米饭；辣白菜切条；将蕨菜、豆芽、菠菜择洗净，切段，用沸水焯烫熟，捞出沥净水分。鸡蛋打散，摊成蛋皮，切成丝。

❷将米饭铺在大碗的底部，盖上蕨菜段、豆芽段、菠菜段、蛋皮丝、辣白菜，然后加入韩式辣椒酱、盐、香油、葱末、姜末、蒜末，拌匀即可食用。

油焖笋

⁂ **主要营养：**膳食纤维、蛋白质

原料

笋两根，植物油1大匙，酱油两小匙，盐、香油各1小匙，花椒粒少许。

做法

❶笋剥去壳，洗净，从中间对剖开，用刀拍松，切成5厘米长的段。

❷炒锅烧热，加植物油，四五成热时放入花椒粒爆香，然后捞出花椒粒，下入笋炒至颜色微黄，加入酱油、适量清水，小火烧5分钟。待汤汁收浓时，放入盐调味，出锅前淋上香油，即可食用。

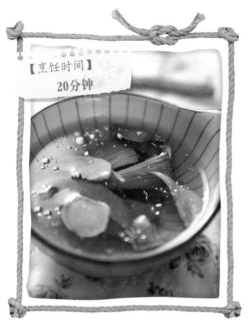

【烹饪时间】
20分钟

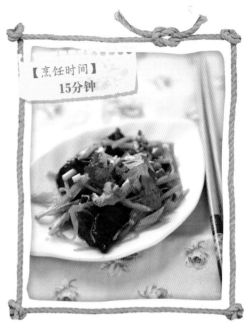

【烹饪时间】
15分钟

鲜蘑瘦肉汤

● **主要营养**：锌、蛋白质、钙

原料

鲜蘑150克，萝卜半根，猪瘦肉50克，姜两片，盐、酱油、淀粉各少许。

做法

❶将鲜蘑洗净，去根，用手撕成条，用沸水焯一下，捞出控水。猪瘦肉切薄片，加入酱油、淀粉腌渍片刻。萝卜洗净，切大片。

❷炒锅烧热，加入适量清水烧开，放入鲜蘑、姜片及萝卜片煮沸，再加入腌制好的肉片煮至熟烂，放入盐调味，即可食用。

美味茄子

● **主要营养**：B族维生素、维生素C

原料

茄子3根，胡萝卜1根，青辣椒1个，香菜1小把，盐1小匙，胡椒粉1/2小匙，葱花、蒜末、干辣椒各适量，植物油少许。

做法

❶茄子洗净，切成滚刀块。胡萝卜洗净，去皮，切丝；青辣椒洗净，去蒂、去籽，切丝；香菜择洗干净，切末。

❷炒锅烧热，加植物油，六成热时放入茄子，炸至熟透，捞出控油。锅中留少许底油，下葱花、蒜末、干辣椒爆香，放入青椒丝翻炒均匀，放入盐、胡椒粉炒匀，倒入炸好的茄块，煸炒均匀，出锅前撒上香菜末，即可食用。

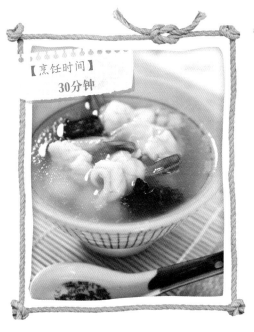

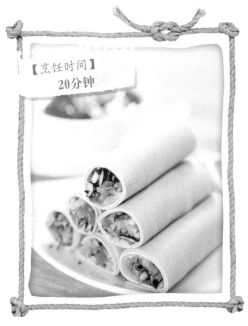

鱼白三鲜

❋ **主要营养**：蛋白质、铁、脂肪

原料

水发鱼肚50克，木耳30克，鸡汤250毫升，大虾6只，鸡油20克，葱段、姜片、蛋清、干淀粉、盐、黄酒各适量。

做法

❶水发鱼肚泡开后片成片，放在碗中，加10克鸡油、葱段、姜片、黄酒、盐，上笼蒸约半小时取出。

❷木耳泡开后洗净，加10克鸡油、鸡汤适量，上笼蒸约10分钟取出。

❸大虾剥壳洗净，加盐、蛋清、干淀粉适量，搅拌均匀。在案板上撒干淀粉，取大虾1只放在上面，用小酒瓶轻轻捶成薄片，如此做完后，将虾片放在开水中略焯，迅速轻轻捞起。

❹将鱼肚、木耳、虾片一起下在鸡汤里，加盐，烧开后盛出即可。

蔬菜豆腐皮

❋ **主要营养**：膳食纤维、蛋白质

原料

豆皮1张，绿豆芽50克，胡萝卜丝20克，甘蓝菜少许，豆干50克，盐、香油各适量。

做法

❶先将甘蓝菜洗净、切丝，胡萝卜洗净、去皮、切丝，绿豆芽洗净，豆干洗净，切丝备用。

❷将所有准备好的原料用热水烫熟，然后加盐和香油拌匀。

❸将拌好的原料均匀放在豆皮上，卷起，用中小火煎至表皮金黄，待放凉后切成小卷，摆入盘中即可食用。

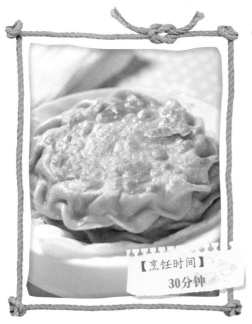

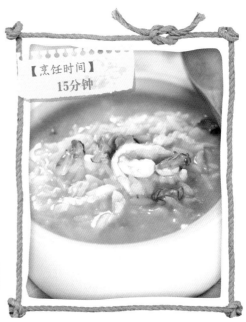

【烹饪时间】
30分钟

【烹饪时间】
15分钟

菜合

● **主要营养：**锌、蛋白质、B族维生素

原料

韭菜300克，鸡蛋两个，植物油1大匙，面粉500克，粉丝、海米、木耳、腐竹、生姜、盐、香油、料酒各适量。

做法

❶将韭菜洗净沥水，切成末，放入盆内。鸡蛋用热油炒熟铲碎后，盛入盆内。将粉丝、海米、木耳、腐竹加入姜末，再加盐、香油、料酒拌均匀做成馅。

❷将面粉用温水和成面团，做成25克一个的面剂，擀成薄饼，两层饼中间夹一层馅，制成菜合。将平底锅抹一层植物油，烧至七成热时将菜合放入，烙至两面金黄即成。

牡蛎粥

● **主要营养：**B族维生素、维生素C

原料

糯米30克，牡蛎肉50克，猪肉50克，料酒、盐、蒜末、葱末、胡椒粉各适量。

做法

❶糯米淘洗干净备用，牡蛎肉清洗干净，猪肉切成细丝。

❷糯米下锅，加清水烧开，待米稍煮至开花时，加入猪肉丝、牡蛎肉、料酒、盐一同煮成粥，然后加入蒜末、葱末、胡椒粉调匀，即可食用。

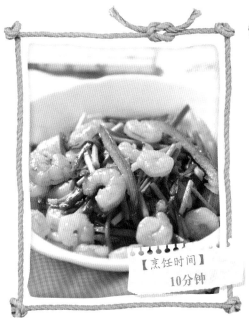

【烹饪时间】
10分钟

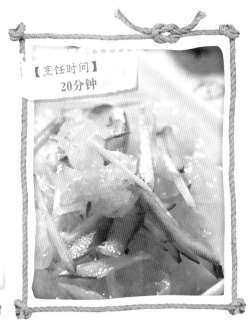

【烹饪时间】
20分钟

虾仁炒韭菜

❋ **主要营养：** 蛋白质、铁、脂肪

原料

韭菜250克，鲜虾200克，葱、姜、植物油、黄酒各适量。

做法

❶将韭菜洗净，切成3厘米长；鲜虾剥去壳，洗净；葱切成段；姜切成片。

❷将锅烧热，放入植物油烧沸后，先将葱下锅煸香，再放虾和韭菜，烹黄酒，连续翻炒，至虾熟透，起锅装盘即可。

黄瓜海蜇丝

❋ **主要营养：** 维生素C、蛋白质

原料

嫩黄瓜两根，海蜇100克，红椒、葱、姜、香油、盐各适量。

做法

❶嫩黄瓜切成丝；海蜇泡洗干净切成丝；红椒洗净切成丝备用，加入葱、姜、盐调味。

❷锅内倒水烧开，放入海蜇丝，用大火快速焯透，捞出沥干水分备用。

❸把嫩黄瓜丝、葱丝、姜丝、红椒丝放入小碗中加入盐、香油拌匀腌5分钟。

❹再放入海蜇丝拌匀，盛入盘中即可。

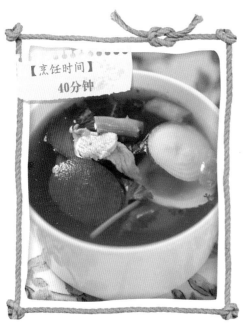

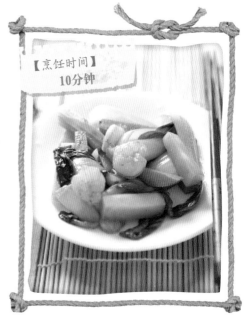

【烹饪时间】
40分钟

【烹饪时间】
10分钟

时令蔬菜牛肉汤

※ **主要营养：** 钙、蛋白质、碳水化合物

原料

牛肉100克，洋葱、地瓜各1个，豆角50克，胡萝卜1根。辣椒粉1小匙，盐适量，孜然、料酒各1大匙，酱油1/2大匙，植物油两大匙。

做法

❶牛肉切成大片；地瓜去皮、洗净，切滚刀块；洋葱去皮、洗净，切块；豆角择洗干净，斜刀切成段；胡萝卜洗净，切成圆片。

❷炒锅烧热，加植物油，四成热时下入孜然、辣椒粉、牛肉煸炒片刻，再放入洋葱炒至软烂，加入适量清水煮沸，然后加入洋葱块、豆角段、胡萝卜片，加盐、料酒、酱油调味，继续煮30分钟，待蔬菜熟软入味时，即可食用。

油菜炒虾仁

※ **主要营养：** 维生素C、钙

原料

虾仁200克，油菜250克，胡萝卜50克，莴笋150克。葱花适量，盐1小匙，植物油1大匙，水淀粉两小匙。

做法

❶将胡萝卜、莴笋洗净，切成长条；虾仁挑去虾线，洗净；油菜择净，用清水洗净。

❷将胡萝卜条、莴笋条、虾仁、油菜用沸水焯3分钟，捞出投凉。

❸炒锅烧热，加入植物油，六成热时放葱花爆香，加入胡萝卜条、莴笋条、虾仁、油菜，加盐翻炒均匀，出锅前用水淀粉勾芡，即可食用。

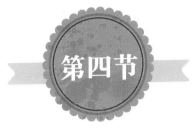

第四节

保健要点

准妈妈的起居和心态

准妈妈要加强头发护理

女性在怀孕后如果忽视了头发的护理，很容易造成产后脱发的后果。所以，准妈妈要认真护理好自己的头发。

饮食上要注意多样化，不要偏食。尤其是要注意较多地食用维生素，包括各种B族维生素。还应遵照医嘱合理地服用铁剂，纠正贫血现象。

怀孕后要经常洗头，但是洗后不要用强风吹干，更不要用卷发器卷发，洗后发型要顺其自然，避免过多地梳理和用过热的风来吹干。

妊娠期的头发比一般情况下干燥些。因此，准妈妈要按干性发质来护养头发。为了避免头发断裂，可换用适合干性头发的洗发水和护发素，尽量减轻对自身头发的损伤。

要注意手足抽搐

母体补充的钙、维生素B_1这两种物质，如果无法满足胎儿急速生长的需要，胎儿就要夺取母体本身维持代谢所需的钙质和维生素B_1，如果母体缺乏很严重，就会出现手足抽搐。因此，准妈妈怀孕期间要多吃含钙较多的食物。鱼、虾、蛋类和各种动物类食物含钙较多，米、粗面、豆类、动物肝和瘦肉含维生素B_1较丰富，还可服鱼肝油、钙片等。

孕中期可以计划去旅游

度过前3个月的紧张期后，准妈妈的不适已渐消失，丈夫可以松一口气了。在准妈妈身体加重之前，不妨带着妻子来一次快乐出游吧，但切不要忘了妻子的身体状况，要选择真正轻松的旅游方式，逗留期为2～3天的旅行比较理想，以放松身心为目的。

准妈妈要关爱乳房

准妈妈最好从第十六周开始进行乳房按摩。每天有规律地按摩一次，也可以在洗澡或睡觉前进行2～3分钟的按摩。动作要有节奏，乳房的上下左右都要照顾到。按摩的力度以不感觉疼痛为宜，一旦在按摩时感到腹部抽搐，应立即停止。方法如下：

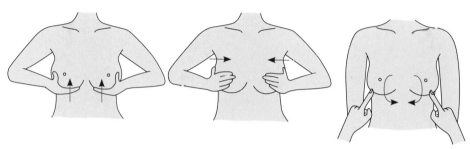

1.双手托住乳房，用拇指、食指、中指向里按压。

2.将乳房向外挤压。用手指按住，扭动乳头。

3.用食指以画圈的方式在乳房四周按摩。

准妈妈的衣服选择

许多准妈妈认为腹部变大后，只能穿着孕妇服装，但事实并非如此。只要保证不束缚腹部，不受凉，穿什么衣服还是可以自由选择的。

但是，内衣还是要准备孕妇专用的。孕期比怀孕前的胸围大出5厘米左右，腰围大出20厘米左右。准妈妈专用内衣不只适合这时的体形，还不刺激皮肤，是孕期的必买项目。

衣物要舒适

松紧裤

在腹部开始变大后穿着腰部有松紧力的裤子也是很方便的。

柔软舒适的上衣

用伸缩性好，不刺激肌肤的材料制作成的衣服，在产前产后都适合。

七分裹腿裤

为了方便运动，准备素色的或带图案的裹腿裤3～4个就可以了。

连衣裙

穿着连衣裙是很方便的，也便于打理。下身配上宽松的裤子就更好了。腰部可配上一些装饰，可以把日益凸出的腹部隐藏起来。

选择专门的鞋、内衣

鞋

不要穿高跟鞋，这样会使准妈妈腰酸背痛，再有准妈妈的下身容易水肿，所以穿肥些的鞋子是最好的。准妈妈所穿的鞋子应该是轻便、舒适，易于行走。最好穿平跟鞋，有牢固宽大的鞋后跟支撑身体，鞋底最好有防滑纹，以免跌倒；由于准妈妈弯腰系鞋带不方便，尤其是孕晚期足部常有水肿，应穿带有松紧带的稍宽大的轻便鞋。

孕期胸罩

怀孕初期（三个月以内）可以用以前的胸罩，怀孕后半期就要用尺码加大的胸罩，为乳房的迅速发育留有空间，所以，最好每隔一个月左右测量一次。例如，孕前胸围是75厘米，使用A罩杯胸罩，怀孕时可能就接近B75了，臀围由孕前85厘米变到88厘米或90厘米了。从怀孕14周起，要选用不压迫乳房的大号胸罩，并选用宽肩带，以便有效拉起乳房重量；选择全罩杯包容性好的款式，最好有侧提，可以将乳房向内侧上方托起，防止外溢和下垂。孕期内衣的洗涤一定要手洗，以免细小丝毛堵塞乳管，影响日后的哺乳。

孕期内裤

孕期，由于内分泌的变化，准妈妈的皮肤会变得特别敏感，所以选择内裤的材料要以密度较高的棉质材料为佳，以防皮肤不适。

孕初期	怀孕1～3个月，由于胎儿的身长约9厘米，没有明显的变化。这期间一般的准妈妈还可穿普通的内裤
孕中期	当怀孕进入4～7个月时，准妈妈的腹部明显地鼓起，外观开始变化。穿着以不压迫腹部为宜，同时由于臀部增大，内裤也要求包附性好。在肚子相当大的时候，为了防止肚子着凉，最好选用能把肚子完全遮住的、适于准妈妈穿的短裤。孕期易出汗，阴道中的分泌物增多，所以要选用良好的通气性和吸湿面料的内裤，质地最好是纯棉的
孕晚期	怀孕进入8～10个月时，腹部会有很大的重量感，内裤应选择一些有前腹加护的内裤较为舒适。随着怀孕周期渐渐增加，准妈妈的体态也逐渐变化，因此，胸罩和内裤也要相应增大。一般情况，每个阶段至少要有两套内衣，或者更多，以便换洗，每个阶段为两个月左右

孕期腹带

一般不主张用腹带，只有下列情况才考虑使用腹带：

1	已经生育多胎，腹壁非常松弛
2	双胎、胎儿过大、站立时腹壁下垂较严重的准妈妈
3	连接骨盆的各条韧带发生松弛性疼痛时，腹带可起到支撑作用
4	胎位为臀位，经医生做外倒转术转为头位后，为防止其又回到原来的臀位，包上腹带加以限制。为了不影响胎儿发育，腹带不可包得过紧，晚上睡眠时解开即可

从头到脚美丽呵护

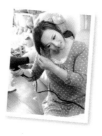
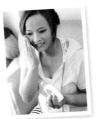

准妈妈在怀孕期间，要给予自己头发、皮肤、牙齿、腿脚特别呵护。要知道怀孕的女人也可以很美。

秀发的护理

孕期准妈妈要勤洗头，少梳头，减少油脂的分泌。当头发枯燥时，要适量给头发做营养，每周一次即可。对于准妈妈来说，最好保持简单易梳理的发型。

面部护理

对于面部的护理，昂贵的护肤品并不重要，保持始终如一的清洁，对皮肤的健康才是最关键的。准妈妈每天至少要清洗面部一次，选用适合自己肤质的洁面乳，最好不要用肥皂。

牙齿护理

准妈妈每天至少要刷两次牙。牙刷要选用软毛的，这样不容易引起牙龈出血。当不能刷牙时，咀嚼无糖口香糖也能防止产生嗜菌斑。

减少妊娠纹

准妈妈在孕期要适量饮食，避免体重增加过快，产生妊娠纹。在乳房和肚皮上要经常用乳液或维生素E油按摩，以增加皮肤的弹性。

1.从膝盖内侧到臀部进行按摩。

2.从大腿处由下向上，要托起臀部。

3.用手掌在腹部以画圈的方式轻轻按摩。

警惕妊娠纹

随着胎儿的成长、羊水的增加，准妈妈的子宫也会逐渐膨大。当腹部在快速膨隆的情况下，超过肚皮肌肤的伸张度，就会导致皮下组织所富含的纤维组织及胶原蛋白纤维因扩张而断裂，产生妊娠纹。

因为腹围在妊娠期间，膨隆的比率最大，因此，妊娠纹的形成部位以腹部最多，其他较常见的地方则有乳房周围、大腿内侧及臀部。这些地方因为组织扩张程度较大而造成妊娠纹。它的分布往往由身体的中央向外放射，呈平行状或放射状。为了不让美丽打折，我们提供一些按摩手法，以预防妊娠纹上身。

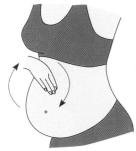

1.左右手交替以画圈的方式，按顺时针方向对腹部进行按摩。对小腹进行轻轻挤按。

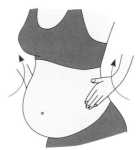

2.用双手抵住两肋，从下向上进行推拿。

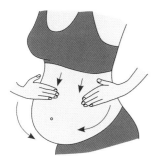

3.用手从上腹部（胸部以下）开始向下进行推拿。经两肋一直到小腹。

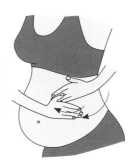

4.用双手抵住右侧肋骨，向腹部进行推拿。左侧也按同样方式进行。

警惕贫血

随着胎儿的生长，所需要的营养也越来越多，容易导致准妈妈贫血。即使准妈妈在怀孕前已经检测没有贫血，到怀孕期也会有贫血症状的出现。为什么会造成这种情况呢？孕期缺乏铁、蛋白质、维生素B_{12}、叶酸等都可造成贫血，而以缺铁性贫血最为常见。孕产期女性的总需铁量约为900毫克，而食物中的铁仅能吸收10%，一般人每日从膳食中摄取的铁尚能基本维持收支平衡，但对准妈妈来说，因胎儿生长发育和自身贮备的需要，需铁量必然增多。每日食物中的需铁量应为30～40毫克，一般饮食不可能达到此量。于是，准妈妈体内贮备的铁被动用，若未能及时补充，或者入不敷出，就会出现贫血。

定期检查

在孕期里应定期检查血红蛋白、红细胞计数，有贫血症状及时发现。

饮食调理

多吃含铁丰富的食物，并保证维生素B_{12}、叶酸的摄入。在准妈妈日常菜单中，多加入一些动物的肝、肉类、蛋类、豆类及豆制品、牛奶、绿叶蔬菜、水果等。补充铁元素。对于中度或重度贫血患者，光靠饮食调节是不够的。可在医生的指导下服用一些铁剂。

服用维生素C

维生素C能够促进铁元素的吸收，多吃含维生素C的蔬菜、水果，或者补充维生素片也是必不可少的。

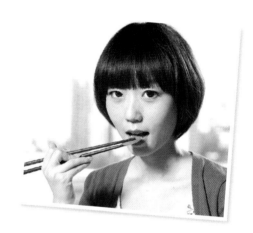

贫血的自我检测		
1	有头晕的情况，尤其是坐着突然站起来的时候，两眼发黑，或是眼冒金星	贫血虽然可以用一些简单的方法来帮助判断，但最好的办法是去医院查个血常规，看一下血红蛋白数量
2	经常感觉疲劳，即使活动不多也会感觉浑身乏力	
3	偶尔会感觉头晕	
4	脸色苍白	
5	指甲变薄，而且容易折断	
6	呼吸困难	
7	心悸	
8	胸口疼痛	

第五节 胎教方案

你了解对话胎教吗

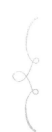

准妈妈可以以愉悦的心情朗读一些笔调清新优美的散文、诗歌，选择一些好听的故事讲给胎儿听。每天早上起床时，准妈妈可以问候他："早上好，宝宝。"当然，别忘了多多地赞美他，例如"宝宝好乖呀""宝宝真聪明"等语调要温柔且富有情感。要多多关爱胎儿，多思考、多学习、多和他说话。在对话、朗诵的同时，可以配上背景音乐，或者给胎儿听旋律轻盈明快、酣畅安详、可使情绪稳定的乐曲。也可以每天哼唱几首自己喜爱的抒情歌曲或优美而富有节奏的小调等给胎儿听，进行听觉训练，会起到不错的效果。

语言讲解要视觉化

在进行对话胎教时，不能只对胎儿念画册上的文字解释，而要把每一页的画面细细地讲给胎儿听，把画的内容视觉化。胎儿虽然不能看到画册上画的形象或外界事物的形象，但准妈妈用眼看到的东西，胎儿用脑"看"也能感受到。准妈妈通过生动的语言描述就视觉化了，胎儿也就能感受到。

将形象与声音结合

像看到影视的画面一样，先在头脑中把所讲的内容形象化，然后用动听的声音将头脑中的画面讲给胎儿听。这样的话，就是"化的语言"。准妈妈就和胎儿一起进入准妈妈讲述的世界，准妈妈所要表现的中心内容，也就通过形象和声音"输入"到了胎儿的头脑里。

父亲与胎儿的对话

生活中我们会看到这样的现象，一些宝宝，即使不熟悉的女性逗他，他也会微笑，而父亲逗他则反而会哭，别说其他的男性了。这正是宝宝从胎儿期到出生后的一段时间里，对男性的声音不熟悉造成的。为了消除宝宝对男性包括对父亲的不信任感，所以，在呼唤胎教中父亲扮演一个非常重要的角色。

孕4月胎教课堂

每天跟胎儿对话

"乖孩子，爸爸就在旁边，你想听他对你说什么吗？"

对话的话题最好事先构思好，先拟订一篇小小的讲话稿，稿子的内容可以是一段优美动人的小故事、一首纯真的儿歌、一首内容浅显的古诗，也可以谈谈自己的工作及对周围事物的认识。用诗一般的语言，童话一般的意境，告诉宝宝外面的这个美丽新世界。

给胎儿讲一些生活趣事

给胎儿讲一则生活中的趣事吧。最好是发生在自己身上的，让胎儿跟你一起同乐吧。

适当练习书法

准妈妈在空闲时间不妨练习书法，这无论对准妈妈还是胎儿，都是非常有好处的。

首先准妈妈不宜剧烈运动，而练习书法需要眼、手、神专注配合，能加速血液流动，正是适合准妈妈的"微运动"。其次，练习书法要求平心静气，这有利于准妈妈平复焦虑情绪。再次，中国书法是一种艺术，极富韵味，准妈妈练习书法，其实是一种高雅的胎教。

做柔软操进行锻炼

准妈妈可以做一些动作舒缓的柔软操来进行锻炼。

柔软操可以使准妈妈保持良好的心理状态，同时能够促进血液循环，增强心肌收缩力，增加氧气的摄取量，促进新陈代谢；还能帮助准妈妈减轻因为身体重心转移和体重增加带来的腰腹痛。

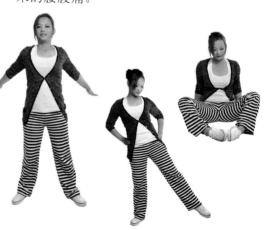

胎教音乐

音乐对于胎儿的发育有着不可替代的作用，胎儿在大脑发育的过程中，需要音乐这种良性的信号刺激。如果准妈妈能亲自给胎儿唱歌，胎儿从中得到感情上和感觉上的双重满足。所以，准妈妈在闲暇时间，不妨经常哼唱一些自己喜爱的歌曲，把自己愉快的信息通过歌声传递给胎儿，让胎儿分享自己的喜悦。

《如果感到幸福你就拍拍手》

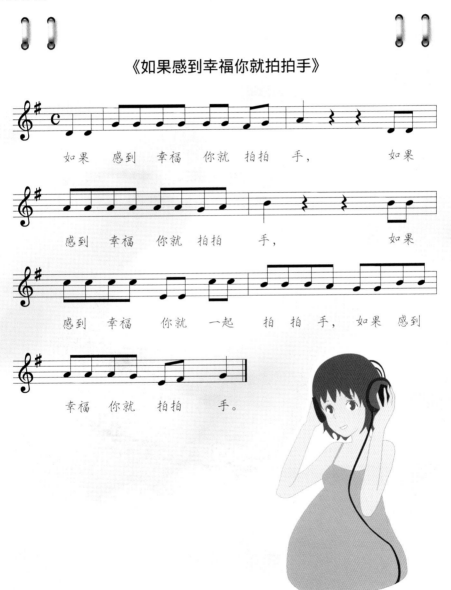

如果 感到 幸福 你就 拍拍 手， 如果

感到 幸福 你就 拍拍 手， 如果

感到 幸福 你就 一起 拍 拍 手，如果 感到

幸福 你就 拍拍 手。

胎教诗歌

在胎教的实施过程中，准妈妈更应注意从书籍中吸取精神营养。闲暇时给胎儿念念散文或诗歌，既能让胎儿接受语言胎教，培养宝宝将来的语言发展能力，又能加强母子间的交流。

《我亲爱的宝贝》

我亲爱的宝贝，

每次呼唤你的时候，

都充满了感恩和快乐。

你是上天赐予我们的礼物。

从知道你存在的那一天起，

这个世界就变了。

爸爸妈妈终于要成为真正的父母了，

是因为你，我们对世界有了新的认识。

我亲爱的宝贝，

爸爸因为想要见到你，

不知道有多激动，

还常常用耳朵去倾听你的声音。

我亲爱的宝贝，

妈妈为了你，

认真地挑选每一首音乐，

每一本书，每一种食物……

想把所有的美好送给你。

宝贝啊，我亲爱的宝贝！

我知道，每一天，

你都能感受到我们的爱！

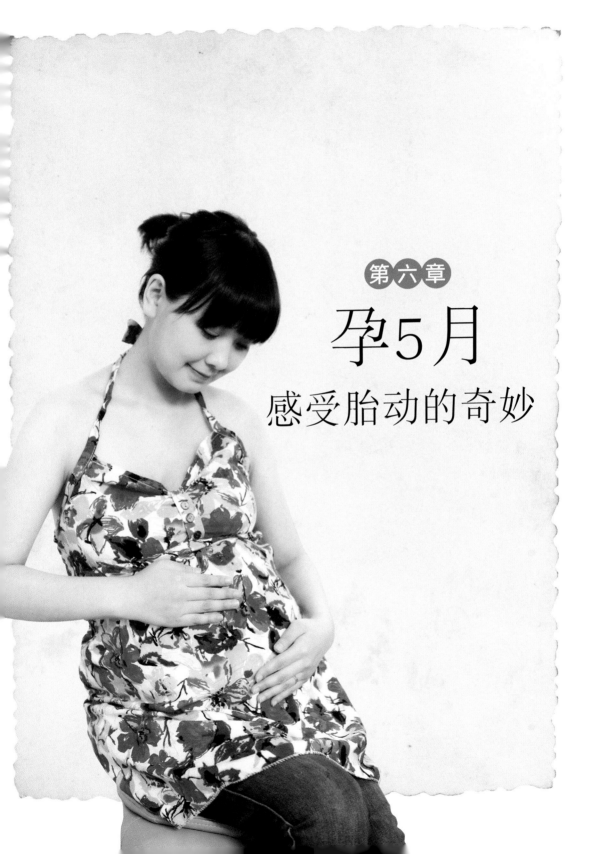

第六章

孕5月

感受胎动的奇妙

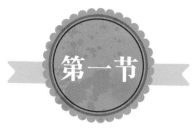

第一节

胎儿发育

孕5月的胎儿

胎儿心脏的搏动更加有力，用听诊器透过腹壁可以听到胎儿心脏的跳动。神经组织已经比较发达，并且开始有了一些感觉。这时胎儿已经具有了吞咽及排尿功能。羊水达400毫升左右。

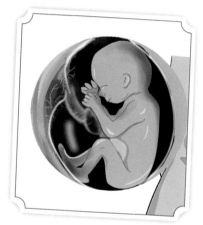

怀孕17周 胎儿迅速成长

胎儿的头虽然仍较大，但看起来已经开始和身体的其他部分成比例了。他的双眼更大了，但仍紧闭着，睫毛和眼眉长得更长。这时期胎儿迅速成长，脂肪开始在胎儿的皮下聚集，帮助保暖并提供能量。

怀孕18周 可以听到胎儿心跳声

随着心脏跳动的活跃，利用听诊器可以听到胎儿的心跳声音，而且利用超声波检查可以查出心脏是否有异常。这时是胎儿最活跃的阶段，胎儿不时地以脚踢妈妈肚子的方式来表达自己的存在。

怀孕19周 分泌出胎儿皮脂

胎儿皮肤的腺体分泌出一种黏稠的、白色的油脂样物质，称为胎儿皮脂，有防水屏障的作用，可防止皮肤在羊水中过度浸泡。

怀孕20周 器官发育关键期

此时的胎儿完全具备了人体应有的神经系统，神经之间已经互相连接，而且肌肉比较发达，所以胎儿可以随意活动。有时伸懒腰，有时用手抓东西，还能转动身体。本周是胎儿的味觉、嗅觉、听觉、视觉和触觉等感觉器官发育的关键期。

胎心监护

通常初产妇16周左右可以感到胎动，经产妇14周左右可以感受到胎动，基本上20周以内都应该能感受到了。胎心监护是通过信号描述瞬间的胎心变化所形成的监护图形的曲线，可以了解胎动时、宫缩时胎心的反应，以推测子宫内胎儿有无缺氧。

胎心监护前的注意事项

胎心监护检查是利用超声波的原理对胎儿在子宫内的情况进行监测。准妈妈不要选择饱食后和饥饿时进行胎心监护，因为此时胎儿不喜欢活动，最好在做监护1小时前吃一些食物。进行胎心监护时，最好选择一天当中胎动最为频繁的时间进行，以避免不必要的重复。准妈妈在做胎心监护时，要选择一个舒服的姿势进行。

胎心监护的方法

数胎动

胎动次数大于12次，为正常；如果12小时胎动次数少于10次，属于胎动减少，就应该仔细查找原因，必要时到医院进行胎心监测。数胎动的方法既简单又方便，准确率也比较高，大多数的医生都会推荐准妈妈使用这种方法。

B超检查

B超检查一般是针对有特殊状况的准妈妈，只能在医院进行。

如何在家进行胎心监护

一般来说，在正餐后卧床或座位计数，每日3次，每次1小时。每天将早、中、晚各1小时的胎动次数相加乘以4，就得出12小时的胎动次数。如果12小时胎动数大于30次，说明胎儿状况良好，如果为20～30次应注意次日计数，如果小于20次要告诉医生，做进一步检查。当怀孕满32周后，每次应将胎动数做记录，产前检查时请医生看看，以便及时指导。

当胎儿已接近成熟时，记数胎动尤为重要。如果1小时胎动次数为4次或超过4次，表示胎儿安适；如果1小时胎动次数少于3次，应再数1小时，如仍少于3次，则应立即去妇产科看急诊以了解胎儿情况。

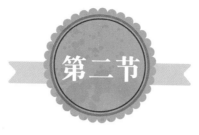

第二节

准妈妈的变化

孕5月的妈妈

腹部逐渐变大，呈现出怀孕体形，乳腺的发育使得乳房变大。这一时期能够真切感受到胎儿的成长。作为安定期阶段之一，这时准妈妈食欲旺盛，身心状态良好，情绪稳定。

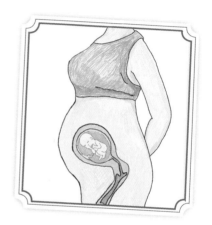

怀孕17周 会感到呼吸困难

由于子宫的增大，胃肠会向上移动，所以饭后总会感到胸闷、呼吸困难。开始在臀部、大腿、手臂等身体的各部位都形成皮下脂肪，体重明显增加。该时期的食欲会旺盛，所以需要更加严格的调节。

怀孕18周 精力开始逐渐恢复

在这一时期，精力逐渐恢复，并发现性欲增强。在怀孕期间，动作温柔的性生活是相当安全的，如果有什么顾虑，可以向医生咨询。

怀孕19周 皮肤色素发生变化

乳头上会分泌出乳汁。这个时期，皮肤的色素变化会加剧，所以乳头的颜色会加深，偶尔会疼痛。由于流入阴道周围皮肤或肌肉的血液量增加，阴道内白色或淡黄色白带会增多。

怀孕20周 会出现消化不良、尿频

子宫逐渐往外挤，所以腹部会越来越大，而且腰部线条会完全消失。由于腹部的压力，肚脐会突出。随着子宫的增大，肺、胃、肾等器官会受到压迫，所以会出现呼吸困难、消化不良、尿频等症状，有时还会出现尿失禁的情况。

164

减轻身体不适的方法

减轻头痛的方法

怀孕后，体内激素的变化、精神压力以及不断增加的劳累感等，都会造成准妈妈头痛。

在头上敷热毛巾

在头上敷热毛巾可以有效地缓解头痛。到户外晒晒太阳，呼吸一下新鲜空气。按摩一下太阳穴或抹点清凉油，都有助于缓解准妈妈的头痛。

充分放松身心

注意身心充分放松，去除可能的担心和不安的因素，避免身体受凉，也利于减轻头痛。

注意事项

1	部分准妈妈会在怀孕早期出现头晕及轻度头痛，这是一种常见的早孕反应。如果在怀孕6个月后出现日趋加重的头痛，伴呕吐、胸闷，或是有水肿、高血压和蛋白尿，就可能是患上了妊娠高血压综合征，要及时去医院接受治疗
2	疲劳是诱发准妈妈头痛的一个重要诱因，孕期每天最好睡个午觉，每晚保证8小时睡眠，尽量不要太久地做精神过于集中的事，如长时间看电视等

胃部不适和眩晕怎么办

在怀孕的中期，由于准妈妈的体重不断增加，胃部受到胎儿的挤压，导致食物在消化道内移动的速度减慢，使准妈妈感觉胃部不舒服。在整个孕期，这种消化不良的情况是不能避免的，可以采用少食多餐的方法。

孕20周的准妈妈已经度过了整个孕期1/2的时间，在孕中期以后，由于不断增大的子宫对准妈妈血管的压迫，当血压突然下降时，进入脑部血液供应减少，准妈妈会出现眩晕的症状。这种现象可能与能量的补充有关。准妈妈应多吃进补食物来补充身体所需的糖类。若准妈妈时常出现头晕或眩晕的情况，应及时咨询医生。

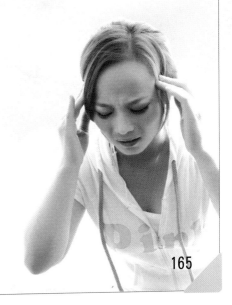

165

掌握减轻腰痛的方法

孕中期，腰酸背痛的感觉让准妈妈觉得很烦恼。其实，防止腰痛的方法很简单，只需平时生活中多些细心、注意技巧，腰痛就会离你而去。

挺起腰向前走

走路时应双眼平视前方，把脊柱挺直，并且身体重心要放在脚跟上，让脚跟至脚尖逐步落地。背挺直的练习可以通过背靠一面墙壁站立，找到背挺直的感觉，抬头挺胸，收腹，收下巴，脚跟不要离开地面，按此姿势站立15秒，休息片刻再重复进行。

坐姿、睡姿需调整

有时躺着或坐着休息片刻能缓解腰痛。但是，如果采用的睡姿或坐姿不恰当，不仅无法迅速缓解疼痛，反而会加重疼痛的程度。躺下时若为侧卧位，需把双腿一前一后弯曲起来。若为平躺位，在躺下时，可以先把双腿弯曲，支撑起骨盆，然后轻轻扭动骨盆，直到调整至腰部舒适地紧贴床面为止。

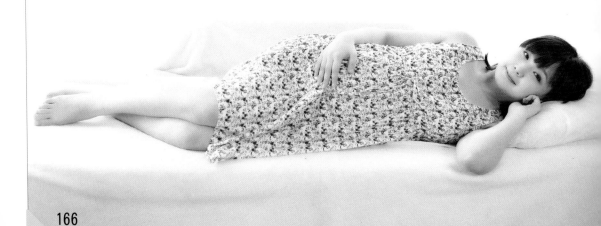

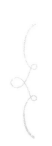

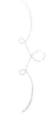

第三节

营养关注

孕5月营养

孕5月营养需求

从怀孕5个月起，准妈妈每天所需的营养会比平时增加许多，因为其基础代谢率增加。准妈妈的胃口大开，食欲大增，所以体重会明显上升，皮下脂肪的堆积会使准妈妈看起来胖了很多。

如果平时饮食荤素搭配合理，营养摄取均衡，一般不会有什么问题。但是如果担心发胖或胎儿过大而限制饮食，则有可能造成营养不足，严重的甚至患贫血或影响胎儿的生长发育。一般来讲，如果每周体重增加约350克，属于正常。

妊娠第13周至第27周末为中期妊娠阶段，此时妊娠反应减轻，食欲增加。故应增加营养素的摄入量以满足胎儿和母体的需要。

保证优质足量的蛋白质

孕中期是母体和胎儿增长组织的快速时期，尤其是胎儿脑细胞分化发育的第一个高峰。准妈妈每日应在原基础上增加15克蛋白质，一半以上应为优质蛋白质，来源于动物性食品和大豆类食品。

增加维生素的摄入量

孕中期由于热能的增加，物质代谢增强，相应地需要增加维生素B_1、

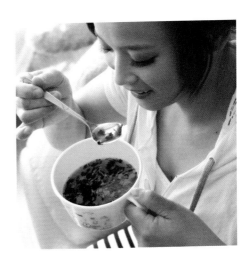

维生素B₂和尼克酸的摄入量。为了防止巨幼红细胞性贫血的发生和胎儿发生神经管畸形，维生素B12和叶酸的摄入量也需增加，为了胎儿骨骼的发育，维生素A和维生素C的需要量都需加大。

为此，孕中期准妈妈应在主食中加粗、杂粮，经常选用动物内脏，多食用新鲜蔬菜和水果。

无机盐和微量元素

应多选用富含钙、铁、锌的食物，有些地区还要注意碘的供给。孕中期应每日喝奶，经常食用动物肝脏、水产品和海产品。植物性食品首选豆制品和绿叶蔬菜。

孕5月营养元素补充

增加铁的摄入量

胎儿的不断发育需要充足的营养，尤其是铁质不足时，易造成母体贫血。

由于怀孕到第5个月时，胎儿会以相当快的速度成长，血容量扩充，铁的需要量会成倍增加，所以准妈妈对铁的需求量也跟着增加，如果不注意铁质的摄入，非常容易患上缺铁性贫血。

含铁量较高的谷类有糙米、小米、玉米、燕麦；豆类有绿豆、黑芝麻。

蔬菜中含铁量高的有菠菜、芹菜叶、土豆等；各种动物的肝脏，尤以猪肝、鸭肝含量最高。菌藻类中含铁量高的有紫菜、海带、发菜、口蘑、黑木耳等。

加强钙的补充

孕5月时，胎儿的骨骼和牙齿生长处于高峰期，是迅速钙化时期，胎儿所需要的钙必须从母体骨质中获取，从而容易造成准妈妈缺钙，引起准妈妈骨质疏松，发生骨质软化症。因此从本月起，补钙成了准妈妈最重要的事。

从这时开始，钙的需求量会逐渐增多。当然在孕期补钙应该因人而异。一般来说，怀孕中晚期，钙的需求量要达到每天1200～1500毫克，牛奶、专用孕妇奶粉或酸奶是每天必不可少的补钙佳品。单纯地从食物中获取钙质，已很难补足，应再加吃一些钙剂，配合食物，效果会更好。

增加热能

孕中期准妈妈基础代谢加强，糖利用增加，是孕前基础上增加200千卡（837千焦），每日主食摄入量应达400克或大于400克，并与杂粮搭配食用。

吃什么，怎么吃

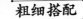

多吃鱼

鱼肉含有丰富优质蛋白质，还含有两种不饱和脂肪酸，即二十二碳六烯酸（DHA）和二十碳五烯酸（EPA）。这两种不饱和脂肪酸对大脑的发育非常有好处。

这两种物质在鱼油中含量要高于鱼肉，而鱼油又相对集中在鱼头内。所以，孕期准妈妈适量吃鱼头，有益于胎儿大脑分区发育。

吃水果有讲究

准妈妈每天的水果摄入不能超过500克，有一些水果准妈妈是不能多吃的，如山楂、桂圆和荔枝等。虽然桂圆和荔枝是上等的补品，但是它们性温太热，热性物质会造成准妈妈排便不通畅，甚至出现阴道出血和腹痛等先兆流产的症状。如果准妈妈贫血，就不能吃石榴和杏，西瓜也不能多吃。食用番茄要适量，也不能空腹吃。饭后两小时之后再吃水果，不然会造成胀气和排便干燥。

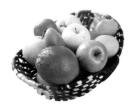

粗细搭配

大米和面食可以提供胎儿迅速生长需要的热量。而且面食中含铁多，肠道吸收率也高。同时搭配一些小米、玉米面、燕麦等杂粮，不但有利于营养的吸收，还可以刺激胃肠蠕动，缓解便秘症状。

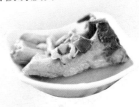

多吃瘦肉

瘦肉富含铁，并且易于被人体吸收。怀孕时血液总量会增加，为保证供给胎儿足够的营养，因此准妈妈对铁的需要就会成倍增加。如果体内储存的铁不足，准妈妈会极易疲劳，通过饮食特别是瘦肉补充足够的铁就极为重要。

科学补蛋白质

补充蛋白质有什么作用

蛋白质是人体细胞的主要成分，是胎儿、宝宝生长发育的基本原料。首先，胎儿需要蛋白质构成自己的组织。其次，准妈妈本身也需要一定数量的蛋白质来供给子宫、胎盘及乳房发育。由于分娩过程和产后可能损失一定量的血液，因此，准妈妈必须储存一定数量的蛋白质来应付此种需要，使准妈妈较快恢复，并防止贫血。

准妈妈体内有充足的蛋白质供应，能预防妊娠高血压综合征。丰富的蛋白质贮存，还有刺激乳腺分泌、增加乳汁量的作用。蛋白质供给不足时，可能影响胎儿中枢神经系统的发育。

准妈妈需要补充多少蛋白质

根据我国居民膳食蛋白质推荐摄入量，建议轻体力劳动的女性蛋白质摄入量为每日65克，孕早期（1～3月）每日增加5克，孕中期（4～6月）每日增加15克，孕晚期（7～9月）每日增加20克。

注意事项	
1	正常育龄女性每天需要摄取55～70克
2	蛋白质是胎儿生长发育所必需营养素
3	来源于肉类、鱼类、蛋类、奶类、谷类食品

看来源和种类

目前市场上常见的蛋白质粉产品主要有来自牛奶的乳清蛋白粉和来自大豆的大豆蛋白粉。大豆蛋白一般比较便宜，它作为一种经济的蛋白质补充品被广泛使用，而从营养价值和消化吸收率方面比较，乳清蛋白就大大优于其他类型的蛋白质粉。

看外观和口味

越是优质的蛋白质粉其冲调的溶液越是透明。因为天然纯净蛋白质是无色透明的，只是脂肪的本色才是白色不透光的。

优质的蛋白质粉在生产过程中能保证极高的纯度，尽可能将脂肪和糖分去除，提纯后蛋白分子也能保持其在天然状态下的结构而不变性，且冲调后的溶液中由于非变性的蛋白质比例越高，其溶液也就越澄清，从而使人体服用后利用率更高、更有效。

优质的蛋白质粉可能会残存一点类似生鸡蛋清的味道，如果您不能适应，可以考虑和60℃以下的牛奶、麦片粥等一起冲调。

营养食谱推荐

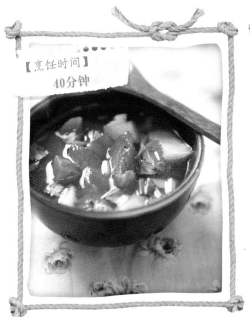

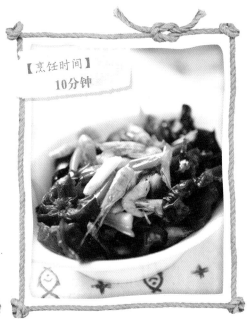

牛蹄筋炖萝卜

✿ 主要营养：蛋白质、β-胡萝卜素、钙

原料

熟牛蹄筋200克，白萝卜、胡萝卜各1个，香菜1小把。盐1小匙，酱油、辣椒各适量，高汤1杯。

做法

❶将牛蹄筋切成块；白萝卜、胡萝卜洗净，去皮，切成菱形块，用沸水焯一下，捞出控水。

❷汤锅加入高汤，大火烧开，放入牛蹄筋、胡萝卜块、白萝卜块，加盐、酱油、辣椒调味，继续煮10分钟，出锅前撒上香菜段，即可食用。

木耳香葱炒河虾

✿ 主要营养：蛋白质、钙、铁

原料

小河虾150克，干木耳50克，香葱两根，盐1小匙，料酒1大匙，香油少许，植物油两大匙。

做法

❶小河虾用清水洗干净，除去泥沙杂质，用沸水焯熟，捞出控水。木耳用清水泡发，去蒂洗净。

❷炒锅烧热，加植物油，六成热时放入葱段爆香，再加入小河虾、木耳翻炒，加入盐、料酒翻炒入味，出锅前淋香油，即可食用。

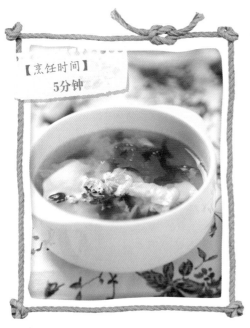

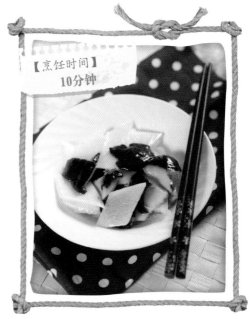

虾皮紫菜蛋汤

❋ **主要营养**：碘、钙

原料

紫菜10克，鸡蛋1个，虾皮、香菜、盐、葱花、姜末、香油各适量，植物油少许。

做法

❶将虾皮洗净，紫菜用清水洗净，撕成小块，鸡蛋磕入碗内打散，香菜择洗干净，切成小段。

❷将炒锅置火上，放植物油烧热，下入姜末略炸，放入虾皮略炒一下，添水200克，烧沸后，淋入鸡蛋液，放入紫菜、香菜、盐、葱花、香油即可。

香菇烧茭白

❋ **主要营养**：维生素C、B族维生素

原料

香菇50克，茭白200克，柿子椒50克，料酒、白糖、盐、植物油、葱姜丝、水淀粉各适量。

做法

❶将香菇、茭白、柿子椒择洗干净，均切片。

❷油锅烧至五成热，先下茭白片、柿子椒片滑炒后盛出。

❸再起油锅烧热，下葱、姜丝炒香，先放入香菇片略炒，再倒入滑炒后的茭白片、柿子椒片炒匀，放入料酒、白糖、盐烧开，加水淀粉勾芡即成。

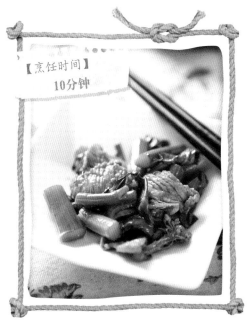

【烹饪时间】
10分钟

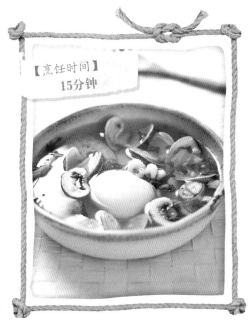

【烹饪时间】
15分钟

菜心炒牛肉.

◈ **主要营养：** 维生素C、蛋白质、钙

原料

牛肉150克，菜心300克。姜两片，料酒、酱油、水淀粉各两大匙，蚝油两大匙，植物油少许。

做法

❶牛肉洗净切薄片，加料酒、酱油、少许植物油、水淀粉适量，腌渍10分钟。菜心洗净，切小段，用沸水焯一下，捞出投凉。

❷炒锅烧热，加植物油，五成热时下入牛肉过油，炸制八成熟时捞出控油。锅中留少许底油，放入姜片爆香，再放入菜心翻炒，接着倒入牛肉，淋入蚝油、水淀粉翻炒均匀，即可食用。

海鲜口蘑汤

◈ **主要营养：** 锌、钙、B族维生素

原料

鲜虾5只，蛤蜊、墨鱼各150克，口蘑200克，大葱1/2根，香菜末少许，盐、鱼露各1小匙，胡椒粉适量，料酒1大匙，高汤两杯。

做法

❶将鲜虾洗净，剪去虾须、虾枪，在背部划一刀，挑去虾线；蛤蜊泡入淡盐水中，使蛤蜊吐净泥沙，洗净；墨鱼去头，切开，洗净后剞十字花刀。口蘑洗净，切成片；大葱洗净，斜切成段。

❷汤锅中加入高汤，大火煮沸后下入全部原料，再次沸腾后加葱段、盐、鱼露、料酒调味，煮沸5分钟，出锅前撒入香菜末、胡椒粉，即可食用。

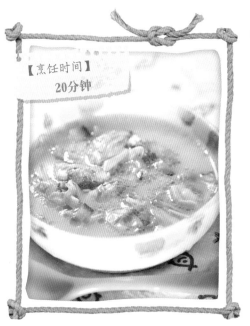

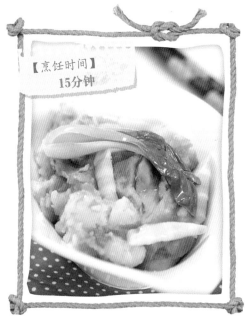

牛奶花蛤汤

● 主要营养：锌、钙

原料

花蛤400克，植物油10克，红椒、姜片、盐、鲜奶、鸡汤、胡椒粉各适量。

做法

❶将花蛤放入淡盐水中浸泡使其吐清污物，然后放入滚水中煮至开口，捞起后去掉无肉的壳。

❷红椒洗净切成细粒。

❸炒锅下油烧热，放入红椒、姜片爆香，加入鲜奶、鸡汤煮滚后，放入花蛤用大火煮1分钟，最后加入盐、胡椒粉即成。

糖醋土豆鲜笋

● 主要营养：膳食纤维、B族维生素

原料

熟土豆1个，胡萝卜、鲜笋各1/2个，绿叶菜、水发冬菇各100克，植物油、白糖、盐、姜末、米醋各适量。

做法

❶把熟土豆、胡萝卜去皮碾成泥，鲜笋切细，绿叶菜和水发冬菇切成丝。

❷炒锅放油烧热，投入土豆泥、胡萝卜泥煸炒，再放绿叶菜和冬菇、鲜笋同炒，加入白糖、盐、姜末稍炒，最后淋少许米醋，随即起锅装盘。

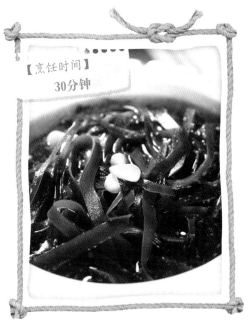

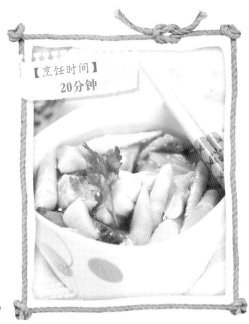

鸡汤煲松仁海带丝

● 主要营养：蛋白质、碘

原料

松子仁100克，水发海带200克，鸡汤500克，盐1小匙。

做法

❶将松子仁用清水洗净，水发海带洗净切丝。

❷锅置火上，放入鸡汤、松子仁、海带丝用小火煨熟，加盐调味即可。

高汤鸡肉猴头菇

● 主要营养：锌、钙、B族维生素

原料

鸡肉400克，黄芪、白术、猴头菇各50克，冬笋1/2根，植物油1大匙，料酒、姜片、葱段、酱油、高汤、盐、湿淀粉各适量。

做法

❶黄芪和白术先煎取汁200毫升；猴头菇去掉针刺和老根，切成片；冬笋切片；鸡肉切块。

❷锅内放油烧至七成热，先炒鸡肉和猴头菇，变色后加料酒、姜片、葱段和酱油炒几下，加高汤，用小火焖至肉烂，拣去姜、葱，以盐调味，湿淀粉勾芡即可。

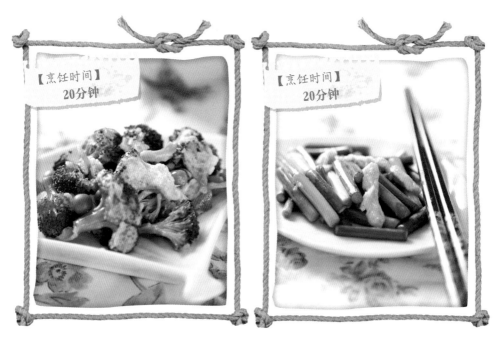

滑炒西蓝花

● **主要营养：** 维生素C、β-胡萝卜素

原料

西蓝花250克，胡萝卜半根，豌豆15克，鸡蛋两个。盐1小匙，水淀粉、料酒各两小匙，高汤适量，淀粉两大匙，植物油少许。

做法

❶西蓝花用淡盐水浸泡15分钟，用清水洗净，掰成小碎块，用沸水焯至断生，捞出投凉；鸡蛋取蛋清，加盐、淀粉和少许高汤打散，调成蛋泡。放入西蓝花，拌匀挂糊。胡萝卜洗净，切丁。

❷炒锅烧热，加植物油，四成热时下入挂糊的西蓝花炸，不停用勺翻动，炸1分钟，至西蓝花浮起时，捞出沥油。

❸炒锅内留少许底油，放入豌豆、胡萝卜丁翻炒几下，见豌豆变色，加入料酒、盐和高汤，烧开后放入炸好的西蓝花翻炒，出锅前用水淀粉勾芡，即可食用。

鸡丝扒蒜苗

● **主要营养：** 蛋白质、维生素C

原料

鸡胸脯肉150克，蒜苗1把，鸡蛋1个。盐1小匙，胡椒粉少许，料酒、姜汁各两小匙，高汤两大匙，水淀粉1大匙，香油适量，植物油少许。

做法

❶鸡蛋取蛋清。将鸡胸脯肉切丝，用盐、蛋清、水淀粉抓匀上浆；蒜苗择去老叶，切长段。

❷炒锅烧热，加植物油，下入蒜苗、姜汁、料酒、盐炒至七成熟，添高汤，加胡椒粉、香油，用水淀粉勾芡，翻炒均匀后装盘。

❸炒锅烧热，加植物油，五成熟时放入鸡丝滑散，捞出沥油。锅中留少许底油，加姜汁、高汤、盐、香油、胡椒粉、鸡丝，烧开后用水淀粉进行勾芡，倒在蒜苗上，即可食用。

第四节

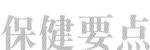
保健要点

准妈妈的起居和心态

怀孕到了第5个月，之前有的小症状会缓解许多，感觉进入了"稳定期"。这个时候胎儿的内脏器官都已经发育完成，大部分都可以分辨性别，在此阶段中，胎儿变得越来越好动，而且他已经可以控制自己的动作了。而这些胎动的现象，通常初产妇要在怀孕20周时才会察觉到，而经产妇则是比较容易感受到这些轻微的胎动。刚出现胎动时好像肠子在蠕动，这时的胎动不很活跃，而且不一定每天都能感觉到，不必因为有一天没有感到胎动就惊慌失措。

外阴部的清洗

准妈妈除了清洗全身以外，最重要的是外阴部位的清洗。因为怀孕后阴道分泌物增多，有时会感觉痛痒，所以一定要每天清洗。此部位最好用清水洗，尽量少用洗剂，避免坐浴，也不要冲洗阴道，否则会影响阴道正常的酸碱环境而引起感染。洗完澡后，别急着穿上内裤，可穿上宽松的长衫或裙子，等阴部风干后，再穿上，这样可以有效地预防阴部瘙痒。

注意控制体重

妊娠中的女性体重平均要增加10～12.5千克，妈妈肥胖容易诱发妊娠糖尿病、妊娠高血压综合征等，还会对胎儿的发育造成影响。有条件的话，在家中备体重秤，一星期称一次。怀孕中期，每周体重增加不超过500克，别让自己胖得太多，胖得太快。不要每餐进食过多，尤其是不要感到饥饿时才去吃东西。

睡眠可缓解疲劳

准妈妈最好的休息形式即是睡眠，通过适当的睡眠解除疲劳，使体力与脑力得到恢复。如果睡眠不足，可引起疲劳过度、食欲下降、营养不足、身体抵抗力下降、增加准妈妈和胎儿感染的机会，造成多种疾病发生。但睡眠时间长短，因人而异，有的仅睡5～6小时即可恢复体力与精力，有的则需更多的时间。

一般正常人需要8小时的睡眠，准妈妈因身体发生一系列特殊变化，易感疲劳，可适当延长1小时为宜，一般至少应在8小时。妊娠晚期，为保持精力充沛，还应在中午坚持1小时左右的午睡。如无条件者，至少也应卧位休息半小时。准妈妈每日工作时间不应超过8小时，并应避免上夜班。工作中感到疲劳时，在条件允许的情况下，可稍休息10分钟左右，也可到室外、阳台或楼顶呼吸新鲜空气。长时间保持一种工作姿势的准妈妈，中间可不时变动一下姿势，如伸伸胳膊动动脚，以解除疲劳。

预防皮肤瘙痒

由于怀孕后体内激素的变化，可能会发生皮肤瘙痒。准妈妈皮肤瘙痒是妊娠期较常见的生理现象，不需要特殊治疗，宝宝出生后就会消失。经常洗澡、勤换内衣、避免吃刺激性食物、保证睡眠充足、保证大便通畅，都有助于减轻皮肤瘙痒。每次沐浴的时间不要过长，最好是10～20分钟，因为洗澡时间过长，不仅皮肤表面的角质层易被水软化，导致病毒和细菌的侵入，而且准妈妈容易产生头昏的现象。另外，洗澡频率应根据个人的习惯和季节而定，一般来说3～4天一次，有条件的话，最好是每天一次。

注意孕期性生活

很多准妈妈对于孕期的性行为有不少疑问与困惑，但只要不过于激烈的话，孕中期进行性生活是没问题的。只是，要防止导致流产、破水、细菌感染等症状，要注意准备好避孕套。此外，尽管理论上可以进行性生活，但还是不能和怀孕前一样。孕期阴道充血导致易出血，所以要避免将手指伸入阴道的激烈爱抚和结合时插入过深的体位。

在腹部发胀或阴道出血时，都要节制性生活。在性交时出现腹部发胀，就要中止，并安静地休息。

正确的性交体位

前侧位	腿交错着互相抱着。不进行腹部的压迫，结合较浅，以使准妈妈的腹部安全
侧卧位	侧卧着，从后面抱住的体位。准妈妈的身体伸展着，不用担心出现压迫腹部的情况发生
前坐位	相对坐着的体位。可以调节结合的深浅程度，是对于准妈妈来说更舒适的一种体位方式

错误的性交体位

后背位	后背位结合较深，也容易对腹部产生压迫，要避免这种体位
骑乘位	准妈妈在上面的体位，结合较深，会对子宫口产生刺激，要避免这种体位
屈曲位	腿放在丈夫肩上的体位，会对腹部产生压迫，要避免这种体位

准妈妈要呵护好双脚

脚被称为人体的第二心脏，怀孕后负担最重的是心脏，但是脚的负担也不轻。要支持增加了10～14.5千克的体重，脊椎前弯、重心改变，怀孕末期由于松弛素的分泌，颈、肩、腰、背常常酸痛，脚更不堪重负，足底痛时有发生。

怀孕后准妈妈会大量补充水分以补充身体所需，这多少会有液体累积现象，多余的水分会累积在比较薄的组织下方，这就会造成脸的肿胀，而由于地心引力的作用，手、腿、足等部分液体滞留也相对严重。生活中注意以下方面，可以有效减轻肿胀带来的不适感。

1	避免长时间坐着或站立，坐的时候避免交叉双腿，因为这样会阻碍下肢的血液循环
2	尽量避免仰躺睡姿，因为侧睡可以解除沉重的子宫对主要血管所造成的压力
3	穿着上，准妈妈要穿有助于血液流回心脏的长裤和袜子；要穿宽松、舒适的鞋，前后留有1厘米余地，避免对于血液循环的妨碍。鞋底要注意防滑，最好选择柔软天然材质的软皮或布鞋可有效减少脚的疲劳
4	准妈妈最好每天用温热的水进行足浴，能缓解准妈妈双脚的肿胀

准妈妈的胸部保养方案

乳房是宝宝的粮食仓库，是准妈妈性与美的象征。但怀孕以后，由于体内孕激素水平增高，乳腺组织内的腺泡和腺管不断增生，乳房的皮下脂肪渐渐沉积，使乳房的外形有了很大的变化。准妈妈从怀孕起就要开始呵护自己的乳房，以保证乳房的健美挺拔。

乳头的形状

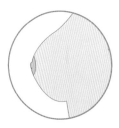 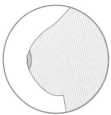 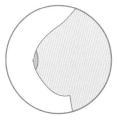 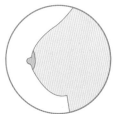

乳头扁平：从乳轮到乳头没有长度，扁平。

乳头陷没：乳头陷入乳轮。使宝宝吮吸困难。

乳头过小：乳头过小，宝宝吮吸困难。

乳头过大：乳头过大，宝宝吮吸困难。

乳头保养

准妈妈要注意对乳头的保养，可以经常用清水擦洗乳头；清洗完后在乳头部位涂一些冷霜膏或橄榄油等，并用拇指和示指按顺时针方向轻轻做按摩乳头及乳晕的动作，直到乳头突出来。

这样会有助于产后哺乳，如果乳头结痂难以清除时，还可先涂上植物油或橄榄油，待结痂软化后再用清水清洗，擦洗干净后涂上润肤油，以防皲裂。

乳房按摩

从妊娠中期开始，乳腺真正发达起来，乳房明显变得丰满。持续按摩乳房有利于乳房的血液循环，使分娩后排乳通畅。因此，准妈妈最好从大约20周开始进行乳房按摩。每天有规律地按摩一次，也可以在洗澡或睡觉前进行2～3分钟的按摩。动作要有节奏，乳房的上下左右都要照顾到。按摩的力度以不感觉疼痛为宜，一旦在按摩时感到腹部抽搐，应立即停止。方法如下：

增加乳房血液循环的按摩

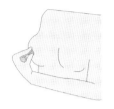 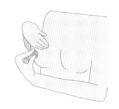 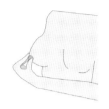 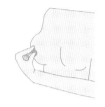

首先使乳头清洁。用拇指、示指、中指向里按压。

用手指按住，扭动乳头。怀孕34周左右开始按摩。

将乳头向外拉。

用3个手指抓住，扭转乳头。

凹陷乳头的按摩

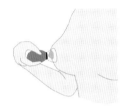 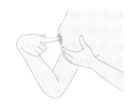 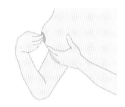

可以使用乳头吸引器。

用一只手托住乳房，另一只手的示指按压乳头两秒钟。

之后将乳头向外拉，进行按摩。

小心胎动异常

胎动的次数并非恒定不变，妊娠28～38周是胎动活跃的时期，以后稍减弱，直至分娩。胎动正常表示子宫和胎盘功能良好，输送给胎儿的氧气充足，胎儿在子宫内健康地成长发育。

孕16～20周

孕16～20周是刚刚开始能够感觉胎动的时期。这个时候的胎儿运动量不是很大，动作也不激烈，跟胀气、肠胃蠕动或饿肚子的感觉有点像，没有经验的准妈妈常常会分不清。此时胎动的位置比较靠近肚脐眼。

孕20～35周

这个时候的胎儿正处于活泼的时期，而且因为胎儿长得还不是很大，子宫内可供活动的空间比较大，所以胎儿胎动很活跃。准妈妈可以感觉到胎儿拳打脚踢、翻滚等各种动作。

临近分娩

因为临近分娩，胎儿慢慢长大，几乎撑满整个子宫，所以宫内可供活动的空间越来越少，施展不开，而且胎头下降，胎动就会减少一些，没有以前那么频繁。胎动的位置也会随着胎儿的升降而改变。

异常情况	常见原因	处理方法
胎动突然加快	准妈妈受剧烈的外伤，就会引起胎儿剧烈的胎动，甚至造成流产、早产等情况	1.少去人多的地方，以免被撞到 2.减少大运动量的活动
胎动突然加剧，随后很快停止运动	多发生在怀孕的中期以后。症状有阴道出血、腹痛、子宫收缩、严重的休克	1.有高血压的准妈妈，要定时去医院做检查，并依据医生的建议安排日常的生活起居 2.避免不必要的外力冲撞和刺激 3.保持良好的心态，放松心情，减轻精神紧张度
急促的胎动后突然停止	脐带绕颈或打结	1.一旦出现异常胎动的情况，要立即就诊，以免耽误时间造成遗憾 2.准妈妈要细心观察每天的胎动，有不良感觉时，马上去医院检查

远离水肿的困扰

这一时期，很多准妈妈都会出现手脚肿胀，尤其是下肢水肿的现象。这是孕期正常反应，不是病理现象，以下这些方法可以帮准妈妈远离水肿。

饮食调节

要注意饮食调节，多吃高蛋白、低碳水化合物的食物，比如富含维生素B₁的全麦粉、糙米和瘦肉。饮食要清淡，注意限制盐分的摄取，多喝水。准妈妈不要因为水肿不敢喝水，水分会促进体内的废物排出，缓解水肿现象。

水肿异常要留心

怀孕期小腿轻度水肿属正常现象。如果水肿延伸到大腿、腹壁，经休息后不消退，则很可能发展为重度妊娠高血压综合征，一定要去医院确诊，避免危险的发生。

纠正穿衣习惯

为了预防水肿，准妈妈不要佩戴戒指，不要穿紧身衣或者套头衫、紧身裤、长筒袜或者到小腿的长裤，穿宽松的衣服及矮跟舒适的鞋子，保持血液畅通。

调整生活习惯

调整好工作和生活节奏，不要过于紧张和劳累。不要长久站、坐，一定要避免剧烈或长时间的体力劳动。适时躺下来休息。如果条件不允许，也可以在午饭后将腿举高，放在椅子上，采取半坐卧位。每晚睡前，准妈妈可以准备好温水，浸泡足部和小腿20～30分钟，以加速下肢的血液循环。

进行按摩

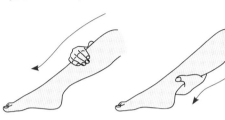 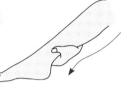 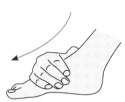 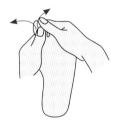

用手掌对膝盖下方的小腿进行推搓。

用指尖对小腿肚的中心线进行推搓。

用手掌从脚腕开始，直至脚背进行推搓。

用两只拇指对大脚趾中心进行挤压后，从脚掌的下方向上方进行推搓。

孕期睡姿有讲究

孕期各阶段适宜睡姿

时间	适宜睡姿	内容	禁忌睡姿
孕早期	随意	早期准妈妈的睡眠姿势可随意，采取舒适的体位即可，如仰卧位、侧卧位	趴着睡觉等不良睡姿应该改掉
孕中期	侧卧或仰卧	此时期应注意保护腹部。若准妈妈羊水过多或双胎妊娠，采取侧卧位睡姿较为舒适。若准妈妈感觉腿沉重，可采取仰卧位，用松软的枕头稍抬高腿	孕中期睡姿也不必太强求，按自己舒适度来安排
孕晚期	左侧卧位	此时期最好采取左侧卧位。下腔静脉位于腹腔脊椎的右侧，若右侧卧，子宫会压迫下腔静脉，血管受到牵拉，从而影响胎儿的正常血液供应	仰卧位时，巨大的子宫压迫下腔静脉，使血流量减缓，会出现头晕、心慌、恶心等症状

1.当躺下休息时，要尽可能采取左侧卧位。这样可减少增大的子宫对腹主动脉、下腔静脉和输尿管的压迫，增加子宫胎盘血流的灌注量和肾血流量，减轻或预防妊高征的发生。

2.如果醒来时发现自己没有采取左侧卧位，就改成左侧卧位；如果感到不舒服，就采取能让自己舒服的体位。

3.感到舒服的睡眠姿势是最好的姿势，不要因为不能保持左侧卧位而烦恼。每个人都有自我保护能力，准妈妈也一样。如果仰卧位压迫了动脉，回心血量减少导致血供不足，准妈妈会在睡眠中改变体位，或醒过来。

4.使用一些辅助睡眠的用品，如侧卧睡垫和靠垫。孕晚期准妈妈的腰部会承受较大的压力，所以需要特别保护。舒适靠垫和睡垫，可以贴合准妈妈腰部的曲线，而且可以按摩腰部，减轻腰部压力，缓解腰部不适。

5.不要长时间站立、行走或静坐，坐着时，不要靠在向后倾斜的沙发背或椅背上，最好是坐直身体。长时间站立和行走，会影响下腔静脉和腹主动脉血供，坐直身体可减少腹主动脉受到的压力。

准妈妈胃部灼烧怎么办

产生胃部灼烧感的原因与食管反流有关，而且，随着怀孕月份的增大，发病率也提高。由于子宫体积逐渐增大，腹腔内压力和胃内压力升高，胃内容物就容易倒流入食道下段，出现食物反流现象。在反流时，带有胃酸的胃内容物刺激和损伤了食道黏膜，从而产生胃部灼烧感觉。

此外，孕中、后期时，由于孕激素分泌增加，可影响食道蠕动，减缓食管对反流物的清除，不利于减轻反流性食管炎的病情。当卧位、咳嗽和用力排便时，腹腔压力升高，也可加重食管反流。如再食酸性或辛辣刺激性食物，会进一步刺激黏膜炎症，使症状加重。

胃部灼烧的注意事项

科学饮食

不要过于饱食，也不要一次喝入大量的水或饮料，特别是不要喝浓茶及含咖啡因、巧克力的饮料，它们都会加重食道肌肉松弛。辛辣性食物、过冷或过热的食物少吃为宜，用餐后不要立即躺下。

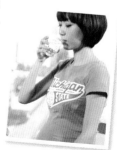

在睡眠时将头部垫高

在睡眠时将头部垫高15～20厘米，抬高上身的角度，这样做可有效减少胃液反流。只垫高枕头是不行的，因为那样不可能使整个上身抬高角度。

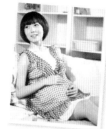

胃部灼烧的缓解方法

缓解胃部灼烧，除了生活要有规律,少食多餐等这些小妙招之外，必要时可以口服些保护胃黏膜的药物

缓解胃部灼烧的注意事项	
1	少吃酸味食物，如柚子、橘子、番茄和醋等
2	少吃辛辣食品，如胡椒粉或红干椒等
3	饭后2～3小时再上床
4	避免喝咖啡、可乐、碳酸饮料，少吃巧克力、薄荷、芥末等
5	每餐不要吃得太饱
6	睡觉以前尽量少吃零食
7	不要穿过紧的衣服，腰带也不要系得太紧
8	保持心情放松，尤其睡前不要有任何压力和刺激

正确对待生理上的改变

当怀孕进入第五个月时，腹中的胎儿将开始快速成长。准妈妈也会感受到自己身体上的变化，特别是在下腹部及乳房处。

肚脐周围不舒服

在怀孕20周之后，膨胀的子宫会开始向外压迫准妈妈的下腹部。当准妈妈走路时，肚脐周围会偶尔感觉到稍微有些不舒服。

乳房改变

准妈妈的乳头会变得比以往更加敏感，特别是在晚上睡觉压到乳房，或乳头与衣服摩擦时。

肚子更明显

许多因素会决定准妈妈何时开始显出肚子及肚子有多大，比如，准妈妈的体形、增加的体重、怀了几胎、胎儿的大小、子宫的位置，以及这是头胎还是第二胎。准妈妈遗传自父母的身材，将会由怀孕中的外观反映出来。

皮肤瘙痒敏感

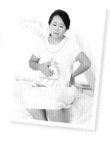

这时候，皮肤因拉伸会持续感到瘙痒，可以抹一些润肤乳在痒的部位。从怀孕的后半期开始，准妈妈不会再想穿上任何束缚住下腹部的衣服。

脚部水肿

会感觉到脚也像腹部一样逐渐变大、变肿，因为身体中不少水分汇集在脚踝和双脚里，特别是站了一天之后，水肿更加明显。

韧带疼痛

子宫两侧各有一条与骨盆相连的韧带，当子宫增大时，韧带也会跟着拉长。当正常运动时会为准妈妈带来意外疼痛，而迫使准妈妈停止动作。

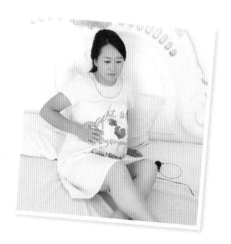

准妈妈腿部抽筋怎么办

怀孕进入第五个月时，腹中的胎儿将开始快速成长。准妈妈也会感受到自己身体上的变化，特别是在下腹部及乳房处。

腿部抽筋的原因

腿部抽筋是因胎儿骨骼发育需要大量的钙、磷，而准妈妈的钙补充不足或血中钙、磷浓度不平衡，从而发生腿部肌肉痉挛。当体内缺钙时，肌肉的兴奋性增强，容易发生肌肉痉挛。此时的准妈妈腿部肌肉的负担会大于其他部位，因此更容易发生肌肉痉挛。如果日常饮食中钙及维生素D含量不足，或缺乏日照，会加重准妈妈身体中钙含量的缺乏。

腿部抽筋的预防

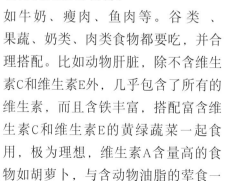

为了避免腿部抽筋，准妈妈应多吃含钙元素的食物，如牛奶、瘦肉、鱼肉等。谷类、果蔬、奶类、肉类食物都要吃，并合理搭配。比如动物肝脏，除不含维生素C和维生素E外，几乎包含了所有的维生素，而且含铁丰富，搭配富含维生素C和维生素E的黄绿蔬菜一起食用，极为理想，维生素A含量高的食物如胡萝卜，与含动物油脂的荤食一起煮熟后吸收更好。

腿部抽筋的治疗

准妈妈发生小腿抽筋时，要按摩小腿肌肉，或慢慢将腿伸直，可使痉挛慢慢缓解。为了防止夜晚小腿抽筋，可在睡前用热水洗脚，也可以立即站在地面上蹬直患肢；或是坐着，将患肢蹬在墙上，蹬直；或请身边亲友将患肢拉直。总之，使小腿蹬直、肌肉绷紧，再加上局部按摩小腿肌肉，即可以缓解疼痛。

但需要指出的是，决不能以小腿抽筋作为需要补钙的指标，因为个体对缺钙的耐受值有所差异，所以有些人在钙缺乏时，并没有小腿抽筋的症状。

腿部抽筋的注意事项

1	需注意不要使腿部的肌肉过度疲劳
2	不要穿高跟鞋
3	饭后2～3小时再上床
4	平时要多摄入一些含钙及维生素D丰富的食品
5	适当进行户外活动，接受日光照射
6	必要时可加服钙剂和维生素D

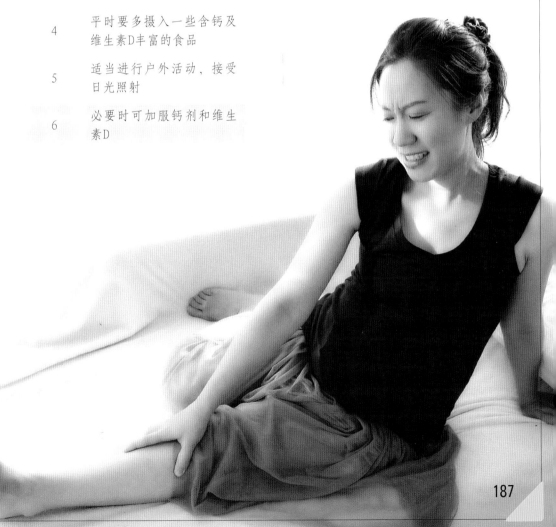

第五节
胎教方案

你了解运动胎教吗

运动胎教是有计划、有意识地对胎儿提供有益且适当的刺激，促使胎儿对刺激做出相应的反应，从而进一步刺激胎儿大脑的功能、躯体运动功能的生长发育。

有些准妈妈对进行胎儿运动训练表示担心，认为锻炼会伤害了胎儿，其实这种担心是没有必要的。怀孕4个月时胎盘已经很牢固了，胎儿此时在母体内具有较大的空间；环绕着胎儿的羊水对外来的作用力具有缓冲的作用，可以保护胎儿。

怎样进行运动胎教

准妈妈在饭后1～2小时后，以最舒服的姿势躺着或坐下，用一只手压住自己腹部的一边，再用另一只手压住腹部的另一边，轻轻挤压，感觉胎儿的反应。反复几次，胎儿可能就感觉到有人触摸他，就会踢脚。此时可轻轻拍打被踢的部位几下。一般在一两分钟以后，胎儿会再踢，这时再轻拍几下。拍打时，可换换部位，胎儿就会向改变的部位踢，但注意改变的部位不要离上次被踢部位太远，手法须轻柔。这样的活动每次可进行5分钟左右，每天1～2次。在这个过程中，可以为其准备一首轻松的背景音乐，对活泼好动的胎儿，可多听一些舒缓优美的乐曲，对文静少动的胎儿，则应多听一些明快轻松的音乐。

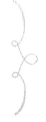

运动胎教有什么好处

1.使胎儿相对位置改变及子宫内羊水晃动，训练胎儿的平衡感。

2.促进全身血液循环，增加胎盘供血，有利于胎儿健康发育。

3.增强准妈妈腹肌、腰背肌和盆底肌的张力和弹性，使其关节、韧带松弛柔软，有利于顺利妊娠及分娩。

4.控制孕期体重的增加，促进产后体形恢复。

5.解除准妈妈的疲劳和不适，使其心情舒畅。

孕5月胎教课堂

学做呼吸操

坐在床上，安静身心，天气好时，可以打开窗户，使空气流通。蜂鸣式呼吸法有特殊的镇静安神的作用，因为呼气时间延长，对准妈妈非常有利，准妈妈每天可以练习做呼吸操3分钟，这样做可以对将来分娩时，呼吸需要增加做准备。

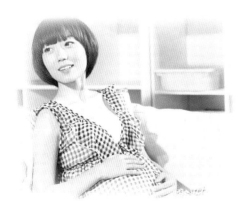

与准爸爸一起运动

准妈妈在空闲时间不妨做做运动，这无论对准妈妈还是胎儿，都是非常有好处的。

有共同爱好的人才会更亲密。与准爸爸一起做一些轻松的运动，与准爸爸在一起的时间就会变长，对话同时也就会变得更多，有助于增加相互间的理解。

和准爸爸一起数胎动

准妈妈早上起床后就开始测量胎动，数胎动时，可以照常上班、做家务。每天早上8点开始记录，每感觉到一次胎动，就记录1次，累计10次后，就不再做记录。如果到晚上8点，胎动次数都没有达到10次的话，建议你尽快去医院检查。

用深情的声音共同参与胎教

胎儿的五感比想象得更积极，请边深情地抚摸已经鼓起的肚子，边和胎儿说话。

因为对子宫外的声音和妈妈的情绪都会做出反应，胎儿在肚子内也会有视觉、听觉、嗅觉、味觉，还会打嗝儿呢。对生命的神秘知道得越多，产生的敬畏感就会越多，就会越想回味真正的生活价值。

练习准妈妈瑜伽

到了这一周，准妈妈的腹部已经比较大了，所以准妈妈会经常感到疲惫，并且大多数准妈妈怀孕6个月后就会出现妊娠水肿。准妈妈可以通过练习瑜伽——顶峰式，来缓解疲劳和水肿。

1	跪下，臀部放在两脚脚跟上，脊柱挺直
2	两手放在地上，抬高
3	吸气，伸直两腿，将臀部升得更高
4	你的双臂和背部应形成一条直线，头部应处于两臂之间。整个身体应像一个三角形的样子
5	将脚跟放在地面上。如果脚跟不能停留在地面上，就让脚跟上下弹动，来帮助伸展腿腱
6	正常呼吸，保持这个姿势约1分钟
7	呼气，回复两手两膝着地的跪姿
8	重复6次

有助于顺产的孕期操

扭腰运动

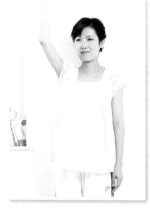 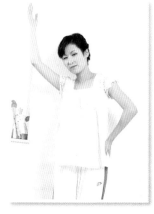 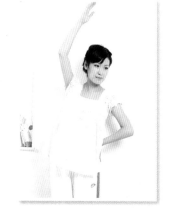

1.收腹，收缩臀部，举起你的右臂。　　2.向右倾斜，同时用左手支撑骨盆的位置，最少保持这种伸展20秒钟。

骨盆运动

放松骨盆的关节与肌肉，使其柔韧，利于自然分娩。

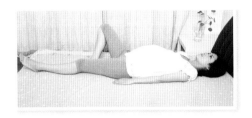 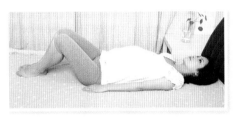

1.单膝屈起，膝盖慢慢地向外侧放下，左右各做10次。

2.双膝屈起，左右摇摆至床面，慢慢放松，左右各做10次。

脚部运动

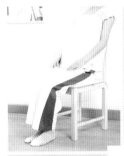

1.端坐椅子上，脚和地面垂直，双脚并拢，脚心平放。

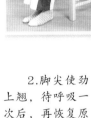

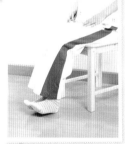

2.脚尖使劲上翘，待呼吸一次后，再恢复原状，然后可以重复做。

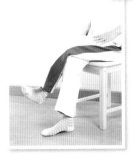

3.将一脚放在另一腿上，上面腿的脚尖慢慢上下活动。然后再换另一条腿，动作同上。

脚腕运动

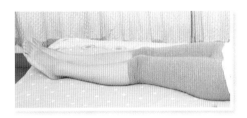

1.仰卧。

2.左右摇摆脚腕10次，左右转动脚腕10次。

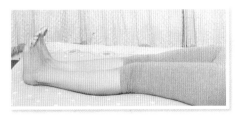

3.前后活动脚腕，充分伸展、收缩跟腱10次。

胎教歌曲

　　夫妻一起进行胎教的话效果最好。如果夫妻一起来欣赏胎教音乐的话，不仅对胎儿有益，还会增进夫妻之间的幸福感。选择胎教音乐时，最好是夫妻一起去选。夫妻在一起聆听胎教音乐的时候，如果可以的话，丈夫最好一边照顾怀孕的妻子，一边爱抚妻子腹中的胎儿，保持这样温馨的气氛胎教的效果会更好。

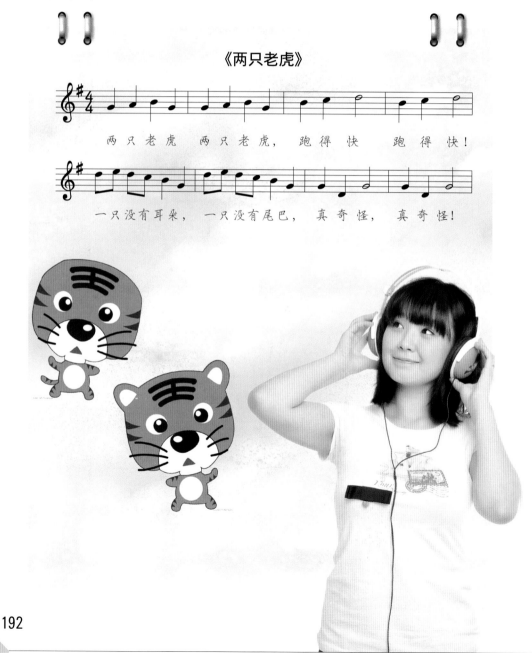

《两只老虎》

两只老虎 两只老虎，跑得快 跑得快！

一只没有耳朵，一只没有尾巴，真奇怪，真奇怪！

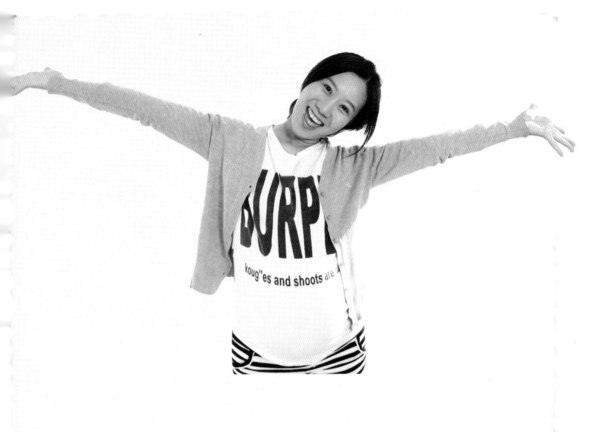

第七章

孕6月

准妈妈变得
"孕味"十足

胎儿发育

孕6月的胎儿

皮肤表面被胎脂这种奶油状的皮脂覆盖，皮肤富有弹性。胎儿很有精神，在准妈妈腹中自由活动着。时常出现逆产现象，但不用担心。

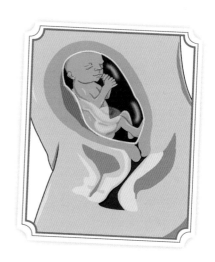

怀孕21周 消化器官越来越发达

此时胎儿的消化器官越来越发达，可以从羊水中吸取水和糖分。随着胎脂的增多，胎儿的身体处于滑润的状态。胎儿舌头上的味蕾已经形成，胎儿会不时地吮吸自己的大拇指或摸脸蛋儿。

怀孕22周 胎儿脑部发育迅速

胎儿现在有了汗腺，血管仍然可见，但皮肤不像以前那样透明了。他的指甲完全形成并继续生长。如果是男宝宝，睾丸开始从骨盆向下降入阴囊内。原始精子在睾丸里已经形成。现在胎儿的脑迅速生长，尤其是位于

脑的中心、产生脑细胞的生发基质。这一结构于出生前消失，而胎儿的脑还将持续生长至5岁。

怀孕23周 胎儿听觉更加敏锐

由于胎儿内耳的骨头已经完全硬化，因此他的听觉更加敏锐。他能分辨出来自宫外和准妈妈身体内部的不同声音。

怀孕24周 胎儿体内开始生成白细胞

如果胎儿现在就出生，成活的概率是1/4～1/5。但他仍然非常瘦，浑身覆盖着细细的胎毛。他的体内开始生成白细胞以对抗感染。

高血压综合征的表现

当不适应怀孕时，会罹患妊娠高血压综合征，妊娠高血压综合征多在怀孕后期发生，但是最好从怀孕中期开始就注意健康管理。如果患有妊娠高血压综合征，就容易生下发育不全的宝宝，严重时还会危及胎儿和准妈妈的生命。

妊娠高血压综合征的典型症状是高血压、蛋白尿、水肿，而且从怀孕20周开始，这些症状会个别出现或突然同时出现。

预防妊娠高血压综合征需要多种方法并用，准妈妈从怀孕中期开始，就要借助适当的食物疗法和运动进行彻底的体重管理。

	轻度症状	重度症状
血压值	1.最高血压（收缩期）在18.62千帕以上，不到21.28千帕的情况 2.怀孕后最高血压上升3.99千帕以上的人 3.最低血压（扩张期）在11.97千帕以上，不到14.63千帕的情况 4.怀孕后最低血压上升1.99千帕以上的人	最高血压（收缩期）在21.28千帕以上的情况 最低血压（扩张期）在14.63千帕以上的情况
蛋白质尿液	将24小时的尿液（24小时排出的所有尿液）用定量法判定尿蛋白为0.2～1克每升	将24小时的尿液（24小时排出的所有尿液）用定量法判定尿蛋白为2～4克每升
治疗	住院后平静地度过。症状得到改善后出院，在自己家中用饮食疗法进行治疗，避开剧烈的运动和盐分过多的饮食	直到分娩都在医院中平静地生活。进行控制热量和盐分的饮食疗法。也可以使用血压下降剂进行治疗

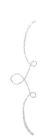

准妈妈的变化

孕6月的妈妈

准妈妈处于安定期,每天都舒适地度过。子宫长到了成人头部那样大,腹部突出明显。几乎所有准妈妈都能感到明显的胎动,并感受到胎儿在腹中的位置。

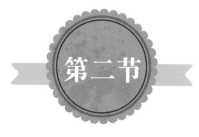

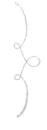

怀孕21周 避免剧烈运动

这个时期准妈妈最好避免剧烈运动,尽量抽空多休息。此外,这个时期子宫已经上移20厘米左右,压迫静脉,准妈妈容易出现腿水肿或静脉曲张。

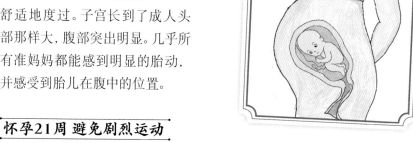

怀孕22周 容易出现贫血和眩晕

这个时期准妈妈的血液量会大大增加,但因为需求量增加更大,准妈妈在孕中期容易出现贫血和眩晕的症状。此时由于体重突然增加、子宫增大,身体的重心发生偏移,这些都会破坏原本均匀的体形。所以要穿舒适的衣服和平底鞋。

怀孕23周 散步有助于消化

由于腹部的隆起,影响了消化系统。某些准妈妈可引起消化不良和胃灼热感。

少吃多餐比一天吃两三顿饭要好些,可减轻胃灼热感。饭后轻松地散散步将有助于消化。

怀孕24周 腿部会出现抽筋症状

准妈妈体重增加过量时，支撑身体的腿部将承受很大的压力，所以腿部肌肉很容易疲劳。

鼓起的腹部还会压迫大腿部位的静脉，因此腿部容易发酸或出现抽筋症状。这些症状经常在晚上睡觉时出现，准妈妈会被突如其来的腿痛惊醒。

失眠怎么办

整个妊娠期间，准妈妈都有失眠的可能。胎儿踢肚子、不断上厕所、日益膨隆的腹部等因素，都会令准妈妈在床上感到不舒服，所以会失眠。准妈妈会发现入睡很困难，或者醒来后就无法再入睡。有些准妈妈还会围绕着分娩或胎儿做噩梦。该怎么办呢? 可以试用以下一些方法。

常见的失眠原因	
生理原因	主要是指准妈妈妊娠期间由于子宫压迫膀胱导致尿频等症状，致使准妈妈频繁起夜；同时由于身体负担加重，心跳加快，血压升高，容易致使呼吸不顺畅，心慌、气短等不适，这些也会导致失眠
心理原因	女性怀孕期间对身体变化的恐慌，对周围环境的敏感以及对分娩的恐惧和焦虑，容易使情绪过于兴奋或者过于沮丧，如果不及时疏导就会造成失眠
现实原因	早上有赖床的习惯，白天运动较少，只是待在家里不外出走动，平时接触的人较少，生活空虚无聊，对周围的一切都感觉乏味，打不起精神，往往容易导致失眠

保持左侧卧位

左侧卧位是最佳的睡眠姿势，可改善子宫血液的循环，改善胎儿脑组织的血液供给，将有利于胎儿的生长发育。

睡觉时将上面的腿向前弯曲接触到床，这样腹部也能贴到床面，感觉稳定、舒适。

避免仰睡

仰卧时，增大的子宫压迫脊柱前的下腔静脉，阻碍下半身的血液回流到心脏，从而出现低血压。准妈妈会出现头晕、心慌、恶心、憋气等症状，且面色苍白、四肢无力、出冷汗等。供应子宫、胎盘的血流量也相应减少，对胎儿发育不利。

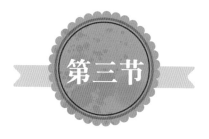

营养关注

孕6月营养

孕6月营养需求

孕6月正是胎儿发育期，除了寒凉、燥热、辛辣的食物不要吃之外，其他食物都可以吃，要注意补充营养，如瘦肉、猪肝、鸡蛋、鱼等要均衡进食，要煲些骨头汤喝，适当补钙，去正规的药店买孕妇吃的钙片，也要喝孕妇奶粉，因为孕妇奶粉中所含的营养是很难从其他食物中吸取的。多吃新鲜蔬菜、水果，也要注意休息，要适当运动，如早、晚出去散步，在外面吸收新鲜空气，这样对胎儿及日后分娩是有帮助的。

由于胎儿的快速发育使准妈妈的消耗增加，你应该注意适当增加营养，以保证身体的需要。在增加营养的同时，要重点增加维生素的摄入量。因此，准妈妈应该摄入富含此类物质的食物，如瘦肉、肝脏、鱼、奶、蛋及绿叶蔬菜、新鲜水果。

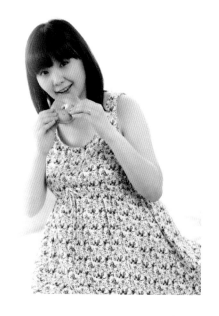

准妈妈还应对食物有所选择，并限制一些不利于健康的食物。应忌吃辣椒、胡椒等辛辣食物；应限制饮用咖啡、浓茶、酒等，因其有刺激神经兴奋作用，不利于准妈妈休息，而酒对胎儿还有毒性作用；准妈妈也不要吃过咸的食物，以免加重肾脏的负担或引发妊娠高血压综合征。

孕6月营养元素补充

进入孕6月后，准妈妈的体形会显得更加臃肿，到本月末将会是大腹便便的标准准妈妈模样。此时，准妈妈和胎儿的营养需求都大大增加，而许多准妈妈从这个月起开始发现自己贫血。因此，本月仍然要保证铁的摄入量，应多吃含铁丰富的食物；此外，还要保证营养摄取均衡，使体重在正常值范围内增长。

保证足量的优质蛋白质

孕中期是母体和胎儿发育的快速时期，尤其是胎儿脑细胞分化发育的第一个高峰。准妈妈每日应在原基础上增加15克蛋白质，一半以上应为优质蛋白质，来源于动物性食品和大豆类食品。

要补充维生素

孕6月，准妈妈体内能量及蛋白质代谢加快，所以要重点增加维生素的摄入，特别是对B族维生素的需要量增加。因为此类维生素根本无法存储在体内，所以只有供给充足才能满足身体的需要。

维生素在体内的含量很少，但在人体生长、代谢、发育过程中却发挥着重要的作用。

维生素	富含维生素的食物
维生素 A	动物肝脏、奶、奶制品及禽蛋，绿叶菜类、黄色菜类及水果等
维生素 B_1	谷物皮、豆类、坚果类、芹菜、瘦肉、动物内脏、小米等
维生素 B_2	动物肝脏如肝、肾、心，猪肉、小麦粉、羊肾、鸡肝、大米、黄瓜等
维生素 B_6	肉类食物如牛肉、鸡肉、鱼肉和动物内脏等；全谷物食物如燕麦、小麦麸、麦芽等；豆类如豌豆、大豆等；坚果类如花生、核桃等
维生素 B_{12}	只有肉类食物中才含有维生素B_{12}，所以准备的食物一定要荤素搭配均匀。主要食物来源为肉类、动物内脏、鱼、禽、贝壳类及蛋类等
维生素 C	新鲜的蔬菜和水果。野生的苋菜、苜蓿、刺梨、沙棘、猕猴桃、酸枣等维生素C含量尤其丰富
维生素 D	在自然界中只有很少的食物含有维生素D。动物性食品是非强化食品中天然维生素D的主要来源，如含脂肪高的海鱼和鱼卵、动物肝脏、蛋黄、奶油和奶酪中相对较多

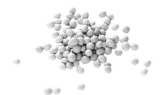

补充无机盐和微量元素

准妈妈应多选用富含钙、铁、锌的食物，有些地区还要注意碘的供给。孕中期应每日饮奶，经常食用动物肝脏、水产品和海产品。植物性食品首选豆制品和绿叶蔬菜。

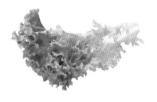

吃什么，怎么吃

奶、豆制品

牛奶、酸奶也富含钙和蛋白质，有助于胃肠道健康。

有些准妈妈有素食的习惯，为了获得足够的蛋白质，就只能从豆制品中获得孕期所需的营养。

水果

水果种类很多，比如柑橘，尽管90%都是水分，但富含维生素C、叶酸和大量的纤维，可以帮助准妈妈保持体力，防止因缺水造成的疲劳。香蕉能很快地提供能量，帮助准妈妈克服疲劳。如果你的孕吐很严重，吃香蕉则较容易让自己的胃接受。

瘦肉

因为瘦肉富含铁，并且易于被人体吸收。怀孕时准妈妈血液总量会增加，为的是保证供给胎儿足够的营养，因此准妈妈对铁的需要就会成倍增加。如果体内储存的铁不足，准妈妈会感到极易疲劳，通过饮食特别是瘦肉补充足够的铁就极为重要。

蔬菜

做西餐沙拉时不要忘记加入深颜色的莴苣，颜色深的蔬菜往往意味着维生素含量高。甘蓝是很好的钙的来源，准妈妈可以随时在汤里或是饺子馅儿里加入这类新鲜的蔬菜。

干果

花生之类的坚果，含有有益于心脏健康的不饱和脂肪酸。但是因为坚果的热量和脂肪含量比较高，因此每天应控制摄入量在30克左右。杏脯、干樱桃、酸角等干果，方便、味美又可以随身携带，可随时满足准妈妈想吃甜食的欲望。

准妈妈一日的餐单建议

早餐	牛奶200毫升，全麦面包100克，鸡蛋1个
加餐	香蕉1根，坚果适量
中餐	米饭100克，西芹炒百合100克，胡萝卜土豆炖牛肉100克，紫菜蛋花汤1碗
加餐	橙子1个，坚果适量
晚餐	京酱肉丝50克，蘑菇烧豆腐100克，炒青菜100克，米饭适量

替换方案
1.早餐中的牛奶可换为花生米粥
2.上午的加餐可改为苹果1个，酸奶150毫升
3.午餐可用木耳炒卷心菜、煎带鱼、丝瓜鸡蛋汤代替
4.晚餐的京酱肉丝可换为红烧牛肉，蘑菇烧豆腐换为番茄汤

科学补铁

准妈妈要补多少铁

健康专家指出，铁是人体生成红细胞的主要原料之一，孕期的缺铁性贫血，不但可以导致准妈妈出现心慌气短、头晕、乏力，还可导致胎儿宫内缺氧，生长发育迟缓，出生后智力发育障碍，出生后6个月之内易患营养性缺铁性贫血等。假如准妈妈发生缺铁性贫血，不仅容易在分娩时发生各种并发症，而且对胎儿的影响更大，此外，还会影响到胎儿免疫系统的发育。准妈妈要为自己和胎儿在宫内及产后的造血做好充分的铁储备，因此，在孕期补充一定剂量的铁剂很有必要。

准妈妈在整个妊娠期约需1000毫克铁（比非妊娠女性增加15%～20%），其中胎儿需铁400～500毫克，胎盘需铁60～100毫克，子宫需铁40～50毫克，母体血红蛋白增多需铁400～500毫克，分娩失血需铁100～200毫克。

准妈妈缺铁的危害有哪些

铁缺乏是女性在怀孕期常见的营养缺乏问题之一，它与重度铁缺乏时造成的缺铁性贫血一起严重威胁着准妈妈和胎儿的健康。

女性在怀孕期间比其他类人群更可能出现缺铁性贫血，据医学调查，我国准妈妈缺铁性贫血的发病率比较高，有的地区可高达50%左右。

女性怀孕后，由于胎儿生长发育和准妈妈自身储备的需要，必须从膳食中得到足够的营养物质。

如果准妈妈怀孕期间膳食中的营养供给不足，胎儿就会直接吸收母体内储存的营养，导致母体内营养缺乏，影响准妈妈的身体健康。一些研究显示，准妈妈缺铁与产后抑郁也有关联。

母体内长时期缺乏营养也势必会对胎儿的生长发育造成不良影响。准妈妈缺铁性贫血也可能导致早产、出生体重低、胎死宫内和新生儿死亡等。因此准妈妈因营养不良而造成缺铁，不仅危害自身的健康，也会影响胎儿的发育。

哪些食物含铁

准妈妈应该多吃一些含铁量较丰富的食物，如鸡蛋、瘦肉、肝、心等，其中鸡蛋为最好，可全部被利用。在主食中，面食含铁一般比大米多，吸收率也高于大米，因而有条件时应鼓励准妈妈多吃些面食，如面条、面包等。

准妈妈如何补铁

方式	方法	
多吃富铁食物	从孕前到刚开始怀孕时，就要开始注意多吃瘦肉、家禽、动物肝及血（鸭血、猪血）、蛋类等富含铁的食物。豆制品含铁量也较多，肠道的吸收率也较高，要注意摄取。主食多吃面食，面食较大米含铁多，肠道吸收也比大米好	
多吃有助于铁吸收的食物	水果和蔬菜不仅能够补铁，所含的维生素C还可以促进铁在肠道的吸收。因此，在吃富含铁的食物的同时，最好一同多吃一些水果和蔬菜，也有很好的补铁作用。准妈妈最好鸡蛋和肉同时食用，提高鸡蛋中铁的利用率，或者鸡蛋和番茄同时食用，番茄中的维生素C可以提高铁的吸收率	
多用铁炊具烹调的饭菜	做菜时尽量使用铁锅、铁铲，这些传统的炊具在烹制食物时会产生一些小碎铁屑溶解于食物中，形成可溶性铁盐，容易被肠道吸收	
多吃富含叶酸的食物	从孕前3个月开始服用叶酸增补剂，直到怀孕后3个月为止。饮食上注意进食富含叶酸的食物，如肝脏、肾脏、绿叶蔬菜及鱼、蛋、谷、豆制品、坚果等。并且，在做菜时注意不要温度过高，也不宜烹调时间太久	

准妈妈不贫血还用补铁吗

有很多准妈妈有这样的疑问，只要不贫血就不用吃补铁食物或者补充铁剂了吧？其实准妈妈的这种想法是错误的。铁元素在确保向胎儿正常供氧外，还能促进胎儿的正常发育和生长以及防止准妈妈早产。特别是孕中期的准妈妈，不管是否贫血，都要注意补铁。

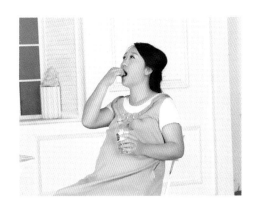

加了铁的叶酸片，准妈妈吃好吗

由于蔬菜普遍吃得不足，北方女性更容易缺乏叶酸。同时由于绿色叶菜里富含的叶酸不稳定，遇光、遇热容易失去活性，除了生吃，一般爆炒、做汤都会导致叶酸大量损失，所以单纯从食物中获取叶酸可能满足不了人体需要，尤其是孕期女性，更应该常规补充叶酸，一般来说是从孕前3个月到整个孕期，根据推荐的量补充。

铁也是女性容易缺乏的，但不是必须补的，要看个人体质。可以去医院查一下最普通的血常规，看看是否为缺铁性贫血。一般来说，如果饮食丰富，每天吃一定量的红肉(推荐量为100～200克)，如牛肉、羊肉、猪肉，基本就可以满足铁的需要了。

怀孕的中后期，准妈妈对营养的需求逐渐增加，可能需要补充些维生素和矿物质的合剂，可根据医生的建议补充。

总之对营养补充有两个原则：一是能从普通食物中补充的就不要用营养补充剂；二是要注意用量，过犹不及，缺乏和过量同样可能对人体产生副作用。

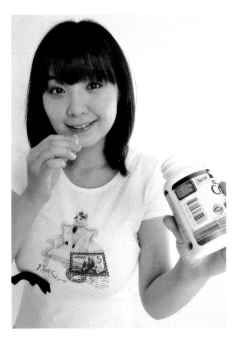

营养食谱推荐

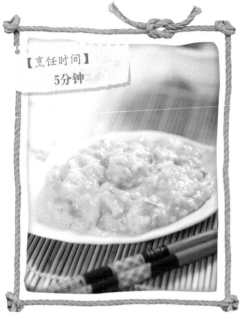

【烹饪时间】
5分钟

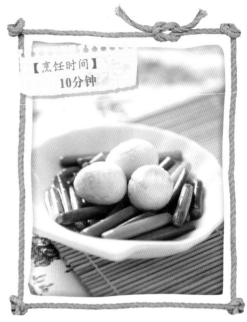

【烹饪时间】
10分钟

炒素蟹粉

● **主要营养**：碳水化合物、维生素C

原料

熟土豆1个，胡萝卜、鲜笋各1/2个，绿叶菜、水发冬菇各100克，植物油、白糖、盐、鸡精、姜末、米醋各适量。

做法

❶把熟土豆、胡萝卜去皮碾成泥，鲜笋斩细，绿叶菜和水发冬菇切成丝。

❷炒锅放油烧热，加入土豆泥、胡萝卜泥煸炒，再放绿叶菜和冬菇、鲜笋同炒，加入白糖、盐、鸡精、姜末稍炒，最后淋米醋，随即起锅装盘。

蒜苗扒鹌鹑蛋

● **主要营养**：维生素C、B族维生素、蛋白质

原料

蒜苗400克，鹌鹑蛋5个，植物油少许，盐1小匙，生抽酱油两小匙，干淀粉、水淀粉各适量。

做法

❶蒜苗择净，洗净；鹌鹑蛋煮熟，投凉后剥去蛋壳，加入少许盐和生抽酱油，腌渍几分钟。

❷将腌过的鹌鹑蛋蘸干淀粉，放入六成热的油锅内，炸至金黄色时，捞起沥油。

❸蒜苗放入沸水中焯一下，捞起控水。炒锅烧热，加盐炒熟，用水淀粉勾芡盛盘，将炸好的鹌鹑蛋放在蒜苗上，即可食用。

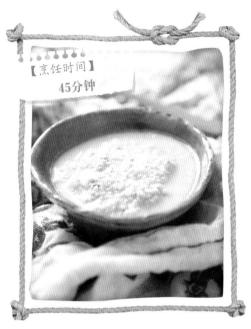

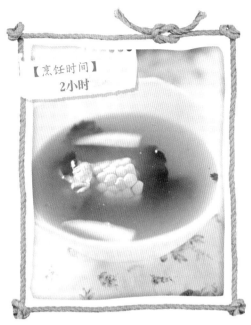

奶香燕麦米粥

❋ **主要营养**：碳水化合物、钙

原料

燕麦片25克，鲜牛奶1杯，大米100克。

做法

❶将大米淘洗干净，用清水泡3小时。

❷将泡好的大米放入粥锅中，加入燕麦片和鲜牛奶，大火烧沸，撇净浮沫，然后加盖小火焖30分钟，熄火后再焖15分钟，即可食用。

> 燕麦中含有钙、磷、铁、锌等矿物质，有预防骨质疏松、防止贫血的功效，是补钙佳品。

木耳玉米牛肉汤

❋ **主要营养**：锌、B族维生素、蛋白质

原料

干木耳20克，胡萝卜200克，丝瓜1个、牛腱肉320克，玉米1根，姜两片，盐1/2小匙。

做法

❶将胡萝卜、丝瓜分别去皮、洗净，切成厚片，玉米洗净，用刀斩段，牛腱肉洗净，切成厚片，用沸水焯熟，捞出控水；木耳泡发洗净，撕成小朵。

❷汤锅中加入适量清水，大火烧开后放入木耳、胡萝卜片、丝瓜片、玉米段、牛肉片、姜片，再次烧沸后转小火煮45分钟，出锅前加入盐调味，即可食用。

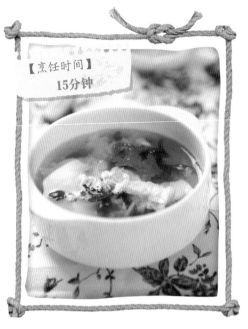

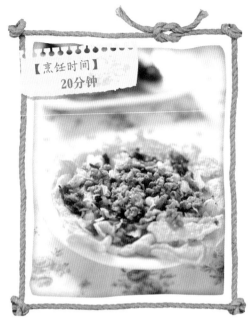

鱼香肉丝

❋ **主要营养：**蛋白质、钙

原料

猪瘦肉150克，冬笋100克，干木耳20克，葱花、蒜泥、姜末各适量，酱油、醋各1小匙，盐、水淀粉各1/2小匙，白糖少许，高汤半杯，泡辣椒、料酒、植物油各1大匙。

做法

❶猪瘦肉切丝，加盐、料酒、水淀粉上浆；笋洗净，去外皮，切丝；木耳用清水泡发，切丝；泡辣椒剁碎。

❷白糖、醋、酱油、葱花、水淀粉和高汤放同一碗内，调成芡汁。

❸炒锅上大火，倒入植物油烧至六成热，下肉丝炒散，加姜、蒜和剁碎的泡辣椒炒出香味，再加入冬笋、木耳炒几下，然后烹入芡汁，颠翻几下即成。

双色蒸蛋饼

❋ **主要营养：**钙、蛋白质

原料

猪肉馅儿200克，鸡蛋3个，干银耳、干木耳各20克。盐1小匙，绍酒、黑胡椒粉、水淀粉各适量，植物油1大匙。

做法

❶鸡蛋磕入碗中，加水淀粉打散；银耳、木耳用清水泡发，去蒂，洗净后切成丁，分别与肉馅儿拌在一起，加入盐、绍酒、黑胡椒粉拌匀，制成两色的馅儿。

❷炒锅烧热，加植物油，四成热时将蛋液倒入锅中，摊成蛋皮。蛋皮铺在盘子上，先铺银耳馅儿，再铺木耳馅儿，然后上热蒸锅蒸5分钟取出，切成菱形块，即可食用。

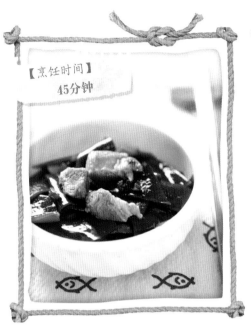

【烹饪时间】
45分钟

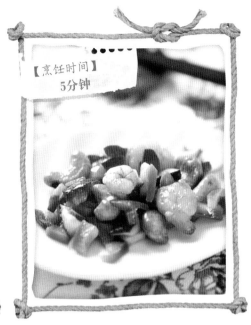

【烹饪时间】
5分钟

牛肉炖海带

❋ 主要营养：锌、钙、蛋白质

原料

牛肉300克，海带200克，绍酒、酱油各两大匙，盐1小匙，花椒、大料、茴香、葱花各少许，植物油适量，高汤适量。

做法

❶海带泡发洗净，切成菱形片。牛肉切成见方的块，放入七成热的油中冲炸至变色，捞出沥油。

❷锅中留少许底油，下入葱花、花椒、大料、茴香爆香，加绍酒、酱油、盐调味，然后添高汤烧开，下入炸好的牛肉块，盖上盖，小火炖至牛肉八分熟时放入海带片，继续炖至牛肉熟烂入味，即可食用。

彩色虾仁

❋ 主要营养：钙、维生素C

原料

虾仁300克，青辣椒、红辣椒各1个，香菇5朵，腰果适量，葱、姜各适量，盐、胡椒粉、料酒、香油各1/2小匙，植物油少许。

做法

❶将青辣椒、红辣椒去蒂洗净，去籽后切成丁；香菇洗净，切成丁；葱、姜切成末。

❷炒锅烧热，加植物油，六成热时下葱末、姜末爆香，放入虾仁、辣椒丁翻炒，再加入料酒、盐、胡椒粉，最后加香菇翻炒片刻，出锅前撒上腰果，淋上香油，即可食用。

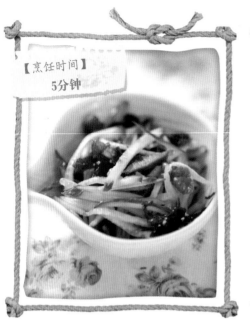

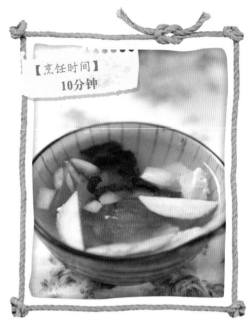

黄瓜拌木耳

● 主要营养：维生素C、锌

原料

干木耳30克，黄瓜1根，核桃仁适量。盐、生抽各1/2小匙，橄榄油、蒜茸汁、醋各1小匙，植物油1大匙。

做法

❶木耳用温水泡发好，洗净，用手撕成小朵；核桃仁用热水烫一下，去外皮；黄瓜去皮，洗净，拍松后切成碎块。

❷炒锅烧热，加植物油，三四成热时放入核桃仁炒熟，捞出凉凉后切碎。

❸将木耳、黄瓜块、核桃碎拌匀，放入蒜茸汁、盐、橄榄油、醋、生抽调味后拌匀，即可食用。

火腿什锦蔬菜汤

● 主要营养：维生素C、B族维生素

原料

白菜300克，番茄1个，笋1/2个，木耳50克，洋葱1/2个，杏鲍菇1/2个，火腿1/2根，盐、胡椒粉各1/2小匙，牛奶3大匙，植物油适量。

做法

❶白菜去老叶，洗净，用手撕成大块；番茄洗净，切成块；火腿切片；笋去皮洗净，切成片；木耳泡发洗净，撕成小朵；洋葱去皮，洗净，切成末。杏鲍菇洗净，切成片。

❷炒锅烧热，加植物油，四成热时下入洋葱末炒香，添适量清水，再放入火腿片、白菜片、笋片、木耳、杏鲍菇、番茄，烧沸后加入牛奶，煮至汤浓时加盐、胡椒粉调味，即可食用。

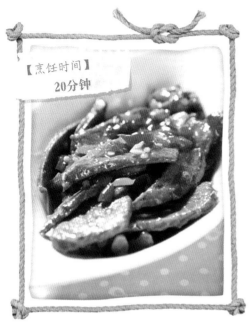

泡椒猪肝

● 主要营养：铁、锌

原料

猪肝250克，水豆粉20克，葱、姜、蒜、泡椒、植物油、绍酒、盐、酱油、醋、白糖、汤各适量。

做法

❶将猪肝切成片，加盐、水豆粉码匀；姜、蒜去皮，切成粒；葱切成葱花；泡椒剁成碎末。

❷用水豆粉、绍酒、盐、酱油、醋、白糖、汤调成汁。

❸炒锅置大火上，下入植物油，烧至七成热时，放进猪肝炒散后倒入泡椒、姜、蒜。待猪肝炒伸展时，下葱花，烹入调好的汁，炒匀后起锅入盘。

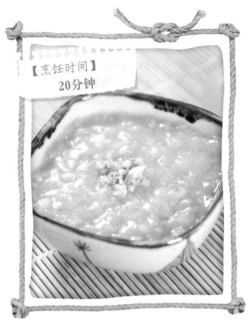

核桃仁豌豆羹

● 主要营养：锌、B族维生素

原料

豌豆300克，核桃仁100克，白糖、藕粉各适量。

做法

❶豌豆放入锅内煮熟，待煮烂后，捣成浆泥状备用。

❷核桃仁去皮用油炸透，捞出剁成细末，备用。

❸锅内加入适量清水煮沸，加入白糖和豌豆泥捣匀煮沸，加入藕粉勾成稀糊状。

❹撒上核桃仁末即可食用。

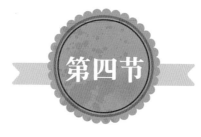

第四节
保健要点

准妈妈的起居和心态

避免做危险动作

如站在小凳子上够取高处的东西、长时间蹲着做家务、双手抬重东西；做使腰部受压迫的家务等。

住在高层建筑里的准妈妈，在没有电梯时应尽量减少上下楼的次数，爬楼梯易增加脊柱压力及膝关节损伤，尤其是下楼梯时。

防止准妈妈疲劳过度

感觉到的胎儿心音和胎动更加清楚，甚至自己在腹部都可以摸到胎儿的位置。当胎儿睡觉时，两条胳膊弯曲地抱在胸前，双膝前踢靠近腹部。由于增大的子宫压迫，使下半身血液循环不畅，因此非常容易引起疲劳，而且疲劳往往难以解除。这一时期由于子宫增大压迫盆腔静脉，会使准妈妈下肢静脉血液回流不畅，引起双腿水肿。

要养成定时排便的习惯

准妈妈在孕中期肠蠕动减弱、肠管张力降低、妊娠子宫压迫直肠、运动量减少，很容易发生便秘。为防止便秘，准妈妈可多吃含纤维素的蔬菜、水果，如芹菜、韭菜、香蕉、梨等；还应适当进行户外活动，坚持每日做适量的运动，如散步、广播体操等；还要养成每天定时排便的习惯。

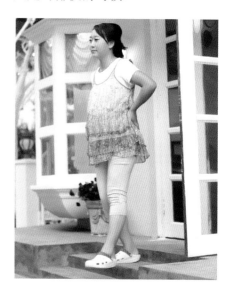

远离厨房空气污染

家庭中的厨房是室内污浊气体聚集地之一，燃料燃烧产生的二氧化硫、二氧化氮、一氧化碳等有害气体，时常会引起身居其中的人们的不适。如出现食欲减退、心烦意乱、萎靡不振、嗜睡、身体疲乏无力等症状。近年来，厨房装修带来的苯类物质，更是一种可怕的高致癌物。

正常情况下，普通人对油烟一类的不良气体具备一定的抵抗及适应能力。但是准妈妈则不然，孕育期内她们本能的防御体系都降到了较低水平，因而极易成为被伤害的人群。

如何改善厨房空气质量

1	使用优质燃料，使得燃烧释放的有害物质较少。这点对于身处农村的广大育龄女性来讲，尤其值得引以为戒
2	使用合格的燃气具，并及时进行清理。一旦火焰呈现红色，则视为有通路被堵塞
3	使用高效的排烟装置，确保达到最好的通风效果。烹饪结束后，让抽油烟机继续工作15分钟左右
4	养成科学的烹饪习惯，不要动辄将油加热至烟雾重重
5	加强厨房卫生管理，垃圾最好不过夜
6	适量摆放吸纳能力较强的绿色植物，如仙人掌、芦荟等。切忌过量，以免造成室内正常氧含量不足
7	不妨暂且放弃天然气等释放废气的火源，转而多使用电器烹饪

忌不注意嘴唇的卫生

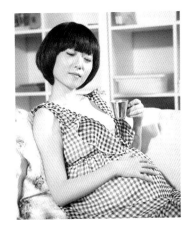

空气中其实混杂着一些有害物质，如铅、硫等元素，而这些有害物质很容易沾染在准妈妈的嘴唇上。空气中的有害物质一旦通过嘴唇进入准妈妈体内，就会造成较大的危害。因为这些物质对胎儿的健康会产生影响，有可能导致胎儿的组织器官畸形。所以，准妈妈外出时必须注意嘴唇卫生，在吃东西之前除了洗手外，还要清洗或擦拭嘴唇。

小心妊娠期糖尿病

怀孕24～28周，准妈妈要进行血糖检查，这是为了诊断准妈妈是否出现高血糖状态下的妊娠期糖尿病。即使怀孕前没有糖尿病，怀孕中也可能会出现，所以必须接受妊娠期糖尿病的诊断。被确认为妊娠期糖尿病时，要通过饮食和运动对血糖进行调节，病情严重时，还需要辅以药物治疗。

发病原因

通常情况下，准妈妈的身体会把所吃的食物分解成葡萄糖，并制造胰岛素，用来提取血液里的葡萄糖，然后转运到体内的细胞以满足胎儿的营养需求。

尤其是在妊娠中期，必须分泌足够的胰岛素以满足体内胎儿生长的需要，如果胰岛素分泌不足，加上准妈妈在怀孕期间进食增多、运动减少、体重增加，2%～7%的准妈妈会发生妊娠期糖尿病，这是怀孕期间最常见的健康问题。研究表明，年龄、种族、肥胖、糖尿病家族史和不良生育史是影响妊娠期糖尿病的主要因素。

防治办法

准妈妈的饮食必须做到平衡，要均衡摄入蛋白质、脂肪和碳水化合物，提供适量的维生素、矿物质和能量。为了让血糖水平稳定，必须注意不能漏餐，尤其是早餐一定要吃。研究表明，适当的运动会帮助身体代谢葡萄糖，使血糖保持在稳定水平。很多有妊娠期糖尿病的女性在坚持每天30分钟的有氧运动（如走路或游泳）之后，都受益匪浅。但不是所有的运动都适合每个准妈妈，最好咨询产科医生，了解一下哪项运动比较适合自身。

准妈妈饮食要注意

正确选择甜食	尽量避免食用含有蔗糖、砂糖、果糖、葡萄糖、冰糖、蜂蜜、麦芽糖的含糖饮料及甜食，可有效避免餐后血糖快速增加。选择纤维含量较高的未精制主食，则更有利于血糖的控制
多摄取纤维质	多摄取高纤维食物，多吃蔬菜、新鲜水果，不要喝果汁，可延缓血糖的升高，帮助血糖的控制，也比较有饱足感，但千万不可无限量地吃水果
减少油脂摄入	烹调用油以植物油为主，少吃油炸、油煎、油酥食物，及动物皮、肥肉等
注重蛋白质摄取	怀孕中期、后期每天需增加蛋白质的量分别为6克、12克，多吃蛋、牛奶、深红色肉类、鱼类及豆浆、豆腐等豆制品

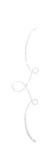
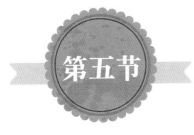
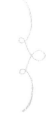

第五节

胎教方案

你了解求知胎教吗

这一时期是宝宝大脑发育的高速时期，准妈妈一定要以身作则，保持旺盛的求知欲，使胎儿不断接受刺激，促使大脑神经和细胞的发育。准妈妈与胎儿中间有着神奇的信息传递，胎儿能随时感知妈妈的思想。如果怀孕时能够感知妈妈既不思考也不学习，对他（她）的大脑发育将极为不利。

准妈妈一定要勤于动脑，读一本好书，看一篇好的文章，使精神上获得一次净化，还能让人心情开朗，精神振奋。同时，也能对深居腹中的胎儿起到潜移默化的渗透作用。有条件的话，准妈妈可以看一些美术作品，去美术馆也是不错的主意。在准妈妈理解和鉴赏的过程中，美的体验同时也传达给了腹中的宝宝。

绣小型的十字绣

绣十字绣可以使准妈妈的心情得以平静，对提高注意力也有一定的作用。而且绣十字绣可以锻炼手指，刺激胎儿的脑部发育。同时，在一幅十字绣作品里面要用到数十种颜色的丝线，所以在一针一线的编织过程中，准妈妈的色彩感和调和颜色的能力也不知不觉得到了提高。准妈妈若能在怀孕时多接触一些美丽的颜色和形状，生出来的宝宝也将拥有较高的审美能力。

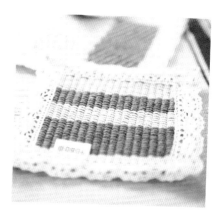

在绣十字绣时，准妈妈还可以一边绣一边给胎儿讲绣的是什么东西，上面是什么图案，是什么颜色。

但要注意的是，准妈妈也不适合长久保持刺绣的姿势。因此，准妈妈最好把每次刺绣的时间控制在一个小时之内。最好在腰后垫一个垫子，在舒适的姿势下完成这项活动。此外，刺绣可以陶冶情操，稳定心态，是一个修身养性的过程，不可当成任务，最好绣一些像口水兜之类的小物品，不要去完成一些相对巨幅的作品。

孕6月胎教课堂

做一道思维游戏题

准妈妈要经常动脑，才能让胎儿也聪明好学。这里推荐准妈妈玩一道划分数字的思维游戏。

将下图分成形状、面积相同的4份，使每份上各数相加的和相等。

8	3	6	5
3	1	2	1
4	5	4	2
1	7	3	9

不要盲目地进行胎教

准妈妈胎教要讲究方法，不要盲目，以免对胎儿造成伤害。

这个时期准妈妈能感觉到的胎动次数比较多，因此准妈妈就觉得这个时候是最适合进行胎教的，于是便在网上找一些胎教资料来进行胎教。网上的胎教资料没有经过挑选和甄别，准妈妈还是不要太盲目地进行胎教。比如有的准妈妈想进行抚摸胎教，就胡乱地在肚子上摸；有的听说光照训练好，就经常拿着手电筒在肚子上照，这样盲目地进行胎教，只会适得其反。

和胎儿一起猜谜语

可以利用睡觉前的胎教时间和胎儿一起猜几个谜语。给胎儿猜的谜语不要是字谜，最好是一些动物谜语、生活用品谜语等。

可以先让准爸爸说谜面，反复讲几遍，还可以作一些提示，给胎儿一点时间后，再由准妈妈回答出来，并告诉胎儿为什么谜底是这样的。

蜻 蜓

小飞机，纱翅膀，飞来飞去灭虫忙，
低飞雨，高飞晴，气象预报它内行。

手 指

五个兄弟，住在一起，
名字不同，高矮不齐。

雨 伞

独木造高楼，没瓦没砖头，
人在水下走，水在人上流。

桌 子

有面没有口，有脚没有手，
虽有四只脚，自己不会走。

阅读一篇经典故事

当准妈妈心情不佳时不妨读一些经典故事。

 ## 《田螺姑娘》

从前，有个孤苦伶仃的青年农民，靠给地主种田为生，每天日出耕作，日落回家，辛勤劳动。一天，他在田里捡到一只特别大的田螺，心里很惊奇，也很高兴，把它带回家，放在水缸里，精心用水养着。

有一天，那个农民照例早上去地里劳动，回家却见到灶上有香喷喷的米饭，厨房里有美味可口的鱼肉蔬菜，茶壶里有烧开的热水，第二天回来又是这样。两天，三天……天天如此，那个农民决定要把事情弄清楚，第二天鸡叫头遍，他像以往一样，扛着锄头下田去劳

动，天一亮他就匆匆赶回家，想看一看是哪一位好心人。他大老远就看到自家屋顶的烟囱已炊烟袅袅，他加快脚步，要亲眼看一下究竟是谁在烧火煮饭。可是当他蹑手蹑脚，贴近门缝往里看时，家里毫无动静，走进门，只见桌上饭菜飘香，灶中火仍在烧着，水在锅里沸腾，还没来得及舀起，只是热心的烧饭人不见了。

一天又过去了。那个农民又起了个大早，鸡叫下地，天没亮就往家里赶。家里的炊烟还未升起，农民悄悄靠近篱笆墙，躲在暗处，全神贯注地看着自己屋里的一切。不一会儿，他终于看到一个年轻美丽的姑娘从水缸里缓缓走出，身上的衣裳并没有因水而有稍微的湿润。这姑娘移步到了灶前，就开始烧火做菜煮饭。

年轻人看得真真切切，连忙飞快地跑进门，走到水缸边，一看，自己捡回的大田螺只剩下个空壳。他惊奇地拿着空壳看了又看，然后走到灶前，向正在烧火煮饭的年轻姑娘说道："请问这位姑娘，您从什么地方来？为什么要帮我烧饭？"姑娘没想到他会在这个时候出现，大吃一惊，又听他盘问自己的来历，便不知如何是好。年轻姑娘想回到水缸中，却被挡住了去路。青年农民一再追问，年轻姑娘没有办法，只得把实情告诉了他，她就是田螺姑娘。

青年非常喜欢田螺姑娘，后来他们就结了婚。

狼和小羊

准妈妈可以找个舒适的地方坐下给胎儿讲一则传统故事《狼和小羊》。这个故事，大家都耳熟能详了。这个故事告诉我们，对付坏蛋不能跟他讲道理，如果对方十分强大，不能硬碰。准妈妈不必完全按照故事念给胎儿听，可以按自己的理解讲就行了。

8	3	6	5
3	1	2	1
4	5	4	2
1	7	3	9

《狼和小羊》

狼来到小溪边，看见小羊正在那儿喝水。

狼非常想吃小羊，就故意找碴儿，说："你把我喝的水弄脏了！你安的什么心？"

小羊吃了一惊，温和地说："我怎么会把您喝的水弄脏呢？您站在上游，水是从您那儿流到我这儿来的，不是从我这儿流到您那儿去的。"

狼气冲冲地说："就算这样吧，你总是个坏家伙！我听说，去年你在背地里说我的坏话！"

可怜的小羊喊道："啊，亲爱的狼先生，那是不会有的事，去年我还没有生下来哪！"

狼不想再争辩了，龇着牙，逼近小羊，大声嚷道："你这个小坏蛋！说我坏话的不是你就是你爸爸，反正都一样。"说着就往小羊身上扑去。吃掉了小羊。

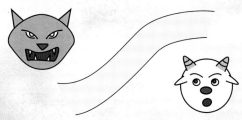

螃蟹

在绘制螃蟹的时候要注意将螃蟹的钳子画得大一些，圆一些，这样会使螃蟹更加可爱。

工具小提示

画纸、铅笔、彩色铅笔、蜡笔等。

制作步骤

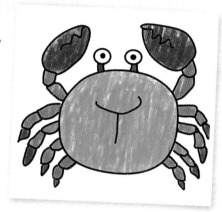

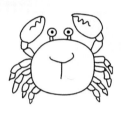

步骤 *1*

按照图片样式画出线条。

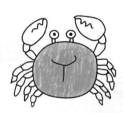

步骤 *2*

用橘黄色蜡笔涂上螃蟹的身体。

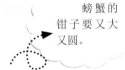

螃蟹的钳子要又大又圆。

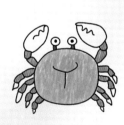

步骤 *3*

用比橘黄色深一些颜色的蜡笔，将螃蟹的腿填好。

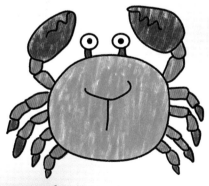

步骤 *4*

用大红色蜡笔，将螃蟹的大钳子填上，完成。

蜗牛

蜗牛绘制的过程中要注意它身后的壳，颜色可以适当亮丽一些。

工具小提示

画纸、铅笔、橡皮、彩色铅笔、蜡笔等。

制作步骤

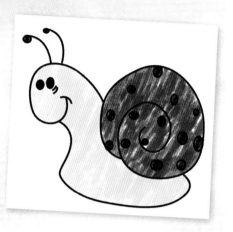

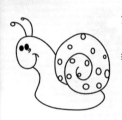

步骤 1

按照图片样式画出线条。

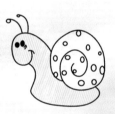

步骤 2

用肉色蜡笔将蜗牛的身体填好。

蜗牛身后的壳是蜗牛的家。

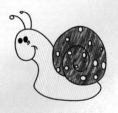

步骤 3

再用红色蜡笔填上蜗牛的壳。

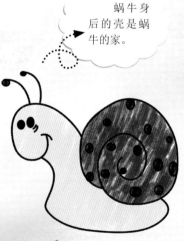

步骤 4

最后用黑色蜡笔画上蜗牛的花纹，完成。

218

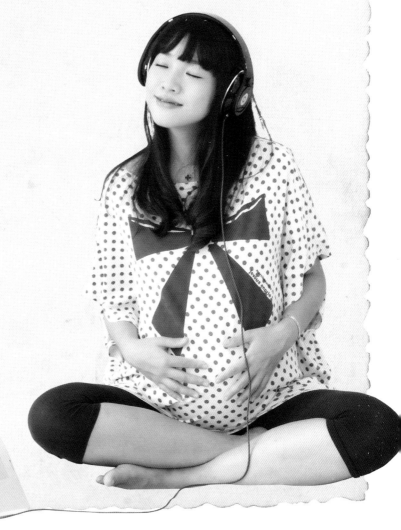

第八章

孕7月

进入妊娠关键期

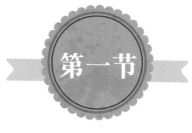

第一节

胎儿发育

孕7月的胎儿

听觉发育，能够听见妈妈的声音并做出反应。同时脑也发育了，可以控制自己的行动。全身内脏器官基本发育完全，这一时期即使早产也具备了在外界的适应能力。

怀孕25周 胎儿能抱脚、握拳了

现在胎儿能抱脚、握拳了。肺中的血管继续发育，鼻孔开始张开。在牙龈的高处，胎儿的恒牙牙蕾正在发育。胎儿口腔和嘴唇区域的神经现在开始越来越敏感，为出生后寻找妈妈的乳头这一基本动作做准备。

怀孕26周 胎儿已经学会呼气了

胎儿的肺仍在发育成熟中。胎儿的脊柱强壮了，但仍不能支撑正在生长的身体，这时如果把耳朵放在准妈妈的腹部，就能听到胎儿的心跳。胎儿会吸气、呼气。双眼已

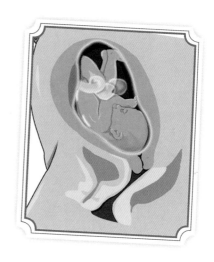

经完全成形了。当听到声音时，他的脉搏会加快。

怀孕27周 胎儿越来越胖了

随着皮下脂肪的增多，胎儿越来越胖了。现在吮吸拇指可能是胎儿最喜欢的运动之一。此时，胎儿的眼皮开始睁开，虹膜开始形成。胎儿似乎可以察觉出光的变化，研究显示，如果将手电筒的光照在准妈妈的腹部，胎儿可移向或离开光源的方向。

怀孕28周 胎儿的生殖器官继续发育

胎儿正在以最快的速度生长发育。胎儿现在的主要任务将是增加体重。此时男宝宝的睾丸开始下降进入阴囊。女宝宝的阴唇仍很小，还不能覆盖阴蒂，在怀孕最后几周两侧的阴唇将逐渐靠拢。

预防早产

诱发早产的原因

诱发早产的原因	
母体的原因	1.并发子宫畸形、子宫颈松弛、子宫肌瘤 2.病毒性肝炎、急性肾炎或肾盂肾炎、心脏病等慢性疾病、妊娠高血压综合征 3.吸烟、酒精中毒、重度营养不良 4.长途旅行、情绪波动、撞击、创伤等
胎儿的原因	1.前置胎盘和胎盘早期剥离 2.羊水过多或过少、多胎妊娠 3.胎儿畸形、胎死宫内、胎位异常 4.胎膜早破、绒毛膜羊膜炎

早产的症状

早产的典型症状是阴道出血，出血量因人而异。不过，怀孕5个月后的早产往往伴随着下腹疼痛，这是早产的主要特征。这种下腹疼痛跟分娩时的阵痛一样，一阵阵地抽痛。

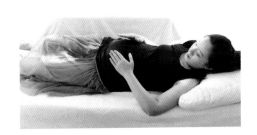

早产的对策

如果有早产的迹象，最好立即住院接受诊察。当然，有早产的迹象不代表准妈妈要一直躺着不动，准妈妈可以进行读书等简单的活动，所以不用过于着急，此时应该保持平和的心态。医生会根据具体情况使用预防子宫收缩的药物，使胎儿尽量在母体内多停留一段时间。

预防方法

早产跟准妈妈的健康有着直接的关系。如果准妈妈患有糖尿病、高血压、妊高征等疾病，则胎盘不能正常发挥保护胎儿、提供营养的功能，可能会增加早产的危险性。

准妈妈要经常进行定期检查，及早发现身体的异常，这样才能采取适当对策，虽然是怀孕中期，但是也不能让身体过分疲劳，不要进行过度运动。尽量不要压迫腹部，也不要提重物。要有充足的睡眠，减少心理压力，防止对腹部的冲击，避免摔倒。避免阴道感染。总而言之，要注意生活中的各方面。

避免剧烈运动

怀孕中，需要进行运动时，要注意控制运动量，防止身体过度疲劳。如果出现腹部疼痛或僵硬的情况就应该立即停止运动，保持稳定状态。患有妊高征等早产危险疾病的或有早产经历的准妈妈最好不要运动。

预防妊高征

为预防妊高征，尽量少吃特别咸的食物。考虑到准妈妈和胎儿的健康，要均衡地吸收充足的营养。

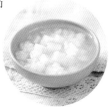

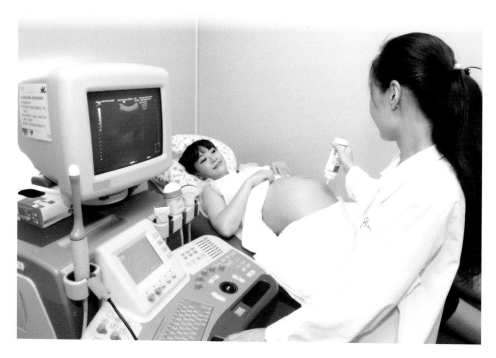

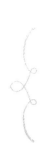

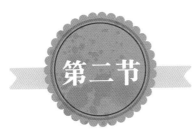

准妈妈的变化

孕7月的妈妈

准妈妈腹部肚脐附近向外突起,子宫底高度为21～24厘米。子宫的成长妨碍下半身血流的通畅,可能导致大腿内侧产生静脉瘤,或是长痔疮,脊背痛和腰痛的人增多。

怀孕25周 妊娠纹变得明显

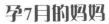

这时准妈妈腹部、臀部和胸部开始出现紫色的条状妊娠纹。眼睛对光线非常敏感,而且非常干燥。

怀孕26周 下腹出现疼痛

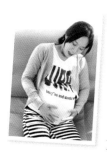

随着胎儿的成长,子宫会越来越大。由于子宫会压迫肠胃,经常出现消化不良和胃痛。随着子宫肌肉的扩张,下腹部会经常出现像针刺一样的疼痛。

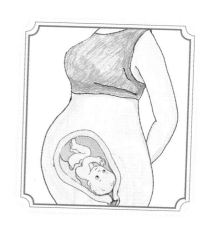

怀孕27周 腹部迅速增大

这时由于腹部迅速增大,准妈妈会感到容易疲劳,同时,脚肿、腿肿、痔疮、静脉曲张等不适也可能困扰着准妈妈。注意休息、不时变换身体姿势、舒缓的伸展运动、热水浴和按摩,都能帮准妈妈缓解不适。此时家人的关心也非常重要。

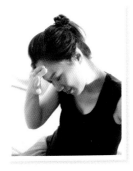

怀孕28周 出现轻微水肿

怀孕晚期不仅腹部增大，手臂、腿、脚踝等部位也容易肿胀发麻，容易感到疲劳。夜间出现轻微的水肿是非常正常的怀孕症状，所以不用担心。但是如果早晨醒来脸部严重肿胀，或者水肿一整天都不消退，就有可能是患了妊娠高血压综合征，建议及时到医院做检查。

不要忽视这些疼痛

准妈妈在孕早期可能会有一些轻微的头痛、腹痛等现象，那些都是正常的妊娠反应。但在孕中、晚期准妈妈对出现的疼痛应该引起重视。

头痛

孕3月后出现头痛，又伴有血压升高、水肿严重的情况就应该就医。

胸痛

发生于肋骨之间的胸痛，可能是由于缺钙或膈肌抬高所致，可适当补钙。

腹痛

下腹两侧的抽痛是由于子宫圆韧带拉扯而引起的，没有什么危险，可以不用在意。但如果是下腹感觉到规则的收缩且疼痛，就要怀疑是不是由于子宫收缩引起的腹痛，要尽快就医，确诊是否为早产前兆。

腿痛

准妈妈有时会感到腿痛，这种腿痛一般是腿部肌肉痉挛引起的，往往是因为缺乏钙质或B族维生素所致。

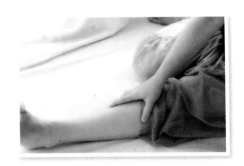

骨盆区痛

随着子宫的增大，骨盆关节韧带处于被压迫牵拉的状态，经常会引起疼痛，这种疼痛一般在休息后即可减轻。

臂痛

孕晚期时，当准妈妈把胳膊抬高时，往往感到一种异样的手臂疼痛感。这是因为压迫脊柱神经的缘故。准妈妈平时应避免做牵拉肩膀的运动和劳动。

腰背痛

这是准妈妈为了调节身体的平衡，过分挺胸而造成的。所以准妈妈要适当减少站立，经常变换体位，适当活动。

第三节

营养关注

孕7月营养

孕7月营养需求

准妈妈的上腹部已明显凸出、胀大，常会伴有腰酸背痛的感觉。乳房进一步增大，子宫对各种刺激开始敏感，胎动亦渐趋频繁，有时会出现宫缩现象。

进入孕7月，是胎宝宝肌肉、骨骼、脂肪及大脑等发育完善的时期，应增加蛋白质及钙、铁、锌等微量元素的摄入，并适当限制碳水化合物和脂肪的摄入，以免造成准妈妈过重或胎儿偏大，增加难产概率。如果胎儿比较小，现在是给他补充养分的最后冲刺阶段，准妈妈要加油。

同时，在保证营养供应的前提下，准妈妈要特别注意预防妊娠糖尿病、妊娠高血压综合征、下肢水肿等现象，所以要坚持低盐、低糖、低脂的饮食。

最好采取少食多餐的方式，一天分4～5次进餐，可达到效果。

如果准妈妈腰围过大，是因为过去吃了过量的食物，此时应避免过量的饮食，并减少热量高的食物。总之，不要让肚子太饿，也不要暴饮暴食。

孕7月营养元素补充

补充卵磷脂

卵磷脂能保证脑组织的健康发育，是非常重要的益智营养素。若孕期缺乏卵磷脂，就会影响胎儿大脑的正常发育，准妈妈也会出现心理紧张、头昏、头痛等不适症状。含卵磷脂多的食物有大豆、蛋黄、坚果、谷类、动物肝脏等。

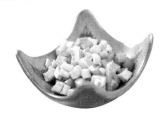

给足钙和磷

胎儿牙齿的钙化速度在孕晚期增快，到出生时全部乳牙就都在牙床内形成了，第一恒牙也已钙化。如果此阶段饮食中钙磷供给不足，就会影响今后宝宝牙齿的生长。所以准妈妈要多吃含钙、磷的食物。富含钙的食物比如牛奶、蛋黄、海带、虾皮、银耳、大豆等。富含磷的食物如动物瘦肉、肝脏、奶类、蛋黄、虾皮、大豆、花生等。

铁元素至关重要

胎儿在最后的3个月储铁量最多，足够他出生后3～4个月造血的需要。如果此时储铁量不足，在婴儿期就容易发生贫血。

准妈妈若在此时因缺铁而贫血，就会头晕、无力、心悸、疲倦等，分娩时会子宫收缩无力、滞产及感染等，并对出血的耐受力差。所以，在孕晚期一定要注重铁元素的摄入量，每天应达到35毫克。铁主要存在于动物肝脏、瘦肉和海鲜类食物中。增加动物性食品摄入量的同时，要多吃含维生素C的水果、蔬菜，这样可促进铁的吸收。

吃什么，怎么吃

饮食要以量少、多样为主

饮食要以量少、丰富、多样为主，一般采取少吃多餐的方式进餐，要适当控制进食的数量，特别是高蛋白、高脂肪食物，如果此时不加限制，过多地吃这类食品，会使胎儿生长过大，给分娩带来一定困难。

饮食的调味宜清淡些

脂肪性食物里含胆固醇量较高，过多的胆固醇在血液里沉积，会使血液的黏稠度急剧升高，血压升高，严重的还会出现高血压引起的脑病，如脑出血等。饮食的调味宜清淡些，少吃过咸的食物，每天饮食中的盐量应控制在7克以下，不宜大量饮水。

体积小、营养价值高的食物

如动物性食品，避免吃体积大、营养价值低的食物，如土豆、红薯，以减轻胃部的胀满感。特别应摄入足量的钙。准妈妈在吃含钙丰富的食物同时，应注意维生素的摄入。

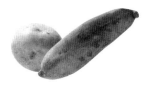

孕7月饮食禁忌

吃肉要适当	准妈妈平时吃肉过多，会违背人体消化系统的功能要求，肉食不易消化吸收，且营养不全面，吃肉过多会导致准妈妈和胎儿体重过大。所以，对于准妈妈来说，植物食品可以多吃、肉食要适当控制
忌吃咸鱼	咸鱼是经由盐腌渍而成，其中含有大量二甲基硝酸盐，进入人体内被转化为致癌性很强的二甲基硝胺，并可通过胎盘作用于胎儿，是一种危害很大的食物。不但准妈妈食用咸鱼不好，正常人过多地食用咸鱼也不是一件好事
暴饮暴食	准妈妈都希望自己拥有健康聪明的宝宝，因而在饮食上总是很注意加强营养。但是这并不意味着吃得越多就越好。过多食物的摄入，只会导致体重的大增，营养过剩，其结果是准妈妈出现血压偏高，胎儿过大。一方面，肥胖的准妈妈患上妊娠高血压综合征、妊娠合并糖尿病等疾病的可能性会更大；另一方面，胎儿的体重越重，难产率就越高。因此，准妈妈应该科学地安排饮食，切不可暴饮暴食
长期摄入高蛋白质饮食	蛋白质供应不足，会导致准妈妈身体衰弱，胎儿生长迟缓。然而，过量的高蛋白饮食容易引起食欲减退、腹胀、头晕、疲倦等不适症状，反而不利于健康。因此，准妈妈应平衡饮食，做到营养均衡
不停地嚼口香糖	在饭后，咀嚼口香糖能起到清洁口腔的作用。但若长时间反复咀嚼，却会使消化液过多分泌。特别是在空腹时，会对胃黏膜造成伤害。因此，准妈妈不宜长时间咀嚼口香糖，每次以不超过15分钟为宜

科学补锌

准妈妈需要补锌吗

怀孕的女性担负着自身和胎儿两个人的营养需要，缺锌的情况更普遍一些，应该经常做检查，在医生的指导下适量补锌，这对孕期保健和胎儿正常发育很有意义。人体内的锌主要贮存于骨骼内。锌不像钙那样，胎儿没有能力将母体骨骼内的锌随时动员出来加以吸收，妊娠期间一旦锌摄入量不足，母体骨骼中锌含量并不下降，而胎儿血浆中锌浓度会迅速下降。

准妈妈补多少锌

怀孕后的女性血浆中锌的含量有所减少，往往处于正常值的低限或临界状态，就更需要补充锌，以利于分娩和母子健康。女性在怀孕期间，每天锌的需要量为25～30毫克，为安全起见，最好从含锌丰富的天然食物，如瘦肉、鱼、核桃、榛子、瓜子、葵花子等中摄取。准妈妈，尤其是接近产期的准妈妈更应该多吃这类食物。

准妈妈缺锌有什么危害

足量的锌可以改善准妈妈消化状况，缓解早孕反应，维持准妈妈正常的免疫功能，减少得病的可能，减少对胎儿的影响。参与子宫肌红蛋白代谢，促进正常分娩时子宫收缩力，使准妈妈顺利分娩。在整个胚胎乃至胎儿的生长发育过程中，均需要锌的参与，这样，才能保证体内含锌酶的活性。若准妈妈在孕期，尤其是孕早期，母体缺锌，酶活性降低，势必会严重影响胎儿的生长发育，由此，无脑儿、脊椎裂儿、骨骼畸形儿、先心病儿、低智儿、低体重儿等出生率增高，也会引起流产、早产或过期妊娠。

补锌应吃什么

补锌主要是通过饮食补充。食物中含锌量多的食物有牡蛎、麦芽，其次是瘦肉、鱼类、牛奶、核桃、花生、芝麻、紫菜、动物肝脏等。食物中最丰富的锌元素来源是瘦猪肉、瘦牛肉、瘦羊肉、鱼肉及蚝肉等，植物性食物则以硬壳果类为宜，如核桃仁等含锌元素最丰富，准妈妈还应多吃鱼类、海产品、南瓜、茄子、白菜、豆类、坚果类等含锌丰富的食物。

苹果素有"益智果"与"记忆果"之美称。它不仅富含锌等微量元素，还富含脂质、糖类、多种维生素等营养成分，尤其是细纤维含量高，有利于胎儿大脑皮层边缘部海马区的发育，有助于胎儿后天的记忆力。准妈妈每天吃1～2个苹果即可以满足锌的需要量。

营养食谱推荐

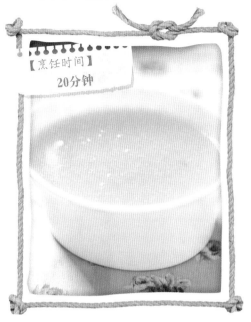

【烹饪时间】
20分钟

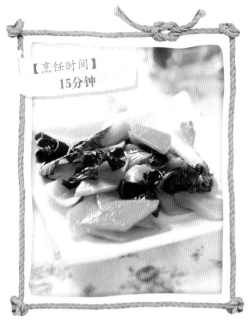

【烹饪时间】
15分钟

玉米粉糊

❋ 主要营养：碳水化合物

原料

玉米粉50克，大米75克。葱花、姜末各适量，盐少许。

做法

❶将大米用清水淘洗干净，倒入粥锅；玉米粉放入大碗中，加冷水调匀，倒入锅内。

❷粥锅加适量清水，大火烧沸后改用小火继续煮，一边煮一边搅动，防止煳锅。煮至粥黏稠时，加姜末、葱花、盐调味，即可食用。

清香小炒

❋ 主要营养：B族维生素、维生素C、铁

原料

南瓜半个，莴笋1棵，干木耳20克，油菜两棵，葱花、姜末各适量，盐、料酒各1小匙，植物油1大匙。

做法

❶将南瓜洗净，去瓤，切成片；莴笋剥去外壳，洗净，切片。木耳用清水泡发，撕成小朵；油菜洗净，掰开。

❷将南瓜片、莴笋片、木耳、油菜分别用沸水焯一下，捞出控水。

❸炒锅烧热，加植物油，七八成热时用葱花、姜末爆香，放入南瓜片、莴笋片、木耳、油菜，加盐、料酒翻炒均匀，即可食用。

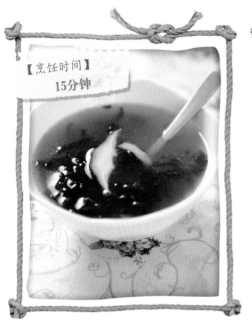

【烹饪时间】
15分钟

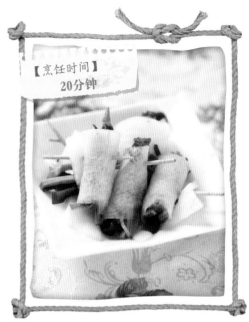

【烹饪时间】
20分钟

木耳香菇紫菜汤

● 主要营养：锌、铁、钙

原料

紫菜30克，香菇3朵，干木耳20克，盐适量。

做法

❶香菇去根，洗净，切成片。干木耳用清水泡发，去蒂洗净；紫菜用清水浸软，洗净撕碎。

❷炒锅烧热，加入适量清水，放入香菇片、紫菜，大火煮沸后转小火煮半小时，然后放入木耳煮10分钟，出锅前加盐调味，即可食用。

水晶冬瓜卷

● 主要营养：维生素C、铁

原料

冬瓜500克，干木耳、干百合片、火腿、鸡肉各50克，胡萝卜半根，生姜1块。盐1小匙，胡椒粉1/2小匙，黄酒适量。

做法

❶将冬瓜去皮，去瓤，切成长方形的块，再切成大薄片；木耳、百合分别用清水泡发，洗净，切成丝；胡萝卜、火腿、鸡肉、姜分别切成丝。

❷炒锅内加适量清水烧开，将木耳丝、百合丝、胡萝卜丝、火腿丝、鸡肉丝、姜丝放入锅中焯一下，捞出后加黄酒、盐、胡椒粉拌匀。用冬瓜片将各种丝卷成卷，用牙签固定，上蒸锅大火蒸5分钟，即可食用。

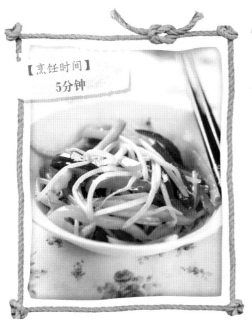

【烹饪时间】
5分钟

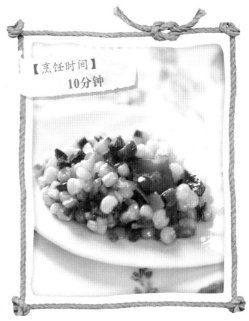

【烹饪时间】
10分钟

三丝炒豆芽

● **主要营养：** 维生素C、B族维生素

原料

青、红、黄柿子椒各90克，绿豆芽250克，白糖、盐、香油、植物油、葱姜末各适量。

做法

❶青、红、黄柿子椒分别洗净、切细丝；绿豆芽洗净。

❷锅烧沸，下绿豆芽稍汆，捞出控水。

❸油锅烧热，煸炒葱姜末出味，下柿子椒丝炒匀，放入豆芽，加白糖、盐翻炒至熟，淋香油即成。

彩椒炒玉米

● **主要营养：** 钙、碳水化合物

原料

玉米粒300克，青、红柿子椒各50克，植物油10克，盐两克，白糖3克，鸡精、水淀粉各适量。

做法

❶将玉米粒沥去多余水分，待用；青、红、柿子椒去蒂、去籽、洗净，切成小丁，备用。

❷炒锅置于火上，放入植物油，烧至七成热时，下玉米粒，翻炒片刻，再放入柿子椒丁，翻炒后加白糖、鸡精、盐调味后，加少许水淀粉勾芡，然后盛入盘内即可。

> 彩椒肉厚、味甜，含较高的维生素C，配上玉米粒，会让准妈妈胃口大开。

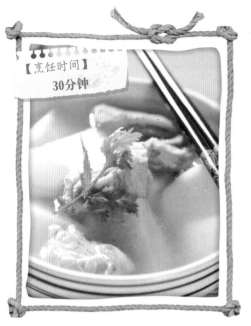

【烹饪时间】
30分钟

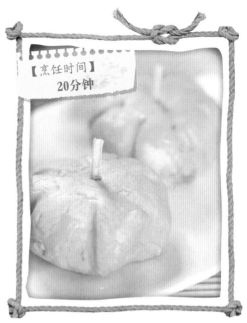

【烹饪时间】
20分钟

羊肉炖萝卜

● 主要营养：锌、铁、蛋白质

原料

羊肉500克，萝卜400克，生姜、香菜、盐、胡椒粉、醋各适量。

做法

❶将羊肉洗净，切成两厘米见方的块。

❷萝卜洗净，切成3厘米见方的块。

❸香菜洗净、切段。将羊肉、生姜、盐放入锅中，加适量清水，大火烧开，再放入萝卜块煮熟，加入胡椒粉和醋调味即可。

蒸南瓜饼

● 主要营养：维生素C、铁

原料

南瓜1/2个，糯米粉、澄粉各300克，砂糖、豆沙馅、芹菜梗各适量。

做法

❶将南瓜去皮，去籽，洗净切成小块。放蒸锅蒸熟（也可包上保鲜膜，用微波炉加热10分钟左右）。用勺子将熟南瓜肉碾成泥状，加糯米粉、澄粉、砂糖，和成面团。

❷将面团分成若干小剂子，包入豆沙馅成饼胚。在饼胚表面刻上装饰纹，顶部加芹菜梗点缀后放入平盘，蒸4～5分钟即可。

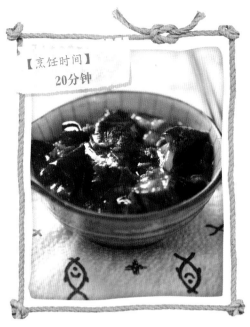

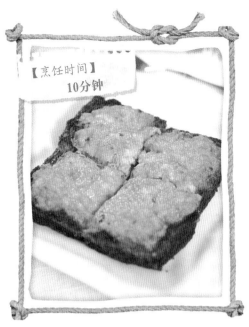

鱼香茄条

❀ 主要营养：维生素C、钾

原料

茄子3个，泡红椒末30克。葱花、姜末、蒜末各适量，盐1/2小匙，酱油、米醋各1小匙，料酒、高汤各1大匙，干淀粉50克，植物油少许。

做法

❶将茄子去蒂洗净，切成长条，裹匀淀粉糊，入六成热油锅中炸熟，捞出沥油。

❷炒锅烧热，加植物油，四成热时下入泡椒末，炒至油呈红色时，再放入葱花、姜末、蒜末爆香，添适量高汤，放入茄条、酱油、米醋、料酒、盐炒匀入味，出锅前用水淀粉勾芡收汁，即可食用。

鱼吐司

❀ 主要营养：钙、碳水化合物

原料

吐司面包4片，鱼肉300克，植物油、蛋清、葱、姜、酒、甜酱各适量。

做法

❶吐司面包去边皮，切成厚4～5毫米的片4块，鱼肉剁成泥，加蛋清、葱、姜、酒一起拌匀。

❷将调好的鱼泥分别抹在切好的吐司面包上，用刀抹平。

❸油锅五成热时，放入鱼吐司炸，炸至呈黄色后出锅。

❹每块鱼吐司切成8小块，盘边上加甜酱，即可食用。

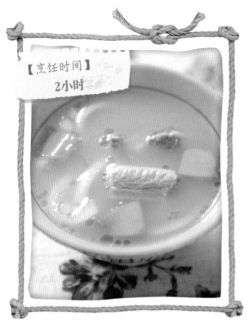

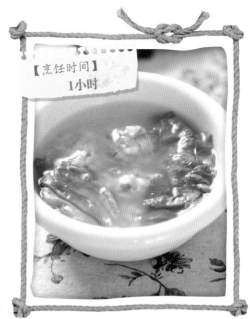

南瓜排骨汤

* 主要营养：B族维生素、钙、蛋白质

原料

排骨500克，南瓜150克，洋葱半个，盐适量。

做法

❶将排骨洗净，剁成寸段，用沸水焯去血水，捞出用清水冲洗净，南瓜洗净，片去厚皮，去籽，切成小块，洋葱去皮、洗净，切成瓣。

❷汤锅中加入清水烧沸，下入排骨、南瓜、洋葱大火煮沸，转小火炖两小时，最后加入盐调味，即可食用。

氽鱼丸

* 主要营养：蛋白质、钙

原料

鲮鱼1条，腊肠1根，虾仁50克，粉丝300克，生菜180克，香菜、葱花各适量，高汤1杯，香油、酱油、料酒、盐各1小匙，葱姜汁1/2大匙，胡椒粉少许，水淀粉、植物油各1大匙。

做法

❶鲮鱼刮去鱼鳞，去骨取肉，剁成鱼肉茸；虾仁剁成茸，腊肠切小丁，香菜切末；将虾茸、腊肠丁、香菜末、葱花和鱼肉茸拌匀，加葱姜汁、料酒、盐，搅打上劲。

❷将高汤倒入汤锅中大火加热，汤沸后将拌好的肉茸挤成鱼丸下到汤中，氽熟后捞出。将粉丝、生菜放入汤锅中，加酱油、盐、香油稍煮，将氽好的鱼丸摆在上面，用水淀粉勾芡，撒上胡椒粉，即可食用。

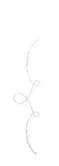
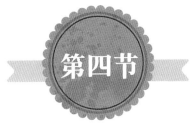

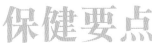

准妈妈的起居和心态

怀孕第7个月，准妈妈的子宫越来越大，体形发生明显变化。常会出现小腿抽筋、便秘、后背和腰部有时会感到疼痛，各种各样的不适困扰着准妈妈，不过为了胎儿，一定要坚持下去。从怀孕开始到第28周，准妈妈每月要做一次产前检查。从第29周起，每两周检查一次。

学会腹式呼吸

到这个时候，对于长大的胎儿来说，子宫这个摇篮好像已经显得狭窄了，因此，准妈妈要学会腹式呼吸，它可以将充足的氧气输送给胎儿。正确的姿势是背后靠一个小靠垫，把膝盖伸直，全身放松，把手轻轻放在肚子上。然后开始做腹式呼吸，用鼻子吸气，直到肚子膨胀起来；吐气时，把嘴缩小，慢慢地、有力地坚持到最后，将身体内的空气全部吐出。注意吐气的时候要比吸气的时候用力，慢慢地吐。每天做3次以上。

做一定量的运动

前面已经多次提到散步是适合孕期全程的一项运动项目，而且适合于所有的准妈妈，所以在此时期的准妈妈还应该进行散步。在散步的同时还可以和胎儿说话，对胎儿进行胎教。

适合此时期准妈妈的运动还有孕妇操。准妈妈通过做孕妇操可以防止由于体重增加和重心变化引起的腰腿疼痛，能够松弛腰部和骨盆的肌肉，为将来分娩时胎儿能顺利通过产道做好准备。

勤加按摩

在身体较易出现妊娠纹的部位，勤加按摩擦拭，可以保湿、滋润肌肤，减少胀大、干痒的感觉，使皮肤的延展性变大，还可以趁机跟腹中胎儿交流情感。记住，按摩最好持续到产后3个月，效果会更好。

加强母子交流

为了使胎儿顺利成长、发育，母子之间的接触是十分必要的，这是一种精神的、心理的情绪反应，可以使宝宝更爱妈妈，妈妈更疼宝宝，这种相互作用也能决定宝宝未来性格发展。

运用与胎儿对话的方式，可以达到语言沟通的目的。一边听音乐，一边做放松练习，也能使你和胎儿完全沉浸于安定的状态。此外，通过按摩与胎儿沟通、定期实施精神松弛练习、写日记以及与丈夫交谈等，都是重要的功课。

控制体重

保持正常的体重增加。营养的摄入只要能满足胎儿的营养就可以，营养过多会导致胎儿发育太快，使腹部弹性纤维断裂，产生妊娠纹。怀孕期间体重增加9～12千克为理想体重。

准妈妈的出行策略

虽贵为"准妈妈"，可不能整天闷在家里不出门呀，上班、购物、探亲访友一样也不能少，孕早期担心胎儿保不住，孕中期大腹便便行动不便，到了孕晚期更是担心小家伙不知何时"大驾光临"，那么，给准妈妈几个出行的小"处方"，确保安全、减少不适。

挺着骄傲的肚子，是准妈妈人生中最美妙和幸福的日子。但大肚子带来的除了快乐与惊喜，还有许多许多的不便和麻烦。如何让大腹便便的生活变得更轻松和安全？不妨看看下面的建议，或许正是你所需要的。

准妈妈单车族

骑自行车上下班比挤公共汽车好处更多，这不但是准妈妈的一种适量的体育活动，而且还能避免因乘公共汽车遭受碰、撞、挤而发生意外。不过准妈妈骑自行车应注意以下几件事：

1.骑自行车对于许多准妈妈来说，是锻炼更是代步的常用方式，在孕期骑自行车本身是没有什么危险的，但如果你要骑车经过交通混乱的路段就非常危险了，尤其是在怀孕四五个月以后，身体越来越沉重，反应力和身体的灵敏度也会有所下降，如果碰到突发情况，不幸跌倒的话，容易发生危险。尤其到了围产期，最好还是减少或停止以车代步。

2.适当调节车座的坡度，让车座后边略高一些，选择柔软的座垫，最好在车座上套一个海绵座，以缓冲车座对会阴部的反作用力。一般情况下，准妈妈不适于骑车长途行驶，因过于疲劳及气候环境的变化，对准妈妈和腹中的胎儿都是不良的刺激。骑车遇到上下陡坡或道路不太平坦时，不要勉强骑过，剧烈震动和过度用力易引起会阴损伤，也容易影响胎儿。

准妈妈汽车族

如果准妈妈自己开车，那么，无论何时都要注意避免紧急刹车摇晃到肚子，更应留心安全带的位置，不要紧紧地勒在腹部，让胎儿"忍辱负重"。要适当挪移安全带，避开"危险地带"。

许多准妈妈驾车时习惯前倾的姿势，这样会产生腹部压力，压迫子宫，特别是在怀孕初期和怀孕七八个月时，最容易导致流产或早产。另外，怀孕期间准妈妈的神经比平时更敏感，容易疲劳、困倦、情绪不稳定。而驾驶汽车过程中如果精神过分地专注，疲劳感就会加强。怀孕期间若是短距离驾驶，不要采取前倾的姿势驾驶；如果路况不好，放弃驾驶比较安全。

准妈妈公交族

准妈妈上班路上要注意的事情很多。怀孕初期，许多准妈妈还要到单位上班，在选择使用交通工具时需要学会保护自己和腹中的胎儿。乘坐公交车是最经济而且安全的选择。

在有些公交车的专门位置设立了"准妈妈专座"，可见准妈妈中有相当大一部分是"公交族"，乘公交车比较方便、省体力，但仍有些特殊情况应注意。乘车时间应该避开上下班高峰，以免因为空气质量差而加重恶心的感觉。公交车后部比前部颠簸得厉害，所以应该选择前面的座位。

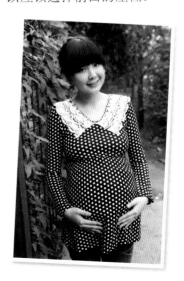

远离高血压

在怀孕20周以后，如果有血压升高、水肿，准妈妈就应该注意了。血压高的准妈妈，血液流通不畅，会出现头晕、眼花、胸闷及恶心呕吐的症状，而且母体不能顺利向胎盘供给营养，从而导致胎盘功能低下，造成胎儿所需的营养和氧气的不足、发育不全，甚至会出现死胎。

定期检查

定时做产前检查是及早发现妊娠高血压综合征的最好方法。每一次检查，医生都会量体重、测量血压并验尿，还会检查腿部水肿情况。这些都是判别妊娠高血压综合征的重要指标，如有异常，医生会及早诊治，使病情得到控制。

避免过劳

避免过度劳累，保障休息时间，每天的睡眠时间应保证8小时左右，这样可以避免出现低蛋白血症和严重贫血，降低妊娠高血压综合征的发生概率。

减少盐分

盐分摄入过多会导致血压升高，影响心脏功能，引发蛋白尿和水肿。因此要严格限制盐的摄取，每天不要超过7克。

保证营养

大量摄取优质蛋白质、钙和植物性脂肪，蛋白质不足时会弱化血管，加重病情。同时，应注意摄取有利于蛋白质吸收的维生素和矿物质。

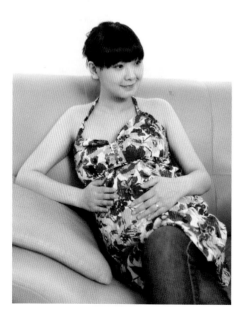

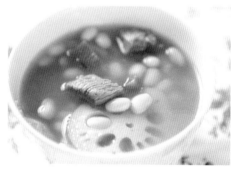

及时就医

如果出现妊娠高血压综合征症状，需用药物治疗。若胎盘功能不全日益严重并接近围产期，医生可能会决定用引产或剖宫产提前结束怀孕。

孕中期不需担心的症状

感到眩晕

怀孕初期，由于血液量的增加，准妈妈很容易出现晕眩症状。随着子宫的增大，阻碍大静脉内的血液流动，可能降低心脏的活动。怀孕后期，准妈妈会经常出现晕眩症状。另外，准妈妈缺铁时还会导致贫血，这也会导致眩晕。

暂时性地出现晕眩症状时，可以打开室内门窗让自己呼吸新鲜空气，然后躺在床上安静休息。当缺铁儿出现贫血时，则应根据医生的处方服用补铁口服液，同时多食用富含铁质的食品。

手指、手腕发麻酸痛

进入怀孕中期，手指或手腕会肿胀并且伴随发麻酸痛。尤其是早晨起床后到整个上午这段时间症状更为严重。有时手会突然抽筋，连手指都伸不直。这是由于怀孕引起的全身水肿顺着手腕到达运动神经，使手腕和手指发生轻度麻痹。这些只是暂时性的现象，分娩后都会随着水肿的消失而自然消除。为了缓解疼痛，尽量减少盐分和水分的摄入量，经常活动手腕、手指或按摩这些部位。

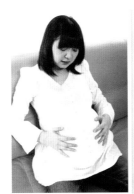

出现静脉曲张

怀孕中，准妈妈膝盖后侧、大腿内侧、脚踝、外阴部、阴道壁、肛门等地方容易出现静脉曲张。随着子宫进一步增大，它会压迫大静脉导致血液循环不顺，而停滞的血液会扩大静脉并形成静脉曲张。分娩后，静脉曲张会消失，所以不用担心。

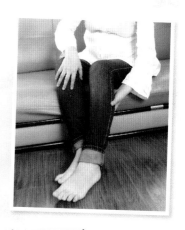

腹部瘙痒

增大的子宫牵拉腹部的皮肤导致的皮肤肌纤维断裂，从而形成的腹部瘙痒，这种是正常生理现象，不用担心，另外，准妈妈新陈代谢旺盛，出汗多，也容易导致皮肤瘙痒。但是，若准妈妈的瘙痒源于胆汁淤积则需要警惕，要及时查肝功、胆酸，看是否有异常。

准妈妈患了痔疮怎么办

怀孕和分娩过程中最常见的疾病之一就是痔疮。由于增大的子宫压迫周围的血管阻碍血液循环，所以很容易导致痔疮。刚开始时只是在排便时伴随轻微出血症状，接着会逐渐恶化并进而转变成脱肛（肛门黏膜被向外挤出的症状）状态。一旦痔疮发作过一次，即使当时治愈了，以后也会经常复发，所以最好还是从一开始就做好预防工作。平时要经常做能够促进下半身血液循环的运动或按摩。

为什么孕期容易患痔疮

腹部压力增加

怀孕期的准妈妈，随着胎儿在子宫内的不断发育、成长，子宫日益增大，在压迫盆腔的同时，也压迫了直肠静脉血管，造成了血液循环受阻，进而引起淤血或血栓，形成痔疮。还有，女性怀孕后，很容易感到疲劳，活动量大大减少，特别是累了就在沙发上一坐不起，沙发质地软，坐下后，准妈妈的身体淤血程度加重，血液回流困难，更容易诱发或加重痔疮。

最主要原因是便秘

怀孕后由于肠蠕动减弱、全身运动量减少及增大的子宫往往压迫直肠，准妈妈易发生便秘，有的准妈妈甚至数天不排大便，尤其是在孕晚期便秘更为严重。表现为大便带血或便后滴血，或伴有肛内肿物脱出肛门外，肛门肿痛下坠及肛周瘙痒等不适症状。

预防痔疮的形成

	预防方法
1	合理饮食，不要暴饮暴食，以免造成直肠的压力过重，可以少量多餐，避免吃辛辣及酸性等刺激性食物，不要吃过精过细的食物
2	一旦有便意，就尽快去厕所排便。建议有便秘问题的准妈妈每天多喝凉开水或牛奶刺激大肠蠕动，或是早晨起床后马上喝一杯凉开水或牛奶，这都是帮助排便的好方法
3	少量多次地饮水，多吃水果和新鲜的蔬菜，尤其是富含粗纤维的蔬菜、水果。红干椒、胡椒、生姜、大蒜、大葱等刺激性食物尽量少吃
4	多活动可增强胃肠蠕动，另外，睡眠充足、心情愉快、精神压力得到缓解等都是减轻便秘的好方法
5	注意局部清洁。坚持进行局部洗浴，并按摩肛周组织3～4分钟，以加快血液循环
6	孕期避免坐沙发，并避免在电脑前久坐不起
7	练习肛门收缩，每天有意识地进行3～5次提肛，可以加强肛周组织的收缩力，改善淤血状况

准妈妈容易患便秘

孕期便秘的发生，以怀孕后期最为严重，主要是因为孕期分泌大量的黄体酮，它可以使子宫平滑肌松弛，同时也使大肠蠕动减弱。由于子宫不断增大，压迫到大肠，造成血液循环不良，因而减弱了排便的功能，容易造成便秘。另外，准妈妈便秘的发生也与腹痛、运动不足、担心用力排便影响胎儿、饮食习惯不良、精神压力大、睡眠质量问题、体质差异等因素有关。

准妈妈便秘的原因

1	膨大的子宫体压迫结肠，使肠蠕动减慢，导致不能正常排便
2	准妈妈内分泌水平改变，孕激素增多，降低了胃肠道平滑肌的张力，引起排便困难
3	准妈妈粗粮食用过少，膳食纤维不足，粪便量减少，缺乏对肠壁刺激的推动作用
4	准妈妈孕期的活动量减少，影响结肠的蠕动

定时排便

准妈妈还要养成定时排便的习惯，保证每天排便一次，不要人为地减少排便次数。最后，在身体条件许可的情况下，准妈妈应当少卧床，多运动。多活动可增强胃肠蠕动。

以预防和调理为主

准妈妈要多吃水果、粗粮和芹菜、韭菜等富含长纤维的食物。早餐一定要吃，避免空腹，并多吃含纤维素多的食物，比如糙米、麦芽、全麦面包、牛奶，还有新鲜蔬菜、新鲜水果，尽量少吃刺激辛辣食品，少喝碳酸饮料。体内水分如补充不足，便秘就会加重，所以，每日至少饮水1000毫升。

科学服铁剂

如果便秘是因为服用了铁剂的话，应尽量避免服用。可以咨询医生，是否可以服用铁剂或者有没有其他的替代品。

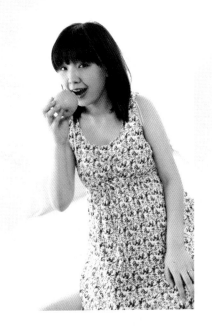

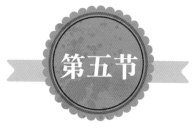

第五节

胎教方案

你了解光照胎教吗

胎儿的感觉功能中视觉的发育较晚，一般7个月的胎儿视网膜才具有感光功能。这个时期的胎儿初步形成的视觉皮质，能够区分外部的明暗，并能间接体验准妈妈的视觉感受。胎儿的脑神经已经发达起来，具有了思维、感觉和记忆功能。只要是不太刺激的光线，都可给予胎儿脑部适度的明暗周期，刺激脑部发达。也可以在晴朗天气外出散步，同样能让胎儿感受到光线强弱的对比。总之，此时，通过外界光照，可以促进胎儿视网膜光感受细胞的功能尽早完善。

光照胎教从什么时间开始好

一般来说，胎儿在妊娠8个月时才尝试睁开眼睛，这时他能看到的是母体内一片红色的光芒，橘黄的阴影下妈妈的体液也在运动。

光照胎教最好从怀孕第二十四周开始实施，早期可适度刺激。准妈妈每天可定时在胎儿觉醒时用手电筒(弱光)作为光源，照在自己腹部胎头的方向，每次5分钟左右。为了让胎儿适应光的变化，结束前可连续关闭、开启手电筒数次，以利胎儿的视觉健康发育。

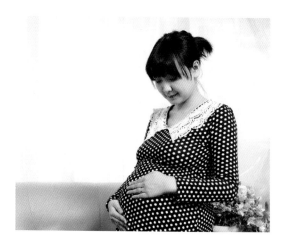

光照胎教需要用什么光源

光照胎教时，用一般的手电筒就可以了，不需要特殊的光源。但也不要用过分强烈的光源进行照射。

对胎儿进行光照训练

光照胎教可促进胎儿视觉功能发育，对日后视觉敏锐、协调、专注和阅读都会产生良好的影响。

准妈妈可以在每天早晨起床前，用手电筒的微光一闪一灭地照射腹部，告诉他："宝宝，从小就要养成早起的好习惯哦!"在晚上准备睡觉时，同样用手电筒的微光一闪一灭地照射腹部，告诉胎儿："宝宝晚上需要休息的时间到了!"长此以往，宝宝就会和妈妈一样，养成白天活动，晚上休息的作息规律了，还可以促进胎儿视觉功能及大脑的健康发育。

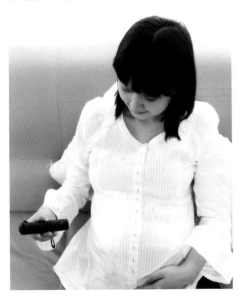

孕7月胎教课堂

做做运动心情好

运动能充分地摄取氧气，胎儿的脑即会因为充足的氧气而变得更加活泼。

在这个月，胎儿状态较为安定，准妈妈可进行简单的运动，使未来的分娩过程更为顺利。适度的运动对胎儿非常重要，可以说，除了继续音乐胎教外，这个月妈妈多运动可以避免肥胖，也可以帮助将来能顺利分娩。适量的运动应作为这个月的部分胎教内容。

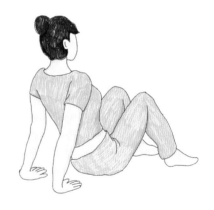

适时进行联想胎教

准妈妈与胎儿具有心理与生理上的相通，准妈妈的想象是通过妈妈的意念构成胎教的重要因素，转化、渗透在胎儿的身心感受之中。准妈妈在怀孕期间要经常设想宝宝的形象，那么，出生后的宝宝一定会与准妈妈所想象的有某些相似之处。

和准爸爸一起做抚摸胎教

孕7月后，准妈妈在腹部能明显地触摸到胎儿的头、背和肢体时，就可以增加推动散步式的抚摸胎教。

准妈妈平躺在床上，全身放松，轻轻地来回抚摸、按压、拍打腹部，同时也可用手轻轻地推动胎儿，让胎儿在宫内"散散步、做做操"。此种练习应在医生的指导下进行，以避免因用力不当或过度而造成腹部疼痛、子宫收缩，甚至引发早产。每次5～10分钟，动作要轻柔、自然，用力均匀适当，切忌粗暴。如果胎儿用力来回扭动身体，准妈妈应立即停止推动，可用手轻轻抚摸腹部，胎儿就会慢慢地平静下来。

教胎儿认识数字与图形

准妈妈从这个月开始可以增加数学、图形知识的胎教内容了，比如教宝宝学数字，学图形等。每天不要学太多，一次学习两个数字就可以了，在一两周内反复学习这两个数字，强化宝宝的印象，另外学习时要将数字视觉化，也就是要结合实物来进行学习。

"教胎儿学习1和2"

教"1"这个数字时，可以说"1像铅笔细又长"等，让"1"这个数字变得具体又形象；在教"2"这个数字时，可以说"2像小鸭水中游"；说的时候还可以做出小鸭游水的动作来强化对实物的认识。

"教胎儿认识圆形"

准妈妈可以教胎儿认识一种图形——圆形，利用鲜艳的颜色在纸上画一个大大的圆形，然后在脑中描绘圆形是什么样子的，再给胎儿举例，哪些东西是圆形的，如皮球、太阳等。并且可以给胎儿讲圆形的特点，比如没有棱角、可以滚动等。

图形的学习与数的学习一样，重要的是将学习内容与生活紧密联系在一起，也就是说胎儿出生后，用周围的东西进行实物教学是最有效的。

胎教歌曲

　　这首短小而活泼的《多来咪》，是经典音乐电影《音乐之声》中的一首插曲。修女玛丽亚给七个聪明却顽皮的小孩子做家庭教师，他们喜欢唱歌却从未有人教。玛丽亚从最最基础的音符教起："Do-Re-Mi-Fa-So-La-Xi"，每个音符都有个发音相近的单词，简单易记且妙趣横生。

《多来咪》

Doe, a deer, a female deer
鹿，是鹿，一只母鹿
Ray, a drop of golden sun
光，是金色的夕阳
Me, a name I call myself
我，那是我的名字
Far, a long, long way to run
远，长长的路要跑
Sew, a needle pulling thread
绣，是针儿穿着线
La, a note to follow Sew
啦，就跟在嗖之后
Tea, a drink with jam and bread
茶，是饮料配面包
That will bring us back to Do
那就让我们再次回到哆
Do-Re-Mi-Fa-So-La-Xi-DoSo-Do!
哆来咪发嗦啦西哆嗦哆

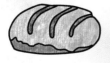

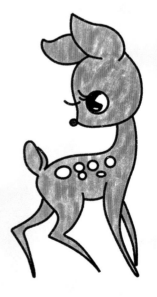

胎教游戏

狮子的鬃毛是最能体现雄狮的霸气的，所以小朋友要将鬃毛画得大而有力。

工具小提示

画纸、铅笔、橡皮、彩色铅笔、蜡笔等。

制作步骤

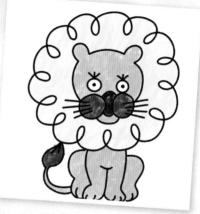

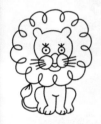

步骤 1

按照图片样式画出线条。

步骤 4

再用黄色蜡笔填上狮子的鬃毛。

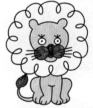

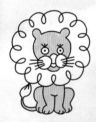

步骤 2

用橘黄色蜡笔填上狮子的身体。

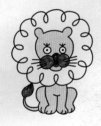

步骤 3

然后再选择褐色和黑色的蜡笔分别填上狮子的鼻子和尾巴。

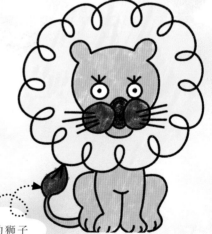

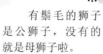

有鬃毛的狮子是公狮子，没有的就是母狮子啦。

步骤 5

完成。

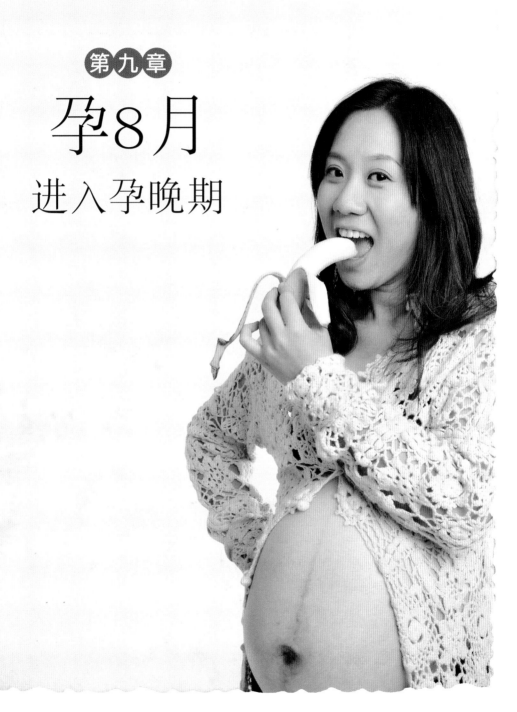

第九章

孕8月

进入孕晚期

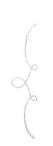

胎儿发育

孕8月的胎儿

头发变浓，骨骼变得结实。皮肤表面被胎脂这种奶油状的皮脂覆盖，皮肤富有弹性。宝宝很有精神，在妈妈腹中自由活动着。时常出现逆产现象，但不用担心。

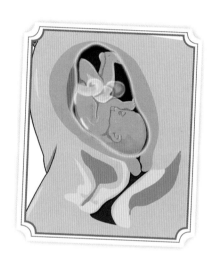

怀孕29周 胎儿能感受光线

此时胎儿能完全睁开眼睛，而且能看到子宫外的亮光，所以用手电筒照射时，胎儿的头会随着光线移动。这时期的胎儿对光线、声音、味道和气味更加敏感，能区别出日光和灯光。

怀孕30周 胎儿头位朝下

此时胎儿的胎毛正在消失，头发变得浓密了。虽然这时候不能自己呼吸，不能自己保持体温，但是已经具备身体所需的全部器官，所以此时即使早产，胎儿的存活率也很高。现在许多胎儿采取了头向下的姿势，这是最普遍、最容易出生的姿势。

怀孕31周 肺和消化器官的完全形成

胎儿29周大了，重约1.6千克。此时胎儿的生长速度全面减慢，子宫空间变窄，羊水量逐渐减少。胎儿脑的发育正在进行最后的冲刺，肺将是发育成熟最晚的器官。

怀孕32周 胎儿的活动变得迟缓

现在胎儿的五种感觉全部开始工作，他能炫耀一项新本领了，将头从一边转向另一边。他的内脏器官正在发育成熟，脚指甲全长出，头发仍在生长。虽然他继续坚持练习睁眼、闭眼，但每天有90%～95%的时间在睡眠中度过。

胎位不正的纠正

胎位不正指妊娠8个月后，在检查中确定胎头并不在下腹部。常见有臀位、横位、足位等。其原因可能是子宫发育不良、骨盆狭小、胎儿发育失常等。

怀孕7个月前若发现胎位不正，不必处理，因这时胎儿小，羊水相对较多，胎儿在宫内移动度大，还在变化之中。如妊娠7个月后胎头仍未向下，也就是说臀位、横位、足位时，应予以矫正，方法如下：

自然矫正

膝胸卧位

排空小便，解松腰带，小腿与头和上肢紧贴床面，在床上呈跪拜样子，但要胸部贴紧床面，臀部抬高，使大腿与床面垂直，这种体位保持15分钟，然后再侧卧30分钟。每天早、晚各做1次，连续做7天。但心脏病、高血压患者忌用本法。

桥式卧位

用棉被或棉垫将臀部垫高30～35厘米，准妈妈仰卧，将腰置于垫上。据说这种方法比膝胸卧位效果好。每天只做1次，每次在10～15分钟，持续1周。

另外，准妈妈在生活中要避免一些行为，如患病准妈妈不宜久坐久卧。要增加散步、揉腹、转腰等轻柔的活动。

胎位不正是常事，而且完全能矫正。怀孕准妈妈不必焦虑、愁闷。情绪不好不利于转变胎位。

忌寒凉性及胀气性食品，如西瓜、蛏子、山芋、豆类、奶类、糖（忌过多）。大便要通畅，最好每日排便。

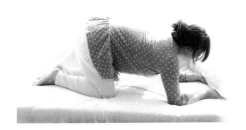

中医小偏方

1.车前子烘干研成粉，每次9克，温水吞服，1周后复查，未转胎，再服1次。最多服3次。

2.当归、黄芪、党参、白术、白芍、川断、枳壳、熟地、甘草各10克，川芎6克。每日1剂，分两次煎服。

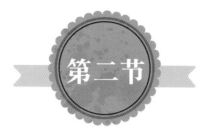

第二节

准妈妈的变化

孕8月的妈妈

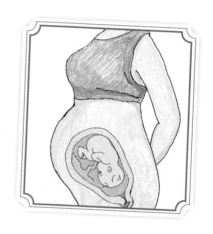

子宫底长到了心口窝和肚脐,变大的子宫挤压着胃和心脏,引起食欲不佳和心悸等症状。疲惫会引起腹部的不适,因而不要勉强工作。此外,容易出现水肿和麻痹症状。

怀孕29周 子宫高度增加

一般情况下,准妈妈每天会规律地出现4～5次的子宫收缩,这时最好暂时休息。为了顺利分娩,子宫颈部排出的分泌物会增多。为了预防瘙痒,准妈妈要经常换洗内衣,保持身体的清洁。

怀孕30周 呼吸变得困难

随着子宫的增大,它开始压迫横膈膜,所以准妈妈会出现呼吸急促的症状。为了缓解呼吸急促症状,坐立姿势要端正,这样有利于减轻子宫对横膈膜的压迫。睡觉时,最好在头部和腰部垫上靠垫。

怀孕31周 有的会出现腰痛

这时支撑腰部的韧带和肌肉会松弛,所以准妈妈会感到腰痛。准妈妈打喷嚏或放声大笑时,会不知不觉出现尿失禁的现象,这是由于增大的子宫压迫膀胱而引起的,不用太担心。

怀孕32周 体重快速增长

怀孕32周时,准妈妈的体重会快速增长。随着胎儿成长,腹部内的多余空间会变小,胸部疼痛会更严重,呼吸也越来越急促。不过,当胎儿下降到骨盆位置后,症状就会得到缓解。

预防静脉曲张

怀孕期间准妈妈的下肢和外阴部静脉曲张是常见现象,静脉曲张往往随着怀孕月份的增加而逐渐加重,这是因为,怀孕时子宫和卵巢的血容量增加,以致下肢静脉回流受到影响,增大的子宫压迫盆腔内静脉,阻碍下肢静脉的血液回流。此外,如果准妈妈久坐久站,势必加重阻碍下肢静脉的血液回流,使静脉曲张更为严重。预防静脉曲张最好的方法就是要休息好,避免久站,只要准妈妈注意平时不要久坐久站,也不要负重,就可避免下肢静脉曲张。

如果已经出现静脉曲张,最好穿上孕妇专用减压弹力袜,来促进血液循环,而且要经常由下向上按摩静脉曲张的部位。

预防静脉曲张的方法

静脉不正常拉伸,会导致小腿或大腿疼痛。把脚放在椅子上面或离地面有些高度会感到舒服一些。

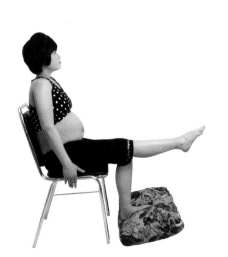

减轻腿部疼痛

尽量不要碰因静脉曲张而引起疼痛的部位,可以用手由下向上按摩腿部。

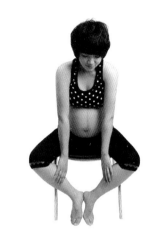

腿部和小腿的痉挛

只要平时充分按摩,就能减少小腿和大腿的痉挛症状。出现痉挛时,可以用前后拉动大脚趾的办法进行缓解。

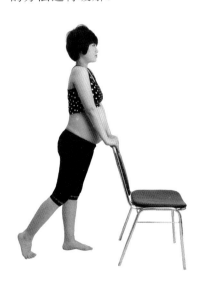

第三节

营养关注

孕8月营养

孕8月营养需求

孕8月，胎儿开始在肝脏和皮下储存糖原及脂肪。此时如碳水化合物摄入不足，将造成蛋白质缺乏或酮症酸中毒，所以孕8月应保证热量的供给，增加主食的摄入，如大米、面粉等。

一般来说，准妈妈每天平均需要进食400克左右的谷类食品，这对保证热量供给、节省蛋白质有着重要意义。另外在米、面主食之外，要增加一些粗粮，比如小米、玉米、燕麦片等。同时，饮食不可毫无节制，应该把体重的增加控制在每周350克以下。

营养补充，这个月是胎儿大脑增殖高峰。除需要大量葡萄糖供胎儿迅速生长和体内糖原、脂肪储存外，还需要有一定量的脂肪酸，尤其是丰富的亚油酸可满足胎儿大脑发育的需求。

孕8月营养元素补充

脂肪

来源主要是日常生活中食用的豆油、菜油、花生油、芝麻油等植物油和猪油、牛油、羊油等动物油。还有核桃仁、鱼、虾、动物内脏等。

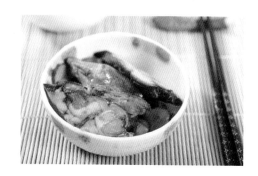

蛋白质

动物蛋白包括肉、鱼、蛋等，植物蛋白主要是豆制品。另外还有维生素C、钙、糖、B族维生素、维生素A、维生素E、碘等。孕晚期还应适当补充铁元素。

此外，本月也不宜大量进补。如果造成准妈妈过度肥胖和巨大儿的产生，对母子健康都不利。整个怀孕期间体重增加应控制在12千克左右为正常，体重超标极易引起妊娠糖尿病。另外，新生儿的重量也不是越重越好。

夏季的时候，很多准妈妈喜欢吃酸味食物，如陈皮、梅子。其实，还可以用它们来烹调开胃下饭的食物来缓解这时期的食欲缺乏，为此，营养师提供了一些饮食建议：

饮食建议

水果入菜	利用菠萝、柠檬、番茄、柳橙做材料来烹煮食物，也可加醋，增添菜的美味
洋葱	洋葱不仅能增进食欲，对身体也有许多好处，如预防感冒
凉拌烹调法	用绿色蔬菜、胡萝卜、小黄瓜等，作为凉拌的材料

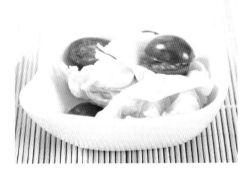

爽口、清淡的食物适合这期间食用，凉拌食物不仅能保留食物养分，烹煮方式也较简单，准妈妈不妨一试。

多晒太阳，摄入充足的钙

在孕晚期，由于胎儿的牙齿、骨骼钙化需要大量的钙，因此准妈妈对钙的需求量明显增加。准妈妈应多吃芝麻、海带、蛋、骨头汤、虾皮汤等富含钙质的食物。一般来说，孕晚期钙的供给量为每日1200毫克，是怀孕前的1.5倍。此外，还应多进行户外活动，多晒太阳。

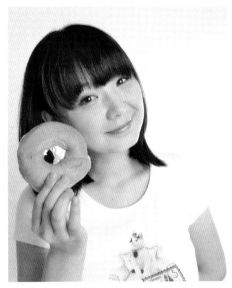

平衡补充各种维生素

维生素对胎儿的健康发育起着重要的作用，准妈妈应适量补充各种维生素，尤其是维生素B_1，如果缺乏，易引起呕吐、倦怠、乏力等不适症状，并易造成分娩时子宫收缩乏力，使产程延缓。

在孕晚期，准妈妈容易出现贫血症状。为了防止分娩时出血过多，应该及早多摄取铁质。

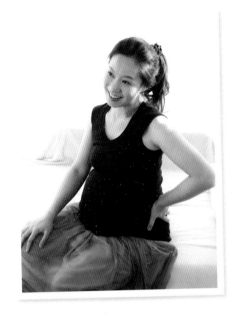

紫色蔬菜包括紫茄子、紫甘蓝、紫洋葱、紫山药等。这类蔬菜中含有花青素，它能给人体带来多种益处，如增强血管弹性、改善循环系统、预防眼疲劳等。因此，准妈妈应该多吃紫色蔬菜。

少吃甜食

有的准妈妈特别喜欢吃甜食，孕期还是应该少吃甜食。甜食不仅指糖，米、面、糕点都属于甜食。甜食摄入过多会使母体内的血糖陡然升高又很快下降，不利于胎儿的生长发育。吃了太多的甜食后会感到口渴，而消渴则需要大量饮水，这样不仅增加心脏和肾脏的负担，还影响其他营养物质的摄入。

多吃番茄

番茄具有生津止渴、健胃消食、清热解毒、补血养血及增进食欲的功效。它含有多种维生素和营养成分，尤其是番茄中所含的茄红素，对人体的健康非常有益。

番茄生食、熟食均可，而要更多地摄取茄红素，则应对其进行烹煮加工，这样可提高茄红素的吸收利用率，抗氧化效果更好。如果生吃番茄的话，应该选择在饭后，因为空腹食用容易引起胃脘不适。

准妈妈常吃番茄，不仅能增强皮肤弹性，使脸色红润，还能减少

吃什么，怎么吃

喝点五谷豆浆

豆浆具有很高的营养价值，一直是我国传统的养生佳品。而五谷豆浆综合了五谷的营养价值，非常适合孕期食用。准妈妈每天喝一杯五谷豆浆，可增强体质、美容养颜、稳定血糖、防止孕期贫血和妊娠高血压等，可谓益处多多。

吃些紫色蔬菜

不同颜色的蔬菜，含有不同的营养。蔬菜营养的高低遵循颜色由深到浅的规律，排列顺序总的趋势为：黑色—紫色—绿色—红色—黄色—白色。在同一种类的蔬菜中，深色品种比浅色品种更有营养。

甚至消除因激素变化而引起的面部妊娠斑。值得注意的是，未成熟的番茄含有大量的有毒番茄碱，准妈妈食用后，会出现恶心、呕吐、乏力等中毒症状。

吃些野菜

野菜，就是非人工种植的蔬菜。它美味可口、营养丰富，如今已成为人们餐桌上的新宠。以蕨菜为例，含有的铁质为大白菜的13倍，维生素C为其8倍，胡萝卜素为其两倍。此外，野菜污染少，还可刺激食欲，帮助准妈妈克服孕早期的厌食症。

因此，在准妈妈的膳食中，可适当添加一些野菜，对准妈妈及胎儿的健康都很有好处。

吃什么减轻水肿

有些准妈妈在这一时期已经开始出现水肿了。许多食物具有一定的利尿作用，食用后可以去除体内多余的水分。水肿的准妈妈不妨尝试下面的食物，这些食物既可以提供各种营养素，同时又不会出现服用利尿药物后对准妈妈和胎儿产生的不利因素。

鲤鱼

鲤鱼有补益、利水的功效，准妈妈常食可以补益强壮、利水祛湿。鲤鱼肉中含有丰富的优质蛋白质，钠的含量也很低，准妈妈常吃可消肿。

鲫鱼

鲫鱼是高蛋白、高钙、低脂肪、低钠的食物，经常食用，可以增加准妈妈血液中蛋白质的含量，改善血液的渗透压，有利于合理调整体内水分的分布，使组织中的水分回流进入血液循环中，从而达到消除水肿的目的。

冬瓜

冬瓜具有清热泻火、利水渗湿、清热解暑的功效，可提供丰富的营养素和无机盐，既可泽胎化毒又可利水消肿，准妈妈可以常吃。

下肢水肿怎么办

1	正常人水肿不超过踝关节以上，不需要特别处理
2	尽量避免长时间站立及蹲坐，睡眠时适当垫高下肢，采取左侧卧位
3	坐沙发或椅子上时可以把脚抬高休息，还可以转动踝关节和脚部，增加血液循环
4	把两手高举到头部，先弯曲再伸直每个手指，有助于减轻手指的肿胀
5	如果肿胀特别明显，腿部水肿超过膝盖，就需要去医院
6	吃低盐的饭菜，可减少水肿的发生

营养食谱推荐

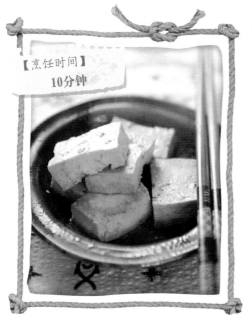

【烹饪时间】
10分钟

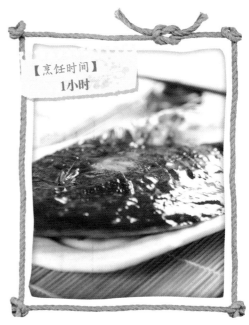

【烹饪时间】
1小时

家常酱豆腐

● **主要营养：** 钙、蛋白质

原料

豆腐300克，甜面酱、植物油各30克，白糖18克，料酒12克，大葱、生姜、水淀粉各6克，鸡精3克。

做法

❶将豆腐切成1厘米见方的丁，放入开水中焯一下，然后捞出晾干。
❷大葱、生姜去皮洗净，切成碎末。
❸炒锅大火烧热放入植物油，待五成熟时，加入葱末炒几下，加入甜面酱，稍炒几下，再放入白糖，料酒，鸡精，搅拌均匀后加豆腐丁翻炒几下，放入水淀粉勾芡，即成。

酱焖偏口鱼

● **主要营养：** 钙、蛋白质

原料

偏口鱼1尾，葱、姜、蒜、植物油、酱油、醋、豆瓣酱、白糖各适量。

做法

❶偏口鱼洗净，去鳞及内脏，洗净控水，在鱼的两面打斜刀。
❷葱切段，姜切丝，蒜切片。
❸热锅下油，先放入偏口鱼煎至两面变色，再放入豆瓣酱、酱油、醋、白糖，加少许水，放入葱、姜、蒜，大火烧开转小火盖盖焖10分钟出锅即可。

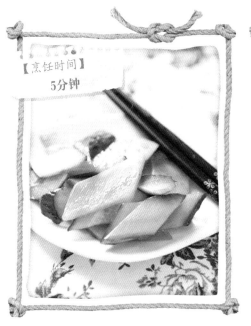

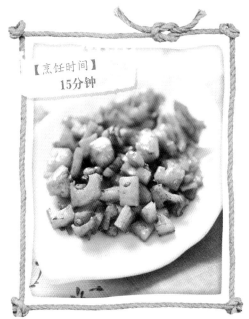

笋瓜小炒

● 主要营养：维生素C、B族维生素

原料

笋200克，黄瓜1根，盐1/2小匙，料酒1小匙，姜末适量，高汤3大匙，植物油1大匙。

做法

❶笋洗净，切成片，放入沸水中焯熟，捞出投凉；黄瓜洗净，切成与笋大小相仿的片。

❷炒锅烧热，加植物油，六成热时下姜末爆香，再放入笋片略炒，然后放入黄瓜片，倒入料酒、高汤，加盐调味，改大火翻炒几下，即可食用。

酱香桃仁炒鸡丁

● 主要营养：钙、不饱和脂肪酸

原料

鸡胸脯肉200克，核桃仁30克，莲藕半根，鸡蛋1个，姜1片，豆瓣酱1大匙，料酒3小匙，酱油、水淀粉各1小匙，植物油两大匙，盐适量。

做法

❶将莲藕削皮，切成小丁，用沸水焯一下，捞出控水；鸡胸脯肉洗净，切丁，加盐、料酒腌渍一下，然后加鸡蛋、水淀粉拌匀上浆；核桃仁过油炸酥。

❷炒锅烧热，加植物油，将鸡肉丁、莲藕丁过油断生，捞出控油。锅中留少许底油，放入姜末、豆瓣酱、料酒、酱油爆香，放入鸡肉丁、莲藕丁、核桃仁，翻炒均匀，即可食用。

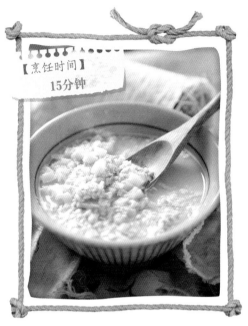

【烹饪时间】
15分钟

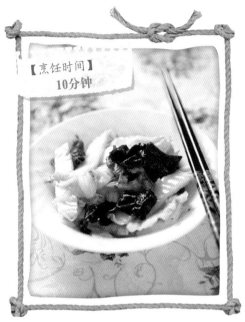

【烹饪时间】
10分钟

莲藕燕麦糊

● 主要营养：B族维生素、碳水化合物

原料

莲藕250克，燕麦75克，盐1小匙。

做法

❶燕麦洗净，用清水浸泡1小时；莲藕洗净，切成小丁。

❷将燕麦放入粥锅中，加入适量清水大火煮开，加入莲藕丁，小火煮至燕麦软烂，出锅前加盐调味，即可食用。

木耳炒白菜

● 主要营养：铁、维生素C

原料

大白菜1棵，猪瘦肉100克，干木耳20克，葱、蒜各少许，水淀粉适量，盐、辣椒酱、料酒、醋各1小匙，植物油1大匙。

做法

❶大白菜洗净，掰开切长段；干木耳用清水泡发，去蒂洗净，撕成小朵；葱洗净，切段；蒜去皮，拍碎；猪瘦肉切片，用盐、水淀粉腌渍片刻。

❷炒锅烧热，加植物油，四成热时放入肉片，炒至肉色变白，捞出沥油。

❸锅中放入葱段、蒜末爆香，下入木耳片、大白菜炒软，然后加入肉片及辣椒酱、料酒、醋、盐炒匀，即可食用。

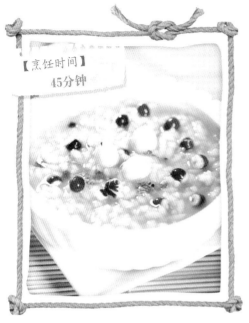

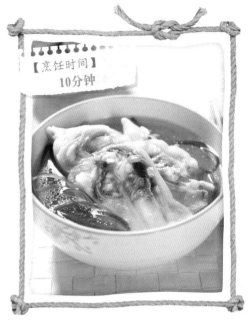

【烹饪时间】
45分钟

【烹饪时间】
10分钟

莲子糯米粥

❋ **主要营养**：B族维生素、碳水化合物

原料

莲子30克，糯米100克，鲜莲叶1片，白糖、桂花卤各适量。

做法

❶将鲜莲叶洗净，用开水烫过待用。
❷将糯米淘洗净后放入锅内，加入莲子及清水，上火烧开，转用小火煮成粥。粥好撤火，覆以鲜莲叶，盖上盖，5分钟后，拿掉莲叶，加入白糖、桂花卤即可食用。

猪蹄炖海带

❋ **主要营养**：碘、胶原蛋白

原料

水发海带100克，猪蹄1个，大蒜、姜片、花椒、干辣椒、陈皮、醋、盐、葱花各适量。

做法

❶水发海带泡发后洗净，切丝备用。猪蹄放入冷水中，用大火烧开撇去浮沫。
❷加入大蒜、姜片、花椒、干辣椒、陈皮、醋，改小火煮。
❸小火炖上40分钟后加入海带同煮。10分钟后加盐和葱花即可。

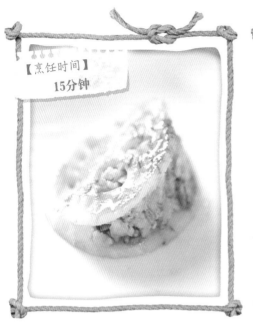

【烹饪时间】
15分钟

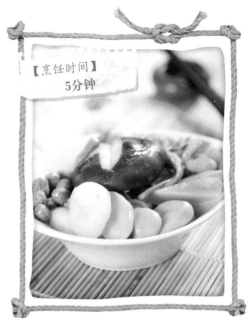

【烹饪时间】
5分钟

煎香虾莲藕盒

◉ **主要营养:** 钙、B族维生素

原料

莲藕1根,鲜虾仁200克,肉末50克,香菜少许,盐、香醋、香油、胡椒粉各1/2小匙,淀粉1小匙,葱、姜各适量,植物油两大匙。

做法

❶莲藕洗净,放在沸水中煮透,捞出控水。香菜、葱、姜洗净,切末。

❷虾肉剁碎,加肉末、盐、胡椒粉,顺一个方向搅打上劲,调成虾肉馅。

❸莲藕切成厚片,两片莲藕间夹一些虾肉馅儿,然后蘸淀粉。炒锅烧热,加植物油,将藕盒放入锅中,煎至两面金黄色,然后撒上胡椒粉,加少许热水煎1分钟后出锅。将酱油、香醋、葱、姜制成蘸料,即可食用。

素什锦

◉ **主要营养:** 维生素C、锌、铁

原料

花生米、香菇、金针菇、腐竹、莴笋、胡萝卜、马蹄、栗子、冬笋、银杏各30克,植物油、盐、生抽、白糖、鸡精、香油各适量。

做法

❶香菇、腐竹分别切小块;金针菇切段;马蹄、莴笋、胡萝卜、冬笋、栗子和银杏切小块;花生米用开水浸泡后去红衣。

❷锅内倒植物油,放入花生米炸香。然后放入香菇块、金针菇、腐竹块、胡萝卜块、栗子块、冬笋块、银杏一起煸炒。

❸加入盐、生抽、白糖、鸡精,加入少许清水,盖上锅盖煮7～8分钟。放入莴笋块、马蹄块,稍微煸炒,炒匀后淋上香油即可。

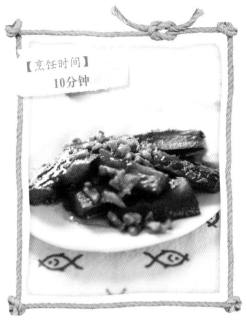

【烹饪时间】
10分钟

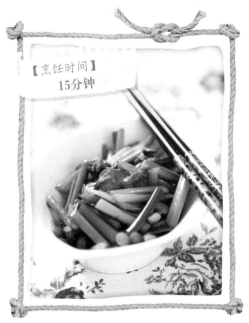

【烹饪时间】
15分钟

家常酱茄子

● **主要营养**：维生素C、钾、铁

原料

茄子3根，猪肉馅儿100克，葱末、姜末、蒜末各适量，豆瓣酱两大匙，绍酒、水淀粉各1大匙，酱油1/2大匙，植物油少许。

做法

❶将茄子去蒂洗净，切成长条，裹匀淀粉糊，放入六成热油锅中炸熟，捞出沥油。

❷锅中留少许底油，先下入葱末、姜末、蒜末爆香，再放入猪肉馅煸炒至变色，然后加绍酒、豆瓣酱、酱油，添适量清水烧开，下入炸好的茄条，小火烧至入味，出锅前转大火用水淀粉勾芡，即可食用。

芹菜炒牛肉丝

● **主要营养**：维生素C、蛋白质、钙

原料

牛肉100克，芹菜150克，蒜苗1小把，姜1块，酱油两小匙，豆瓣酱、高汤各两大匙，盐1小匙，水淀粉4大匙，花椒粉适量，植物油100克。

做法

❶牛肉切丝，加适量盐、水淀粉、清水搅拌均匀，腌渍片刻。蒜苗择去老叶，洗净，斜刀切成段。芹菜切段，放剩余盐拌匀，去除水分。将酱油、高汤、水淀粉调成味汁。

❷炒锅烧热，加植物油，六成热时加姜丝、豆瓣酱炒香，再放入牛肉丝炒散，牛肉变色断生时，加蒜苗段、芹菜段翻炒，加味汁，翻炒均匀，出锅前撒上花椒粉，即可食用。

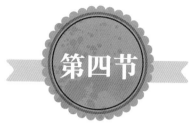

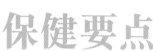

准妈妈的起居和心态

注意仰卧综合征

准妈妈在妊娠晚期常愿意仰卧，但长时间仰卧，容易出现心慌、气短、出汗、头晕等症状，这就是仰卧综合征，也称低血压综合征。

如将仰卧位改为左侧卧或半卧位，这些现象将会消失。这是由于准妈妈在仰卧时，增大的子宫压迫下腔静脉及腹主动脉，下腔静脉可完全被压扁长达6～8厘米，血液只能从较小的椎旁静脉、无名静脉回流。回流不畅，回心血量减少，心排出量也就随之减少，于是血压下降并出现上述一系列症状。

仰卧综合征的发生不仅影响准妈妈生理功能，对胎儿也有危害。心排血量减少，腹主动脉受压引起的子宫动脉压力减小，都直接关系着胎盘血液供应，对胎儿供氧不足，使胎儿很快出现胎心或快或慢或不规律，胎心监测可显示胎心率异常的图形，以及羊水污染、胎儿血有酸中毒变化等宫内窘迫的表现，甚至会带来不好的后果。

如何避免早产

易致早产的因素很多，除了身体因素外，很多外界因素也起到了重要作用。孕晚期最好不要长途旅行，避免路途颠簸劳累；不要到人多拥挤的地方去，以免碰到腹部；走路，特别是上、下台阶时，一定要注意一步一步地走稳；不要长时间持续站立或下蹲；在孕晚期，须禁止性生活。

要注意保持精神上的愉快，避免初次分娩的紧张不安等精神因素。为防早产及流产，准妈妈饮食安排要科学合理：忌用茴香、花椒、胡椒、桂皮、辣椒、大蒜等；应少食山楂、黑木耳、杏子、杏仁以及薏苡仁、马齿苋等食品，多吃菠菜、莲子、鱼等保胎食品。

同时，要认识早产的征兆，如有未满孕周"见红"并伴有规律的宫缩、持续性下腹痛、下背酸痛、阴道有温水样的东西流出等异常情况出现，应及时与医生取得联系，并且尽早去医院接受检查。

谨慎妊娠高血压综合征

有肥胖和贫血的准妈妈

妊娠前就很胖和妊娠后体重急剧增加的准妈妈，患妊娠高血压的概率是正常女性的3.5倍以上。身体肥胖会加重心脏和肾脏的负担，易导致血压升高。尤其是患有糖尿病的准妈妈，其患上妊娠高血压综合征的概率是健康准妈妈的4倍以上。另外，在出现贫血症状的情况下，由于血液中的红细胞数量减少，向体内输送氧气的功能就会减弱，导致身体各器官出现异常。

高龄准妈妈

35岁以后才第一次受孕的准妈妈，随着血管的老化，很容易患上妊娠高血压综合征或心脏病。

怀双胞胎准妈妈

怀有双胞胎的准妈妈，各种身体不适会接踵而至。腹部变大，加重对血管的压迫，在这种状况下，准妈妈患上妊娠高血压综合征的危险性就会增加。

躺卧的姿势

准妈妈要掌握正确的躺卧姿势，在孕早期，可以同怀孕以前一样仰卧，但在怀孕中、晚期应采取侧卧位，最好是左侧卧，避免仰卧位，其道理在于：

1.妊娠时子宫增大，胎盘血液循环形成，使血容量增加。盆腔静脉血通过下腔静脉回到心脏的血量也相应增加。仰卧时，特别是在孕晚期，子宫很大，压迫下腔静脉，使血液回流不畅，回心血量减少，胎盘血流量也随之减少，必然影响胎儿对氧和营养物质的需要。如果子宫压迫腹主动脉，使子宫动脉压力下降，也会影响胎盘血流量。

2.仰卧时，下半身血液回流不通畅，造成下肢、直肠和外阴的静脉压力增高，容易发生下肢、外阴静脉曲张、痔疮和下肢水肿。

3.仰卧时，子宫在骨盆入口处压迫输尿管，使肾盂被动扩张，尿量减少的同时引起钠潴留，使水肿加重。有人测定仰卧时尿量仅为侧卧的40%。

4.侧卧位可降低舒张压，除了夜间侧卧，白天左侧卧位4小时，可能预防治疗妊娠高血压综合征。

5.妊娠后子宫大部分向右旋转，子宫血管也随之扭曲。左侧位可纠正子宫右旋，使血管复位，保持血流的通畅。

减少心理压力

常常担心胎儿的健康，老是在怀疑自己的怀孕症状有没有问题，看到相关的医学介绍，就会有莫名的紧张和害怕，夜晚睡觉时常常有失眠并且多梦的症状。这些症状的产生，主要是因为准妈妈心理压力过大。

当准妈妈压力过大和情绪不稳定时，家人的支持就显得格外重要。只要家人多付出一些关心和帮助，就可使准妈妈心情好转。

丈夫可以陪同妻子一起去咨询精神科医生，在尽量不使用药物的前提下，让准妈妈的心情开朗起来，这样胎儿也不至于受到太大的影响。

胎动让你不舒服时怎么办

孕晚期，胎儿在子宫里活动常常让准妈妈感觉不适。可通过以下方法改善：

1	深深地吸一口气，慢慢地将一只手臂举高到头上
2	深深地吐气，慢慢地将手臂放下
3	重复做几次

此运动可以减轻呼吸困难的痛苦和消化不良的现象，也可以使胎儿移动到一个令你比较舒服的位置，并消除紧张和疲劳，增强体力。如果因为胎儿的活动太活跃，使你晚上睡不着觉，不妨换个姿势，如果还是不见效的话，可请丈夫帮你按摩。

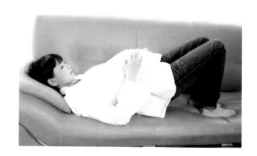

生活计划	执行方案
计划产假	了解公司产假制度，对工作的交接及产后休养要全面考虑
选择分娩医院	实地考察，了解情况，选择最合适自己的医院
预防妊娠高血压综合征	控制体重，保持营养平衡和足够的睡眠
关注胎儿体位	这时的胎儿在子宫里仍不时地变换体位，有时头朝上，有时头朝下，还没有固定下来

准妈妈记忆力下降

在怀孕期间，准妈妈神经的传导介质，如肾上腺素、血清素、多巴胺都有明显的下降，都会影响到准妈妈神经系统的活动，这些都可能引起记忆力减退。但只要准妈妈在日常生活保持好心情、适度运动，将有助于缓解准妈妈记忆力减退：

保持好心情

减少生活、工作的压力，压力会让大脑的记忆中心受损，做事情应该尽量慢慢来，如果工作压力让准妈妈不堪负荷，那么不妨先休息一段时间，不要因为压力让心情处于低谷。

适度运动

除非有早产的顾忌，否则应该安排适当的产前运动。运动不但有助于分娩，还可以起到振奋精神、增加专注力的作用。

开始制订分娩计划

大多数准妈妈对分娩无经验、对宫缩、见红、破膜感到害怕、紧张，不知所措。如果准妈妈对分娩感到紧张，可以在家人的陪同下到准备分娩的医院去熟悉环境。在出现临产信号时，准妈妈就可以在家人协助下把入院所需的东西准备好，以免临产时手忙脚乱。平时休息时，做些轻松的事，慢慢地做呼吸训练、听听柔和的音乐、看看书或杂志，或者为小宝宝准备些东西。在如此平和的心态下，静静等待宝宝的降临。

准备住院用品

一般情况下，分娩日期跟预产期有2～3周的差距，所以应该在怀孕第三十周以后就做好分娩准备，以便临时入院。住院时所需的用品、宝宝用品、住院中准妈妈日常用品、出院用品等，将这些用品统统装入一个大旅行袋里，然后放在准妈妈或家人都知道的地方。

自然分娩时，一般要住院3天；而剖宫产时，要住院5～7天。所以要准备好这段期间所需的物品和出院时宝宝所需的物品。

需要准备的分娩必备品

住院期间准妈妈所需的物品	保健卡、门诊手册、毛巾、基本化妆品、换洗用品、纯棉内裤若干、内衣、袜子、哺乳用胸罩、孕妇专用卫生巾、开襟毛衣等舒适的衣服、出院时要穿的外套
住院期间宝宝所需的物品	配方奶粉、奶瓶、尿布、宝宝短上衣
出院时宝宝所需的物品	宝宝睡衣、内衣、毛毯、尿布

进行助产呼吸技巧训练

准妈妈在做这个练习时，应采取仰卧、双膝弯曲、两腿分开、头和双肩抬高的姿势，准妈妈在每次宫缩开始时，深深吸气，并用力向下屏气，以推挤胎儿前进。当宫缩结束时，吸气应缓慢，并且加重，然后慢慢呼气，直到下次宫缩开始。

适合孕晚期的运动

孕晚期由于腹部和胸部变大，准妈妈的后背和肩部有可能疼痛。这时可以进行上半身和颈椎训练，这样可以防治颈部疼痛。但需要注意，在最后的12周内，不要做压迫静脉或者阻碍血液循环的运动。

上下举手臂的运动

准妈妈舒适地坐在地板上，然后上举双臂，并反复地做弯曲或伸直肘部的运动。向上举起手臂时吸气，向下放手臂时呼气。用同样的方法重复做该动作。

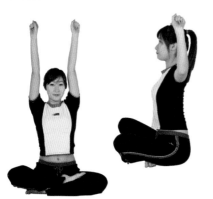

抖手运动

用力握拳，然后慢慢地松手。从上到下放下手臂，同时用力抖动双手。该运动能促进血液循环，而且能缓解手部紧张的肌肉。

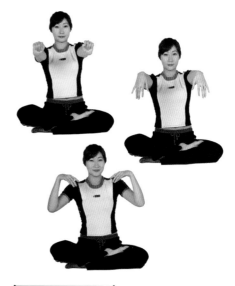

前后活动骨盆

在站立状态下，双脚分开与肩同宽，然后稍微屈膝。固定上半身后，用力向前推骨盆，然后再向后推骨盆。该运动能锻炼骨盆下方的肌肉。

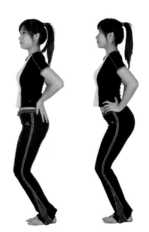

警惕后期异常

每个准妈妈都希望顺利地走过十月怀孕，生个健康聪明的宝宝，但是实际上常常会发生一些意外情况，给分娩造成困难。特别是怀孕后期，更应该小心每一个异常细节，不要让前期计划功亏一篑。

羊水过多或过少

羊水的量必须适度，过多、过少均会出现问题。羊水量超过2000毫升，称为羊水过多。其中30%～40%的患者是不明原因的，另外一部分则可能是并发有胎儿畸形或者是多胎妊娠，通过B超检查可以进一步明确原因。羊水量少于300毫升，称为羊水过少。在过期妊娠或者胎儿畸形时可能会发生，对胎儿影响较大，甚至发生死亡，所以要十分重视。

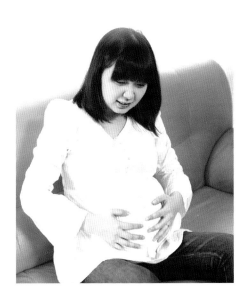

胎盘早剥

孕晚期正常位置的胎盘在胎儿娩出前，部分或全部从子宫壁剥离，叫作胎盘早剥。其主要表现为剧烈腹痛、腰酸背痛、子宫变硬，可伴少量阴道出血。

剥离面出血过多时，还会出现恶心、呕吐、面色苍白、出汗、血压下降等休克现象。如果不及时处理，会危及母子生命，因此要引起重视。

前置胎盘

前置胎盘最主要的表现是在怀孕晚期或临产时，发生无痛性、反复阴道出血。如果处理不当，将会危及母子生命安全，需格外警惕。为了预防前置胎盘的发生，准妈妈应注意充分休息，并保证充足的营养，同时还应坚持产前检查，尽量少去拥挤的场所，避免猛起猛蹲、长时间仰卧等。

胎膜早破

胎膜早破后，子宫内部与外界相通，容易导致宫内感染。腹部外伤、宫颈内口松弛、孕晚期粗暴性交、胎膜感染、胎膜发育不良，以及缺乏微量元素锌、铜等都有可能出现胎膜早破。一旦发生胎膜早破，应马上住院待产。

第五节

胎教方案

你了解光照胎教吗

这时期的宝宝是个真正的小人儿了，准妈妈的修养、兴趣、爱好、职业，以及与准爸爸的融洽关系，都会影响胎儿的性格。胎儿在子宫内如果感到温暖、和谐、慈爱的气氛，其幼小的心灵将感到生活的美好和欢乐，可逐渐形成热爱生活、活泼外向等优良性格；如果家庭人际关系紧张，甚至充满敌意和怨恨，或者准妈妈的心里不喜欢这个宝宝，时时感到厌烦，胎儿会感受到痛苦，以致影响将来性格的发育。

性格胎教的重要性

医学研究证实人的性格并不是从出生后，而是从胎儿期就开始形成。胎教对胎儿性格的养成可是非常重要的一环。准妈妈的性格给胎儿的影响很大，胎儿能敏锐地感知妈妈的思维、情绪和妈妈对自己的态度。作为妈妈，应尽量将性格中美好的一面展示给宝宝。

"性格决定命运"，它在人生的发展中起到举足轻重的作用。人的性格早在胎儿期已经基本形成，这一点已被专家们所证实。性格是儿童心理发展的一个重要组成部分，因此，在孕期注重胎儿性格方面的培养就显得非常必要，胎儿性格的形成离不开生活环境的影响，妈妈的子宫是胎儿生长的第一个环境，在这个环境里的感受将直接影响到胎儿性格的形成和发展。

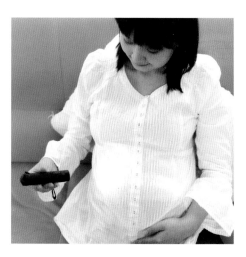

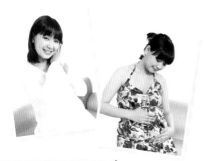

如何进行性格胎教

准妈妈每天把生活中愉快的事情讲给宝宝听，让他意识到等待他的世界是美好的，通过和胎儿共同生活、共同感受，培养他热爱生活、果断自信、活泼外向等优良性格，使母子、父子间的纽带更牢固。对于胎儿性格的塑造，除了准妈妈的胎教外，还要做些有意识的精神刺激。

在怀孕后期，丈夫可以趁妻子不知道时给将要出生的宝宝买漂亮的衣物，给妻子买一件纪念品，不动声色地放在床头，等妻子发现后得到一个意外的惊喜。

孕8月胎教课堂

给宝宝取正式名

现在应该给宝宝取大名了，准妈妈应该跟准爸爸一起商量给宝宝取一个大名。

给宝宝取名字没有什么具体规则，但一定要用方言和普通话都反复念一下，只要朗朗上口就行。取好以后就跟宝宝讲讲你们为什么要给他取这个名字，寄托了怎样的美好愿望。

给胎儿讲述你期待的心情

准妈妈和准爸爸应该给胎儿讲述你们期待他到来的心情。你们都为他准备了些什么，你们是如何爱他。

宝贝，我期待着你的到来，虽然你还很骄傲地躲在我肚子里。你知道吗？你是这世上最美的天使送给我的礼物，世上的一切珍奇都没法和你相比。你的眉毛是天上的一弯新月，你的眼睛是最闪亮的星星。

虽然我们还未曾谋面，但你却一直都在我心里最温暖的地方。宝贝，我期待着你的到来。

翻看前面写的孕期日记

准妈妈不妨多翻看前面写的孕期日记，回味其中的甜蜜，比如第一次感觉到胎动是什么时候，当时你的心情如何。

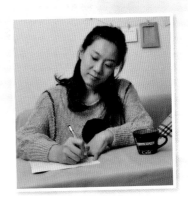

胎教故事

准爸爸可以抚摸着准妈妈的肚子，给胎儿讲一些寓言故事。

《狐狸和葡萄》

——摘自《伊索寓言》

在一个炎热的夏日，一只狐狸走过一个果园，它停在了一大串熟透而多汁的葡萄前。它从早上到现在一点儿东西也没吃呢！狐狸想："我正口渴呢。"于是它后退了几步，向前一冲，跳起来，却无法够到葡萄。狐狸后退又试。一次，两次，三次，但是都没有得到葡萄。狐狸试了又试，都没有成功。最后，它决定放弃，它昂起头，边走边说："我敢肯定它是酸的。"正要摘葡萄的孔雀说："既然是酸的那就不吃了。"孔雀又告诉了准备摘葡萄的长颈鹿，长颈鹿没有摘，长颈鹿告诉了树上的猴子，猴子说："我才不信呢，我种的葡萄我不知道吗？肯定是甜的。"猴子说着便摘了一串吃了起来。

《善与恶》

——摘自《伊索寓言》

力量弱小的善，被恶赶走到了天上。善于是问宙斯，怎样才能回到人间去。宙斯告诉他，大家不要一起去，一个一个地去访问人间吧。恶与人很相近，所以接连不断地去找他们。善因为从天上下来，所以就来得很慢很慢。

《公鸡与宝玉》

——摘自《伊索寓言》

一只公鸡在田野里为自己和母鸡们寻找食物。

它发现了一块宝玉，便对宝玉说："若不是我，而是宝石商找到了你，他会非常珍惜地把你捡起来；但我发现了你却毫无用处。我与其得到世界上一切宝玉，倒不如得到一颗麦子好。"

这是说自己需要的东西才是真正珍贵的。

胎教歌曲

准妈妈最好在孕期多抽出一些时间来进行音乐胎教。只要准妈妈带着对胎儿深深的母爱去唱，胎儿一定能感受到。心情愉悦的哼唱，胎儿一定会十分喜欢。

《一只小毛驴》

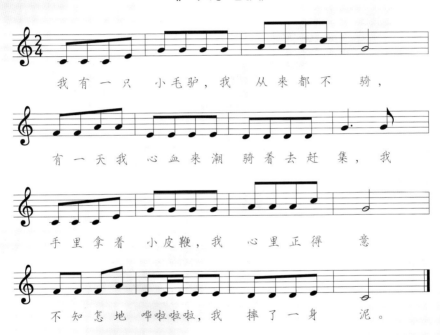

我有一只 小毛驴，我 从来都不 骑，

有一天我 心血来潮 骑着去赶 集，我

手里拿着 小皮鞭，我 心里正得 意

不知怎地 哗啦啦啦，我 摔了一身 泥。

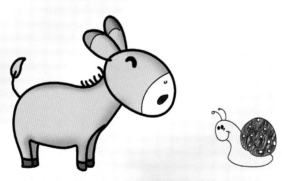

胎教游戏

百合花最关键的是最后一步，将花瓣用圆珠笔卷起，漂亮的百合花就可以完成了。

工具小提示

正方形彩色纸、彩色笔。

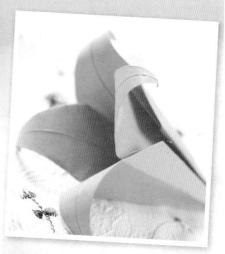

制作步骤

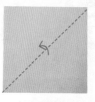

步骤①

准备一张正方形纸，沿虚线向箭头方向折叠。

步骤②

沿虚线向箭头方向折叠，折成双菱形。

步骤③

先折成双菱形，下面两角再向上折。

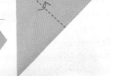

步骤④

两侧沿虚线向中心折。

步骤⑤

背面也一样，同步骤4。

步骤⑥

背面也一样，同步骤4。

步骤⑦

背面也一样，同步骤4。

步骤⑧

完成。

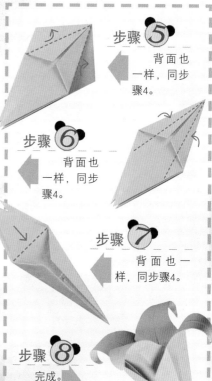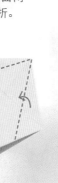

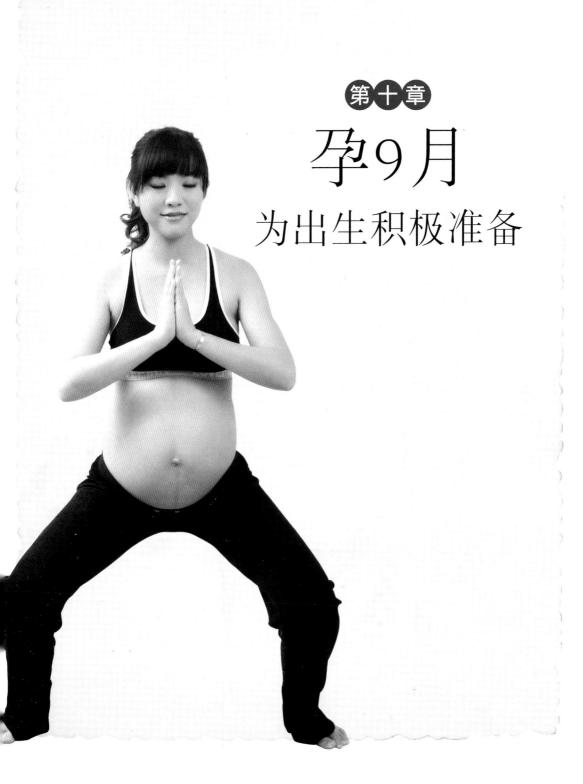

第十章

孕9月

为出生积极准备

胎儿发育

孕9月的胎儿

小脸胖胖的，皮肤变成淡淡的粉红色。怀孕35周时长到约2.5千克，看起来就像是新生儿一样。胎儿在准妈妈腹中活跃地运动着，尽管发育很好还是不会旋转身体。

怀孕33周 皮肤由红色变成粉红色

胎儿31周大了，重约两千克。除了肺部以外，其他器官的发育基本上接近尾声。为了活动肺部，胎儿通过吞吐羊水的方法进行呼吸练习。羊水量达到了最高峰，并一直维持到分娩结束。胎儿的皮肤由红色变成了粉红色。

怀孕34周 骨骼都会变得结实

这个时期，大部分胎儿把头部朝向妈妈的子宫，开始为出生做准备。胎儿的颅骨还比较柔软，尚未完全闭合。这种状态有利于胎儿顺利滑出产道。除了颅骨，其他的骨骼都会变得结实。

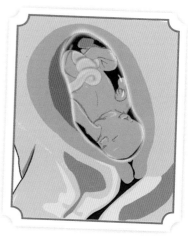

怀孕35周 呼吸系统基本发育完毕

胎儿33周大了，胎儿拥有了完整的手指甲，手指甲又长又尖，子宫内的胎儿活动双臂时经常被指甲划伤，所以刚出生时，很多宝宝的脸上有被划伤的痕迹。这时出生的宝宝，存活率在90%以上。胎儿的中枢神经系统、消化系统、呼吸系统基本发育完毕。

怀孕36周 胎毛几乎全部脱落

胎儿34周大了，重约2.8千克。各器官发育成熟，等待降生时刻的到来。肺部功能基本成熟，但是还不能靠自身的力量呼吸，所以这时期出生，还要依赖人工呼吸器。剩下的1个月内，胎儿的胎毛几乎全部脱落，仅在肩部、手臂、腿或者身体有皱褶的部位残留一些。

注意临产信号

经过十月怀胎，胎儿在子宫里发育成熟，就要离开母体出世了。胎儿要出世，有什么信号呢？如果准妈妈有以下感觉产生，这就说明胎儿离出生的日子不远了，准妈妈需要随时做好准备。

准妈妈腹部轻松感

准妈妈在临产前1～2周，由于胎儿先露部下降进入骨盆，子宫底部降低，常感到上腹部较前舒适，呼吸较轻快，食量增多。

羊水流出

在分娩前几个小时会有羊水从体内流出，这是临产的一个征兆，应及时去医院。

下腹坠胀

在产期来临时，准妈妈由于胎儿先露部下降压迫盆腔内膀胱、直肠等组织，常常感到下腹坠胀、尿频、腰酸等。

假阵缩

与临产前的宫缩相比，假阵缩有如下特点：持续时间短、间歇时间长，且不规律，宫缩强度不增加，宫缩只引起轻微胀痛且局限于下腹部，宫颈口不随其扩张。

见红

在分娩前24～48小时，阴道会流出一些混有血的黏液，即见红。这是由于子宫下段与子宫颈发生扩张，附近的胎膜与子宫壁发生分离，毛细血管破裂出血，与子宫颈里的黏液混合而形成带血的黏液性分泌物。若阴道出血量较多，超过月经量，不应认为是分娩先兆，而要想到有无怀孕晚期出血性疾病，如前置胎盘、胎盘早剥等。

其他异常

请准确记录以下几点并告诉医生：

1.子宫收缩开始时间__月__日__时__分，间隔时间__分，宫缩持续时间__分

2.见红时间__时__分，量____

3.有无破水，时间__时__分，羊水量___

以上所述只是分娩的先兆征象，不能作为诊断临产的依据。

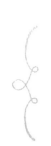

准妈妈的变化

孕9月的妈妈

腹部变得更大了，压迫着心脏、肺等器官，容易导致食欲不佳、呼吸困难。此外，阴道和子宫口变得柔软，月经增多，感到腹部发胀或大腿根部疼痛时要立刻休息。

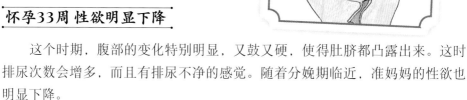

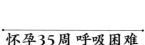

怀孕33周 性欲明显下降

这个时期，腹部的变化特别明显，又鼓又硬，使得肚脐都凸露出来。这时排尿次数会增多，而且有排尿不净的感觉。随着分娩期临近，准妈妈的性欲也明显下降。

怀孕34周 容易出现痉挛或疼痛

为了支撑硕大的腹部，腿部总会承受很大的重量，所以容易出现痉挛或疼痛，有时还会感到腹部抽痛，一阵阵紧缩。这时应该避免劳累，尽量躺下休息，而且把腿稍稍架高一点。工作时需长时间站立的准妈妈当你感到劳累时，会出现腹部紧缩或胯部肌肉疼痛。如果发现自己的手和脸突然肿起来，那就一定要去看医生。

怀孕35周 呼吸困难

进入怀孕35周时，子宫底高度达到最大，已经上移到胸口附近。子宫会挤压胃部或肺部，同时压迫心脏，所以此时呼吸困难和胸部疼痛的程度最为严重。日益临近的分娩会使准妈妈忐忑不安，和丈夫、朋友或父母多聊聊，也许可以稍微缓解一下内心的压力。

怀孕36周 腹部下坠感增强

本周准妈妈肚脐到子宫顶部的距离缩短，会有腹部下坠感，这是胎儿头部进入产道引起的。随着胎儿下降，上腹部会出现多余空间，准妈妈的呼吸终于变得顺畅，但是骨盆及膀胱的压迫感会加重。腹部下坠感因人而异，有些准妈妈在分娩前几周就有感觉，有些准妈妈则在阵痛开始后才有感觉。

准备好待产包

在闲暇时间的时候，准妈妈可以准备好待产包。当出现紧急情况时，可以随手拿起待产包就走。下面，我们为准妈妈开出最实用的待产包清单。

必备钱物

现金和医保卡	准妈妈自然分娩的费用在2000元左右，剖宫产费用在5000～15000元；如果有医保卡，准妈妈要记得携带
检查单据	超声波检查、心电图等怀孕期间的全部检查单据。便于医护人员了解准妈妈的身体、胎盘功能及胎儿宫内情况
证件	夫妻双方身份证、户口簿、结婚证及准生证等

必备食物

水	在分娩前的宫缩间隙，准妈妈喝水可减轻痛苦、保持体力
巧克力	在分娩时食用，能补充热量，维持分娩体力
红糖	分娩后喝一杯红糖水，可以帮助恢复力气
流质食物	吃些清淡的稀饭、面条和煲汤，能帮助下奶

必备生活用品

洗漱用品	牙刷、牙膏、毛巾、脸盆、水杯等
衣帽	出院时穿戴
拖鞋	选一双舒服的鞋子，在分娩后方便穿用
收腹带	如果是剖宫产，为避免伤口疼痛，可以准备一条收腹带
吸管	方便饮水
内裤	透气性好的纯棉内裤
卫生巾	要选择产妇专用卫生巾
靠垫	靠在上面喂奶更舒服
哺乳衫	前开襟的衣服方便喂奶
哺乳文胸	全棉无钢架设计，防止乳房下垂
乳垫	准备两对，以便换洗
消毒湿巾	清洁乳房、乳头

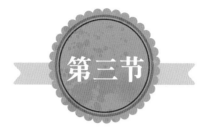

孕9月营养

孕9月营养需求

第9个孕月里，准妈妈的胃部仍会有挤压感，所以每餐可能进食不多。但要继续控制盐的摄入量，以减轻水肿带来的不适。由于准妈妈的胃部容纳食物的空间不多，所以不要一次性地大量饮水，以免影响进食。

孕晚期，逐渐增大的胎儿给准妈妈带来负担，准妈妈很容易发生便秘。由于便秘，又可发生内外痔。为了缓解便秘带来的痛苦，准妈妈应该注意摄取足够量的膳食纤维，以促进肠道蠕动。全麦面包、芹菜、胡萝卜、白薯、土豆、豆芽、菜花等各种新鲜蔬菜水果中都含有丰富的膳食纤维。准妈妈还应该适当进行户外运动，并养成每日定时排便的习惯。

营养补充：在本月中，必需补充维生素和足够的铁、钙、水溶性维生素，以硫胺素最为重要。如在怀孕9个月，硫胺素不足，容易引起呕吐、倦怠、体乏，还可能影响分娩时子宫收缩，使产程延长，分娩困难。铁摄入量不足，可影响胎儿体内铁的存储，产后易患缺钙性贫血。

准妈妈要特别注意加强最后三个月的营养，切忌偏食，并注意膳食中所含的营养素搭配合理。

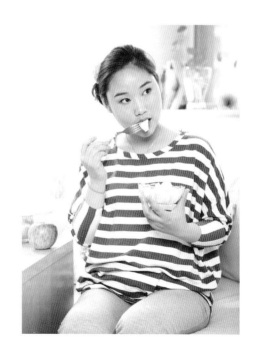

孕9月营养元素补充

继续补足钙和铁

在孕9月里，准妈妈必须要补充维生素和足够的铁、钙。每天准妈妈要摄入1 200～1 500毫克的钙，其中大约要有200毫克的钙用于胎儿的骨骼发育。缺钙比较严重的准妈妈要根据医生的建议补充钙剂。

另外，胎儿的肝脏每天会储存5毫克的铁，直到存储量达300～400毫克。这时摄入充足的铁，可以避免产后的婴儿患缺铁性贫血。

补充B族维生素

B族维生素是酶的组成成分，它以辅酶的形式存在，能够加速人体内的生物和化学反应进程。B族维生素主要有维生素B_1、维生素B_2、维生素B_6、维生素B_{12}、尼克酸和叶酸等。

准妈妈维生素B_1不足或缺乏，还可表现为小腿酸痛及心动过速等。维生素B_2是一种黄色物质，故又名核黄素。妊娠期母体代谢旺盛，所以维生素B_2需要量有明显增加。

如果维生素B_1及维生素B_6缺乏，容易影响分娩时的子宫收缩，使产程延长，分娩困难。所以这个时候应适当吃一些含B族维生素的食物，如瘦肉类、绿色蔬菜、新鲜瓜果等，同时还可以缓解或防治准妈妈便秘。

B族维生素主要含在瘦肉类、绿色蔬菜、新鲜瓜果之中。维生素B_1的食物来源非常丰富，粮谷类、薯类、豆类、酵母、坚果类、动物内脏、瘦肉、蛋类等都是其丰富的来源。其中谷类和胚芽中含量最高。维生素B_1与食物的加工及烹调方法密切相关。粮食碾磨得太细会丢失很多维生素B_1，多次用水搓米，煮饺子去米汤，在煮粥、煮豆或蒸馒头时加碱也会造成维生素B_1大量流失。

富含维生素B_6的食物：肉类食物如牛肉、鸡肉、鱼肉和动物内脏等。

富含维生素B_{12}的食物：只有肉类食物中才含有维生素B_{12}，摄入的食物一定要荤素搭配均匀。

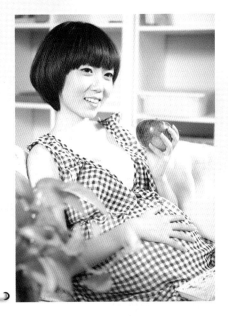

脂类摄入量控制在每天60克

此时，胎儿大脑中的某些部分还没有成熟，准妈妈需要适量补充脂类，尤其是植物油仍是必需的。每天摄入的总脂量应为60克左右。

膳食纤维不可少

孕后期，逐渐增大的胎儿给准妈妈带来负担，准妈妈很容易发生便秘。由于便秘，又可发生内外痔。为了缓解便秘带来的痛苦，准妈妈应该注意摄取足够量的膳食纤维，以促进肠道蠕动。全麦面包、芹菜、胡萝卜、白薯、土豆、豆芽、菜花等各种新鲜蔬菜和水果中都含有丰富的膳食纤维。准妈妈还应该适当进行户外运动，并养成每日定时排便的习惯。

吃什么，怎么吃

重视食物的质量

这个月，准妈妈的食欲会有所增加。

可多食富含蛋白质、碳水化合物等能量较高的食物，以保证充足的营养，为分娩储备能量。饮食的关键在于重视质量，而不是数量，没必要额外进食大量补品。对于增重过多的准妈妈，则要适当限制脂肪和碳水化合物等能量的补充，以利于分娩。

储备能量

准妈妈可以多吃一些脂肪和碳水化合物等含量较高的食品，为分娩储备能量。脂肪每天补充60克，碳水化合物每天补充500克左右。多吃一些粥、面汤等易消化的食物。还要注意粗细粮搭配、蔬菜搭配，预防便秘。

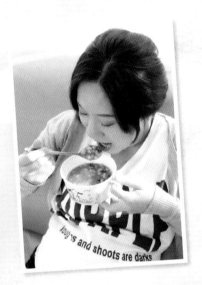

这些食物要多吃

只有母体的膀胱功能完善，才能分娩出骨骼和身体各器官健全的宝宝，因此要多食用能强化膀胱功能的食品。海藻和益母草都具有此功效。准备喂养母乳的准妈妈该从这个时期开始比平时多摄取40毫克左右的维生素。多食用大白菜、辣椒、菠菜、生菜、橘子等食物。

做好饮食保健

为了预防分娩时大出血，必须从这个时期开始摄取富含维生素C的食物，如柑橘、紫菜、大白菜、菠菜等。必须尽量避免食用影响情绪的食物，如咖啡、茶、油炸食物等。注意产前不要再服用各类维生素制剂，以免引起代谢紊乱，尽量从食物中获取所需营养。

多吃能提高睡眠质量的食物

大部分准妈妈在怀孕最后几周睡眠不好。一方面是由于增大的子宫造成身体不适，另一方面也可能是怀着对宝宝即将到来的期待。这时期必须避免食用影响睡眠的食物，如茶、咖啡等富含咖啡因的食物。多吃蔬菜和水果，睡前准妈妈不要大吃大喝，以免影响睡眠。

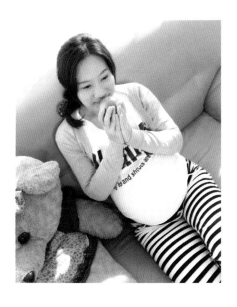

科学补充DHA(二十二碳六烯酸)

适合补充哪种DHA(二十二碳六烯酸)

DHA(二十二碳六烯酸)其实是一种Ω3不饱和脂肪酸，它能给宝宝一双明亮的眼睛。脑营养学家研究发现，DHA(二十二碳六烯酸)和胆碱、磷脂一样，都是构成大脑皮层神经膜的重要物质，能维护大脑细胞膜的完整性，并有促进脑发育、提高记忆力的作用。最新的研究还显示，DHA(二十二碳六烯酸)有助于胎儿的大脑椎体细胞和视网膜视杆细胞生长发育，打下良好的视力基础，因此建议准妈妈从妊娠4个月起适当补充DHA(二十二碳六烯酸)。

促进视网膜光感细胞的成熟

DHA(二十二碳六烯酸)不仅对胎儿大脑发育有重要影响，而且对视网膜光感细胞的成熟有重要作用。准妈妈在孕期的最后3个月，可利用母血中的α-亚麻酸（LNA）合成DHA(二十二碳六烯酸)，然后输送到胎儿大脑和视网膜，使那里的神经细胞成熟度提高。

所以，准妈妈在孕期应多吃一些含DHA(二十二碳六烯酸)的食物（如海鱼），在最后3个孕月，还应多吃含α-亚麻酸（LNA）的食物（如硬果类），有条件者可直接从α-亚麻酸或DHA(二十二碳六烯酸)营养品中补充。

能优化胎儿大脑椎体细胞的磷脂构成

孕期，DHA(二十二碳六烯酸)能优化胎儿大脑椎体细胞磷脂的构成成分。尤其胎儿满5个月后，如人为地对胎儿的听觉、视觉、触觉进行刺激，会引起胎儿大脑皮层感觉中枢的神经元增长更多的数突，这就需要母体同时供给胎儿更多的DHA(二十二碳六烯酸)。

食物来源有哪些

	种类	食物
1	配方奶粉	指添加DHA(二十二碳六烯酸)的配方奶粉，但添加DHA(二十二碳六烯酸)的含量是极少的
2	鱼类	DHA(二十二碳六烯酸)含量高的鱼类有鲔鱼、鲣鱼、鲑鱼、鲭鱼、沙丁鱼、竹夹鱼、旗鱼、金枪鱼、黄花鱼、秋刀鱼、鳝鱼、带鱼、花鲫鱼等，每100克鱼中的DHA含量可达1000毫克以上，就某一种鱼而言，DHA(二十二碳六烯酸)含量高的部分又首推眼窝脂肪，其次则是鱼油
3	干果类	如核桃、杏仁、花生、芝麻等。其中所含的α-亚麻酸（LNA）可在人体内转化成(二十二碳六烯酸)DHA
4	藻类	DHA(二十二碳六烯酸)制品

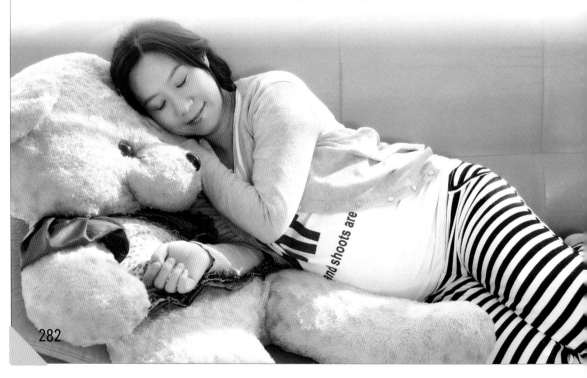

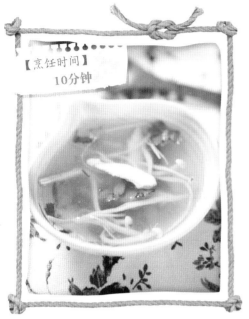

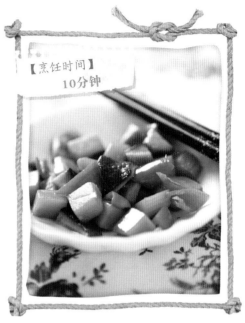

【烹饪时间】
10分钟

【烹饪时间】
10分钟

芦笋鸡丝汤

❋ 主要营养：钙、钾、蛋白质

原料

新鲜芦笋200克，鸡胸脯肉100克，金针菇、蒜苗各40克，鸡蛋1个，盐1/2小匙，淀粉两大匙。

做法

❶将鸡胸脯肉切成丝，加入盐、鸡蛋、淀粉拌匀上浆；芦笋洗净，切成长段；金针菇去根，洗净沥干；蒜苗择老叶，洗净，切成段。

❷将鸡肉丝在沸水锅中拨散、烫熟，再放入芦笋段、金针菇煮沸，然后加入盐、蒜苗烧开，即可食用。

家常烧笋丁

❋ 主要营养：B族维生素、钙、锌

原料

笋400克，香菇5朵，青辣椒1个，酱油1/2大匙，料酒两小匙，香油1小匙，水淀粉两小匙，豆瓣酱、植物油各1大匙。

做法

❶笋洗净，切成小方丁，用沸水焯熟，捞出投凉。香菇洗净，剪去蒂，切成丁。青辣椒洗净，去蒂，去籽，也切成丁。

❷炒锅烧热，加植物油，放入笋丁、青椒丁翻炒，再放入豆瓣酱炒匀，下入香菇、酱油、料酒翻炒片刻，然后加适量清水烧沸，出锅前加水淀粉勾芡，淋入香油，即可食用。

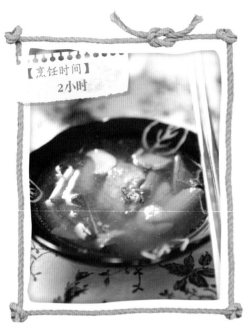

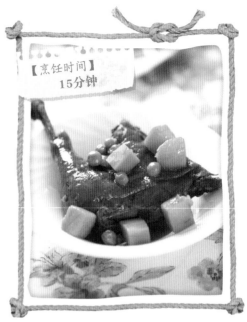

【烹饪时间】
2小时

【烹饪时间】
15分钟

芥蓝炖排骨

◉ **主要营养：** B族维生素、维生素C

原料

排骨200克，芥蓝300克，草菇、玉米笋各50克，虾仁30克。葱花、姜末、蒜末各适量，盐、胡椒粉各1小匙，料酒、酱油各1大匙，高汤两杯，植物油1/2大匙。

做法

❶排骨洗净，剁成寸段，用沸水焯烫，去净血水，捞出控水；芥蓝去皮洗净，切滚刀块，用沸水焯烫去苦味，捞出控水；草菇、玉米笋、虾仁洗净。

❷炒锅烧热，加植物油，六成热时下入葱花、姜末、蒜末爆香，再放入排骨翻炒，然后加料酒、酱油，炒至上色，再放入草菇、玉米笋、虾仁、芥蓝翻炒片刻，添高汤大火烧沸，加入盐、胡椒粉煮至入味，即可食用。

日式烧鸡腿

◉ **主要营养：** 钙、蛋白质

原料

鸡腿两个，南瓜100克，豌豆30克，盐1小匙，酱油、料酒、白酒各1/2大匙，香油适量，辣椒粉、黑胡椒各1/2小匙，姜汁两小匙，植物油少许。

做法

❶鸡腿用盐、白酒、酱油、姜汁腌渍30分钟；南瓜洗净，切成大块；南瓜块、豌豆分别用沸水焯熟，捞出控水。

❷炒锅烧热，加植物油，三成热时将鸡腿放入锅中煎至上色，捞出沥油。锅中留少许底油，加料酒、鸡腿，盖上盖焖两分钟，再加酱油、辣椒粉、黑胡椒继续煮，待汤汁收浓后淋香油，即可食用。

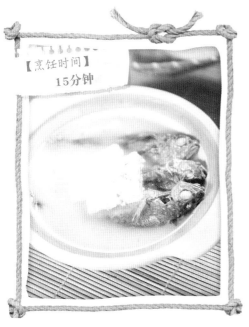

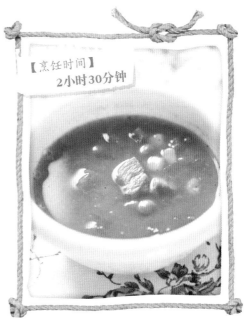

黄花鱼炖豆腐

❋ 主要营养：蛋白质、钙、脂肪

原料

黄花鱼750克，豆腐750克，豆瓣酱、葱、姜、蒜、八角、干红辣椒、植物油、料酒、白糖、醋、鸡精各适量。

做法

❶黄花鱼去鳞，剖腹，去内脏和鳃，洗净控干。

❷鱼身双面侧打花刀，豆腐切大块，葱切段，姜切片备用。

❸起油锅，油温热时，下入葱、姜、蒜、八角和干红辣椒爆香。

❹下入豆瓣酱小火炒出香味，加鱼加水，水要没过鱼身，大火烧开。

❺调入料酒、白糖和醋，继续中火炖煮至汤汁过半，添加豆腐、适量盐，继续用中火炖煮，至汤汁基本收干，加入鸡精，撒上葱花出锅。

牛肉炖番茄

❋ 主要营养：钙、蛋白质、维生素C

原料

牛肉300克，番茄两个，胡萝卜半根，玉米粒、豌豆各15克，洋葱末适量，蒜末适量，盐1小匙，番茄沙司1大匙，植物油两大匙。

做法

❶将牛肉洗净，切成小块，用沸水焯烫去血水，捞出控水；番茄洗净，切成块。胡萝卜洗净，去皮，切成小丁，玉米粒、豌豆洗净。

❷汤锅中加入足量清水烧沸，放入焯好的牛肉块，煮两小时，制成牛肉高汤。

❸炒锅烧热，加植物油，四成热时下入洋葱末爆香，再放入番茄炒软，然后放入玉米粒、胡萝卜丁、豌豆炒至断生，倒入牛肉、牛肉高汤，加盐、蒜末、番茄沙司煮至入味，即可食用。

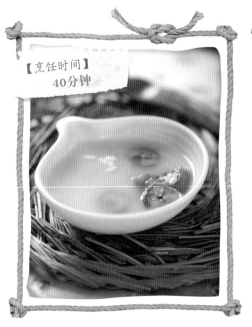

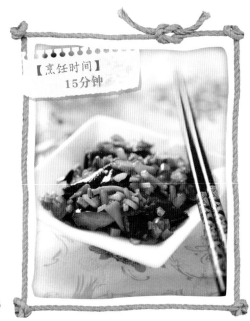

山药番茄粥

● **主要营养：**B族维生素、维生素C

原料

番茄1个，大米100克，山药50克。干山楂片若干，盐少许。

做法

❶山药洗净，削去外皮，切成圆片；番茄去蒂洗净，切成橘瓣状；干山楂片洗净；大米淘洗干净。

❷把大米、山药、干山楂片一起放入粥锅内，加适量清水，大火烧沸后改用小火煮30分钟，然后加入番茄，再煮10分钟，出锅前加入盐调味即可。

三丁炒茄条

● **主要营养：**维生素C、锌

原料

茄子3根，青辣椒1个，火腿50克，洋葱半个，葱花、姜末、蒜片各适量，高汤两大匙，盐1小匙，水淀粉两小匙，干淀粉30克，植物油少许。

做法

❶将青椒、火腿、洋葱均切成丁。茄子洗净，切长条，在茄子表面蘸一层淀粉，下入五六成热的锅中炸熟，捞出沥油。

❷炒锅留少许底油，油温七八成热时，下葱花、姜末、蒜片爆香，加入茄子、青椒、火腿、洋葱翻炒均匀，放入盐、高汤，用水淀粉勾芡，出锅装盘即成。

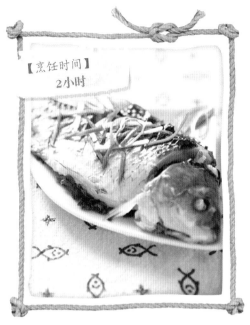

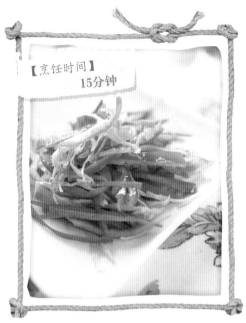

茶香清蒸鲫鱼

● 主要营养：蛋白质、钙

原料

鲫鱼1尾，葱段、姜片各适量，盐1小匙，烧酒、酱油、植物油各1大匙，绿茶适量。

做法

❶鲫鱼去腮、去内脏，刮净鱼鳞，洗净；将茶叶洗净，用热水泡一下，沥干，装入鱼腹中。

❷炒锅加入足量清水，大火煮沸后，将鲫鱼在沸水中焯一下，然后捞出放在大盘上，在鱼身上、下垫上葱段、姜片，撒上盐、烧酒、酱油、绿茶水、植物油，上屉蒸20分钟至鱼熟透，即可食用。

香脆三丝

● 主要营养：维生素C、B族维生素

原料

白菜300克，胡萝卜200克，青椒200克，大料2～3瓣，红尖椒、姜末、蒜泥、鸡精、花椒粒、植物油各适量。

做法

❶将白菜、胡萝卜、青椒洗净沥水切成细丝，撒上盐腌渍5～10分钟，撒上姜末、蒜泥、鸡精，拌匀后装盘。

❷将红尖椒剪成细丝，与花椒粒、大料一同放在小碗内，将烧热的植物油倒入，凉凉后再淋到菜丝上。

第四节

保健要点

准妈妈的起居和心态

9个月过去了，对于准妈妈来说，这9个月是艰辛的9个月，也是充满幸福的9个月，眼看着宝宝就要降临在世上，你可不能松懈，还是有许多问题需要注意的。

越来越大的腹部，可能会使你感到心慌气喘、胃部胀满，所以要注意每次进食不要太多，应采取少食多餐，把吃零食也算作饮食的一部分。

你的饮食，这个时候最好应以蛋白质为主，适当限制脂肪、糖类、淀粉类食物，要保证营养，但又不能过分强调营养，如果吃高糖、高脂食品过多，又不运动，就可能造成胎儿过大，给分娩造成困难。这个时期如发生水肿、妊娠高血压综合征的症状，还应限制盐和水的摄入量。但如果膳食中蛋白质供应不能满足你与宝宝的需求，就会使你体力衰弱，胎儿生长缓慢，产后恢复迟缓，乳液稀少。

禁止性生活

在孕晚期，由于精神上的疲劳和不安以及胎动、睡眠姿势受限制等因素，准妈妈可能经常会失眠。不必为此烦恼，失眠时看一会儿书，心平气和自然能够入睡了。这个时期的你，为预防胎盘早破、感染和早产，性生活是被严格禁止的。仍需继续保护好乳房，每天用温水洗乳头，如乳头短小，应每天用手指轻轻向外牵拉。

做好分娩的准备

孕9月的准妈妈必须时刻做好分娩的准备，一般情况下，准妈妈一般不需提前入院，出现产前迹象时入院即可，有异常情况时，如胎膜早破、妊娠高血压综合征、产前出血、胎心与胎动异常等应立即入院。此外，还有不少情况应提前入院，如骨盆狭窄、胎位不正、双胎、前次剖宫产、宫内生长迟缓、肝内淤积症、妊娠心脏病、妊娠糖尿病、肾病、甲亢、贫血等。总之，要遵医嘱，准妈妈及亲属不能自作主张。就要到冲刺的时候了，不要以肚子为借口放纵自己醋吃醋睡，适量的运动有助于准妈妈顺利分娩。

多吃含纤维质的食物

随着腹部的膨大，消化功能继续减退，更加容易引起便秘。准妈妈应多吃些薯类、海草类及含纤维质多的蔬菜。

沉重的身体加重了腿部肌肉的负担，准妈妈的腿会抽筋、疼痛，睡觉前可以按摩腿部或将脚垫高。许多准妈妈会腰痛，不必太介意，分娩后会自然痊愈。

不要长途旅行

这个时期的准妈妈，为了胎儿的安全和自身的安全着想，最好不要作长途旅行。上下班尽量不挤公共汽车，不骑自行车，短途者应以步行为安全。

这个时期的准妈妈身体重心继续后移，下肢静脉血液回流受阻，往往会引起脚肿，所以应避免穿高跟鞋，否则因重心不稳摔跤，造成早产，将危及胎儿的生命和准妈妈的健康。

要戒除盲目备物的心理

临产前就应该为宝宝准备东西，但不要盲目备物。有的准妈妈甚至连宝宝出生后，几岁用的东西都准备出来，今天想起来买这个，明天又赶紧去买那个，弄得整日忙个不停。

想着要多一个人了，准妈妈希望在房间中安排一个舒适的位置。将房间换成新的样式，新的格调，难免要移动一些大件物品。整天想这想那的，甚至在睡觉的时候都睡不踏实，得不到很好的休息。其实大可不必这样做，为新生儿做点必要的准备是应该的，好多事情完全可由丈夫或他人代劳，而且宝宝出生后，亲朋好友也会赠送宝宝一些必需品，所以不必在这方面太劳神。

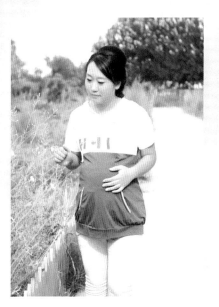

临产前保持好心情很重要

准妈妈临产前可能会感到内心十分焦虑紧张，丈夫面对她喋喋不休的渲泄，不要显出不耐烦的样子，以使准妈妈的情绪得到抚慰和安定。准爸爸可以用一些幽默诙谐的语言，来调节准妈妈紧张消极的情绪；或当准妈妈由于子宫收缩感到疼痛时，要及时安慰，使准妈妈减轻疼痛。

临产前，准妈妈要摆脱一切外在因素的干扰，尤其不应该顾虑即将诞生的宝宝性别，亲人也不应该给准妈妈施加无形的压力，免得给准妈妈带来沉重的心理负担，使分娩不顺利。如果到了预产期腹中的胎儿还没有动静，准妈妈也不要着急。因为到了预产期并非马上就要分娩，迟后几天也都是正常的。

准妈妈在分娩前保持良好的心理状态十分重要，它关系到分娩时能否顺利，所以准妈妈本人和丈夫都要为此做出努力，以一个良好的心态去迎接分娩。

慎重选择分娩的医院

实地考察，了解情况，选择最合适自己的医院。最好选择进行产前检查的医院，因为医生对准妈妈的情况比较了解。

妇幼保健院更专业

专业妇幼保健院的医生面对的就诊群体相对比较单一，都是准妈妈。

因此，一些中型妇幼保健院所配置的产科医疗器械比一般大型的综合医院会更齐全。如孕期的超声波检查、唐氏综合征筛查，妇幼保健院在此方面的设备和专业能力，无疑会比综合性医院的产科更完善。另外，专业妇幼保健院的产科医生每天负责的就是从孕期—产期—出院这一循环过程，技术实力相对较高，医护人员的操作更为熟练。

综合性医院的优势

现在许多大型的综合性医院科室齐全，各科专业人员技术水平高，对于那些容易出现异常并发症的准妈妈来说，一旦出现并发症，可以及时地在综合性医院各门诊科室得到会诊和处理。所以，容易出现异常并发症的准妈妈都适合选择综合性医院。怎样选择合适的医院，要根据家庭经济实际状况和准妈妈的身体状况决定。如果准妈妈在怀孕时伴有异常或出现严重的并发症，就要选择大型综合性医院。

选择医院应注意的事项	
选择离家近的医院	选择交通便利，即使堵车也能在1个小时以内到的医院
考虑分娩及产褥期	最好是初诊到分娩及产褥期都在同一个医院做诊察。主治医生是固定的，对医生的信赖感会增加，也可以安心分娩
考虑自己的健康状态	35岁以上的大龄准妈妈、家族中有遗传性疾病的准妈妈、准妈妈本身的健康不太好或胎儿有异常时，要选择综合性医院或专科医院
观察医院的卫生状态	刚分娩后，新妈妈和新生儿的身体免疫力非常弱，对细菌毫无防御力，所以要好好观察住院室、手术室、新生儿室、卫生间等设施的卫生状态
决定分娩方式	观察是否具备水中分娩、无痛分娩等自己愿意的分娩方式的设施和条件

有助顺产的产前运动

为了迎接分娩，这时期准妈妈应该坚持做一些强化骨盆肌肉的运动。另外，在预产期的前两周练习分娩促进运动，将有助于顺产。

下肢运动

坐在椅子上，双脚尽量分开，每次持续10分钟即可。

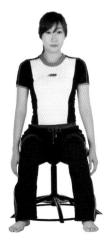

提臀运动

在仰卧状态下屈膝，然后向上推臀部。推上或放下时，大腿和臀部应该用力。通过此运动能强化骨盆周围的肌肉。

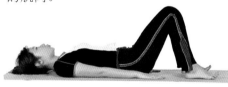

骨盆运动

准妈妈张开双腿，身体下蹲，同时身体往前倾，以不压迫腹部为准。注意掌握力度，不要过于用力，以免摔倒。

抬腿运动

自然站立，将一条腿用力提至45°，脚踝稍微往上提，换腿，重复做。

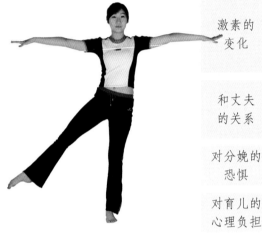

克服孕期抑郁症

随着怀孕的推进，准妈妈对变形的身材、分娩、育儿等都会产生恐惧心理。和丈夫关系的相对疏远也可能使本应愉快幸福的怀孕生活变得忧郁烦躁。下面，让我们了解一下孕期抑郁症产生的原因和摆脱孕期抑郁症的方法。

产生抑郁症的原因

体形的变化	随着怀孕后腹部鼓起，皮肤上长出粉刺和色斑，即使是平常对自己的外表信心十足的女性也会开始对自己的外貌失去自信
激素的变化	受孕之后，准妈妈体内的女性激素增多，这种激素使准妈妈的情感起伏变得强烈，有时连一点小事也会令准妈妈神经过敏，甚至大发脾气
和丈夫的关系	怀孕开始后，无论如何都不能像以前那样经常过性生活，这时准妈妈就会觉得和丈夫的关系疏远了
对分娩的恐惧	随着产期的临近，她们内心的不安愈加高涨
对育儿的心理负担	急切地想见到宝宝的同时，对于将来养育宝宝的压力也在增加

摆脱抑郁症的方法

方法	具体做法
找回自己的兴趣爱好	怀孕初期一举一动都要小心，但也不必为此停止一切活动。良好、适度的兴趣爱好不但会使怀孕这件事变得令人愉快，而且对胎教也很有帮助
收集有关怀孕和分娩的资料	怀孕后身体会发生哪些变化，分娩时应该怎么做，如果事先了解情况，心理上的负担就会减轻。最好积极阅读相关书籍，也可以向身边有过分娩经验的人了解有关知识

方法	具体做法
准爸爸的爱情是最佳处方	克服孕期抑郁症最有效的处方是准爸爸的爱。准妈妈怀孕后，准爸爸应该主动帮忙准妈妈分担家务，一起学习有关怀孕和分娩的知识
适当运动，保持身材，增进身体健康	孕期的适度运动不但可以增进健康、控制体重，还有助于准妈妈保持稳定的精神状态。另外，维持适当运动也有助于产后身体状况的恢复
积极乐观的生活态度	平时应该精心打扮，尽量遮掩皮肤上长出的小疙瘩。休息时可以多听一些柔和轻快的音乐来改善心情

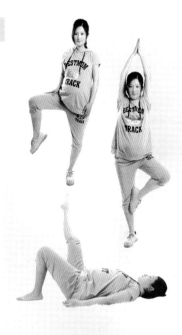

什么情况需要医院待产

在这一时期，胎儿随时都有可能降临，了解临产先兆，选对适合的时机到医院待产，既能保障准妈妈安全分娩，同时也能降低宝宝出生的危险系数。

征兆	应对方法
宫缩	对第一次分娩的准妈妈来说，当宫缩表现为有规律的下坠痛、腰部酸痛时，就代表频繁剧烈而有规律的宫缩开始了，2～3小时后应该去医院，这意味着分娩马上就要开始了
见红	分娩前24～48小时，从阴道排出少量血性黏液或咖啡色夹着黏稠分泌物的液体，称见红。见红可能持续几天，每天有少许排出；也可能一下子突然见红。如果见红量较多，超过平时月经量，应及时去医院与医生或助产士联系
破水	临产后，宫缩频率加强，羊膜囊破了，阴道有清亮的淡黄色水流出，带点腥味，不能控制，这就是破水。如在临产前，胎膜先破，羊水外流，则应立即平卧并送医院待产

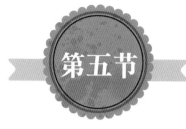

第五节

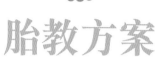

胎教方案

你了解音乐胎教吗

音乐是给胎儿的另一种语言，让宝宝在准妈妈体内就接受音乐的熏陶，不但可以促进胎儿的大脑发育，也可尽早开发他的音乐潜能，对其性格培养也有重要作用。实践证明，受过音乐胎教的宝宝，出生后喜欢音乐，反应灵敏，性格开朗，智商较高。

合理进行音乐胎教

妊娠后期是胎儿脑细胞急速增长和记忆力提高的阶段，所以在曲目的选择上一定要注意。

可以给大脑积极刺激的、震动幅度大的弦乐音乐是比较好的选择，节奏变化不大，比较柔和自然的音乐也是不错的选择。在下面推荐的音乐中，请考虑音乐的特性来欣赏这些音乐。

· 莫扎特交响曲第四十篇章中的第一乐章
· 柴可夫斯基花的圆舞曲
· 维尔瓦第第三号长笛协奏曲
· 贝多芬F大调浪漫
· 莫扎特单簧管协奏曲第二乐章
· 莫扎特小夜曲G大调K525第二乐章浪漫
· 巴赫无伴奏大提琴组曲1号

准爸爸参与效果更好

如果夫妻一起来欣赏胎教音乐的话，不仅对胎儿有益，还会增进夫妻之间的幸福感。选择胎教音乐时，最好是夫妻一起去选。夫妻在一起聆听胎教音乐的时候，丈夫最好一边照顾怀孕的妻子，一边爱抚妻子腹中的胎儿，保持这样温馨的气氛胎教效果会更好。

孕9月胎教课堂

调节情绪

有的准妈妈到了这一周就开始紧张了，对分娩充满了期待也充满了担心。这时准妈妈要学会调节自己的情绪，如果觉得紧张可读一些笑话来调节情绪。

一天，有三个男人的老婆刚好被送去同一家妇产医院生宝宝。第一个男人说："我在双喜临门公司上班，生了一对双胞胎。"第二个男人说："我在三三百货公司上班，我老婆生了三胞胎。"第三个想："我在七星公司上班，该不会生……七个吧！"

想象胎儿的模样

意念从某种意义上来说就是想象力，想象力每个人都有，准妈妈可以运用这种力量，将美好的愿望、祝愿传递给胎儿。

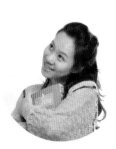

准妈妈可以反复在心中勾勒出胎儿的形象。细细地想，什么样的眼睛、什么样的鼻子、什么样的嘴巴。

以乐观的情绪迎接新生命

应该以愉快的心情去面对新的开始，迎接新生命的降临将是一件非常美妙的事情。

准妈妈在这一周就要临产了，一定要保持乐观、积极向上的精神，要相信自己能够顺利地生下一个健康的宝宝，孕期的所有不适也将随着分娩而结束。

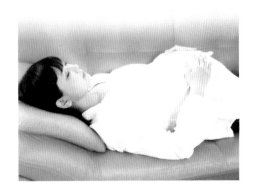

学习腹式呼吸

准妈妈在这一周要学习腹式呼吸，为分娩做准备。在阵痛开始时，腹式呼吸可松弛腹部肌肉、减轻产痛，并能分散对产痛的注意力。

腹式呼吸做法：平躺，双腿微弯，用鼻深吸气使腹部凸起、胸部保持不动，再慢慢用口吐气并松弛腹部肌肉。早晚各做10～15次。

胎教诗歌

请准妈妈带着一颗纯净的心给腹中的胎儿阅读文章吧！用饱含深情的语言，用温柔美妙的声音去让胎儿聆听妈妈的声音。

论孩子

作者：卡里·纪伯伦

出自卡里·纪伯伦《先知》，1931年，冰心（谢婉莹）译

你们的孩子，都不是你们的孩子，

乃是生命为自己所渴望的儿女。

他们是借你们而来，却不是从你们而来，

他们虽和你们同在，却不属于你们。

你们可以给他们以爱，却不可给他们以思想，

因为他们有自己的思想。

你们可以荫庇他们的身体，却不能荫庇他们的灵魂，

因为他们的灵魂，是住在"明日"的宅中，

那是你们在梦中也不能相见的。

你们可以努力去模仿他们，却不能使他们来像你们，

因为生命是不倒行的，也不与"昨日"一同停留。

你们是弓，你们的孩子是从弦上发出的生命的箭矢，

那射者在无穷之中看定目标，也用神力将你们引满，

使他的箭矢迅疾而遥远地射了出去。

让你们在射者手中的"弯曲"成为喜乐吧；

因为他爱那飞出的箭，也爱了那静止的弓。

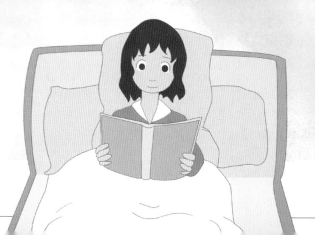

胎教故事

妈妈在念胎教故事的时候，可以用语言将图画和文字传达给宝宝，宝宝听到这些，便开始了想象的训练。

田忌赛马

齐国的大将田忌，很喜欢赛马，有一回，他和齐威王约定，要进行一场比赛。他们商量好，把各自的马分成上、中、下三等。比赛的时候，要上马对上马，中马对中马，下马对下马。由于齐威王每个等级的马都比田忌的马强一些，所以比赛了几次，田忌都失败了。

有一次，田忌又失败了，觉得很扫兴，比赛还没有结束，就垂头丧气地离开赛马场，这时，田忌抬头一看，人群中有个人，原来是自己的好朋友孙膑。孙膑招呼田忌过来，拍着他的肩膀说："我刚才看了赛马，威王的马比你的马快不了多少呀。"孙膑还没有说完，田忌瞪了他一眼："想不到你也来挖苦我！"孙膑说："我不是挖苦你，我是说你再同他赛一次，我有办法准能让你赢了他。"田忌疑惑地看着孙膑："你是说另换一匹马来？"孙膑摇摇头说："连一匹马也不需要更换。"田忌毫无信心地说："那还不是照样得输！"孙膑胸有成竹地说："你就按照我的安排办事吧。"齐威王屡战屡胜，正在得意扬扬地夸耀自己马匹的时候，看见田忌陪着孙膑迎面走来，便站起来讥讽地说："怎么，莫非你还不服气？"田忌说："当然不服气，咱们再赛一次！"说着，"哗啦"一声，把一大堆银钱倒在桌子上，作为他下的赌钱。齐威王一看，心里暗暗好笑，于是吩咐手下，把前几次赢得的银钱全部抬来，另外又加了一千两黄金，也放在桌子上。齐威王轻蔑地说："那就开始吧！"一声锣响，比赛开始了。孙膑先以下等马对齐威王的上等马，第一局田忌输了。齐威王站起来说："想不到赫赫有名的孙膑先生，竟然想出这样拙劣的对策。"孙膑不去理他。接着进行第二场比赛。孙膑拿上等马对齐威王的中等马，获胜了一局。齐威王有点慌乱了。第三局比赛，孙膑拿中等马对齐威王的下等马，又战胜了一局。这下，齐威王目瞪口呆了。比赛的结果是三局两胜，田忌赢了齐威王。还是同样的马匹，由于调换一下比赛的出场顺序，就得到转败为胜的结果。

胎教歌曲

当胎儿听到好的音乐时也会感到幸福。对于胎儿来说，除了妈妈的声音以外，最好听的声音就是音乐。准妈妈听音乐的时间最好控制在半小时左右，尽量选择一些舒缓的曲子，并且声音不能太大。

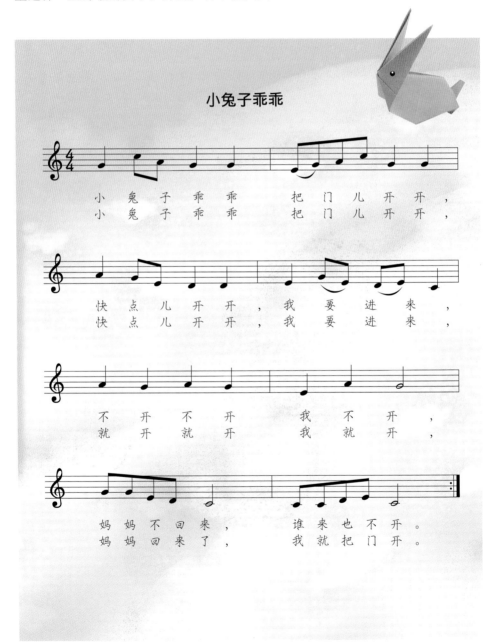

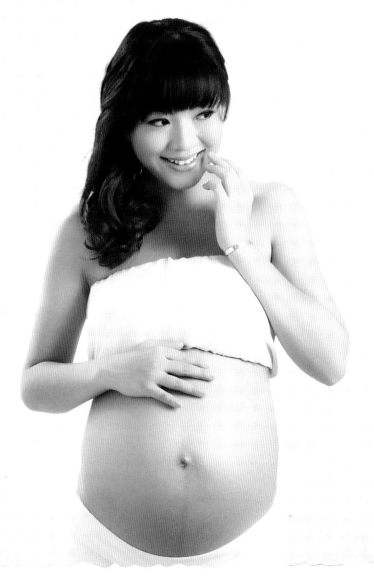

第十一章

孕10月

分娩倒计时

第一节
胎儿发育

孕10月的胎儿

皮下脂肪发育完全，身体胖乎乎的。骨骼、脑神经、内脏器官等身体的全部组织都发育好了。宝宝通过胎盘得到了充分的免疫物质，具有抵抗力，什么时候出生都没问题。

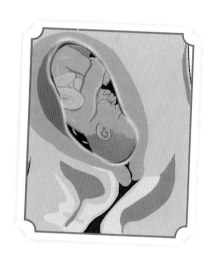

怀孕37周 胎儿随时可以出生

现在胎儿足月了，也就是说，他随时可以出生。如三维超声扫描所示，胎儿看起来像个新生儿。如果胎儿是臀先露，医生现在可能会使用体外胎位倒转术。

怀孕38周 准备出生

这个时期，身体各部位的骨骼均匀发育，所以刚出生的宝宝可以马上放声大哭，或者活动手脚。这个时期，胎儿的身体充满了整个子宫，所以胎儿要弯曲身体，双手向前合拢。胎儿的头部会朝向骨盆内的方向，准备出生。准妈妈的骨盆腔包围着胎儿，会好好地保护胎儿。此外，由于受到胎盘分泌激素的刺激，不管是男宝宝还是女宝宝，胸部都会鼓起来，出生后不久会恢复正常。

怀孕39周 手指甲和脚指甲形成

此时胎儿的大部分胎毛会脱落，手指甲和脚趾甲完全形成。另外，胎儿的肠道内充满暗绿色胎便。胎便是由胎儿肠道内掉落物和胎毛、色素等物质混合而成。一般情况下，在分娩过程中被排出，或者出生后几天内变成大便排到体外。

怀孕40周 坚持到最后

虽然分娩主要是通过准妈妈的痛苦与努力完成的，但从分娩开始的瞬间直到来到世上为止，胎儿也付出了相当大的努力。配合子宫的收缩和准妈妈的用力，胎儿为了从狭窄且弯曲的产道里挤出，也在不停地转动身体、变换姿势。为了顺利产下胎儿，准妈妈要尽最大努力，听从医生的指示非常重要。分娩的痛苦是不可避免的，但这也是成为妈妈的必经磨难，因此一定要坚持到最后。

了解分娩过程和辅助动作

分娩第一期			
子宫口变化	逐渐张开，直到全开（2～10厘米）		
子宫收缩进程	规则收缩，每2～4分钟1次，持续45～60秒钟		
呼吸方法	深呼吸基本是腹式呼吸	呼气，子宫收缩剧烈时要增加呼吸的频率，收缩减缓时，频率减慢	腹式呼吸或胸式呼吸
辅助动作	不要慌张，吃易消化的食物。阵痛间隔为10分钟后再前往医院	阵痛强烈时可以通过按摩减轻痛感	口渴时要及时补充水分
时间	初产妇为6～18小时，经产妇为2～10小时		

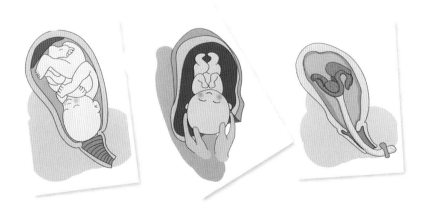

分娩第二期

子宫口变化	开始能看到宝宝头部	
子宫收缩进程	规则收缩，每5～10分钟1次，持续30～60秒钟左右	
呼吸方法	憋气使劲，深深吸气后，憋住气	发出fa、fa等声音来放松，也可以轻轻呼气
辅助动作	配合呼吸，放松大腿和臀部肌肉	
时间	初次生育1～2小时，经产妇为30分钟～1小时	

分娩第三期

子宫口变化	无变化
子宫收缩进程	胎盘出来了，还有轻微收缩
呼吸方法	轻松地呼吸
辅助动作	妈妈及时抱着宝宝喂母乳
时间	初次生育和经产妇均为5～30分钟

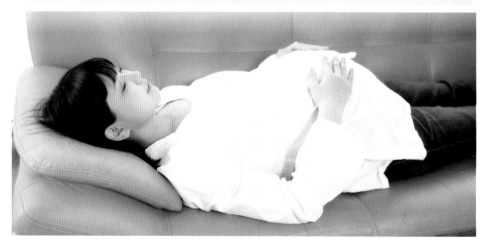

第二节

准妈妈的变化

孕10月的妈妈

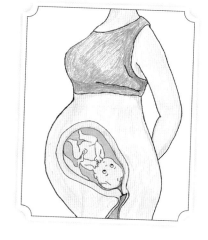

胎儿位于骨盆中下部,胃的压迫感消失了,食欲恢复。但是,压迫着膀胱和直肠,可能导致尿频和便秘。要是腹部频繁产生不适反应,子宫反复不规则地收缩,就是即将分娩的信号了。

怀孕37周耐心等待分娩的来临

随着预产期的临近,准妈妈下腹部经常出现收缩或疼痛,甚至会产生阵痛的错觉。疼痛不规则时,这种疼痛并非阵痛,而是身体为适应分娩时的阵痛而出现的正常现象。随着分娩期的接近,子宫口开始变得湿润、柔软、富有弹性,有助于胎儿顺产。再坚持几天,就可以和宝宝见面了,准妈妈现在要做的是充分休息,做好一切准备,耐心等待分娩的来临。

怀孕38周分辨真假宫缩

宫缩是即将分娩的信号,而大部分准妈妈在子宫收缩之前,会经历假阵痛收缩。假阵痛收缩类似阵痛,但是不同于子宫收缩。假阵痛收缩没有规律,而且稍微活动,疼痛就会消失了。

怀孕39周留意分娩征兆

准妈妈除出现有规律的子宫收缩之外,还会出现其他分娩的征兆。由于羊膜的破裂,会流出羊水、堵住子宫颈管的黏液、血液的混合物,这种液体叫作恶露。出现恶露就预示着即将开始分娩,所以应该尽快去医院。

怀孕40周做好入院准备

准妈妈腹部感到针刺似的疼痛，并且这种疼痛以30分钟或1小时为间隔持续发生，那么这时就可以认定阵痛开始。阵痛的时间间隔因人而异。一旦阵痛间隔时间小于30分钟，不要慌张，应沉着地做好住院准备。

留意分娩的三大征兆

规律性宫缩

宫缩的特征

1	子宫的收缩有规律，逐渐加强。宫缩初期大概每隔10分钟宫缩1次，且强度较轻微
2	宫缩强度逐渐加深，宫缩频率加快，每隔3～5分钟宫缩1次，每次宫缩持续时间变长，可持续50～60秒钟
3	大部分出现在腹部下方，但是会扩散到背部下方
4	宫缩会引起腹痛，腹痛一阵紧似一阵，就预示着快临产了。宫缩从不舒服的压力到绷紧、拉扯的痛
5	有少数准妈妈会出现腰酸症状
6	宫缩发生时通常情况下会见红

出现宫缩怎么办

走动可能会使腹痛更严重，准妈妈可以卧床躺着休息。用垫子或椅子做支撑，找一种最适合的姿势减轻疼痛。不要做剧烈运动及使用腹肌的运动，可以做散步这样轻微的活动。最好有家人的陪伴，防止有突然情况发生。

如果宫缩不规律或是形成规律但间隔很长，说明离分娩还有一段时间，可以在家休息，等阵痛达到每10分钟1次的时候再入院待产。

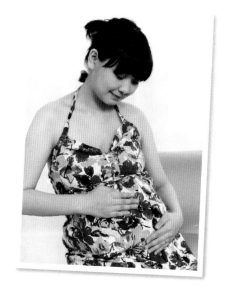

见红

见红的特征

1 见红的颜色一般为茶褐色、粉红色、鲜红色

2 出血量一般比月经的出血量少

3 混合黏液流出，质地黏稠

4 见红大多发生在分娩临近，阵痛发生前24小时出现。但个体有差异，也有准妈妈在分娩1周前或更早就出现见红的情况

出现见红怎么办

如果只是出现了淡淡的血丝，量也不多，准妈妈可以留在家里观察。平时注意不要太过操劳，避免剧烈运动。如果见红后出现阵痛和破水就应该立即在家人的陪同下去医院。

破水

破水的特征

1 流出的羊水无色透明，可能含有胎脂等漂浮物

2 感觉到热的液体从阴道流出

3 准妈妈无意识，不能像控制尿液一样控制羊水流出

4 破水具有持续性

破水后怎么办

不管在什么场合，都应立即平躺，防止羊水流出。破水后，可以垫些护垫，需要干净的内裤和干净的卫生护垫。破水可能导致宫内感染，所以一旦发生破水就应立即去医院。

第三节

营养关注

孕10月营养

孕10月营养需求

新生命即将来临之前还是不要忽略了营养。这个月，准妈妈的胃部不适之感会有所减轻，食欲也随之增加，因而各种营养的摄取应该不成问题。

首先，要多吃含矿物质丰富的食物。特别是含铁和钙丰富的食物。其次，要增加蛋白质的摄入，以防止产后出血，增加泌乳量。再次，要补充必需脂肪酸和DHA(二十二碳六烯酸)。DHA(二十二碳六烯酸)是胎儿大脑、眼睛发育和维持正常功能所需的营养素，人体内不能合成，必须从食物中获得。鱼肉中DHA(二十二碳六烯酸)含量较高，准妈妈应多食用。最后，要吃含有丰富维生素、无机盐和纤维素的食物。绿叶蔬菜如菠菜、白菜等；水果中含有较多的维生素C和果胶，多吃蔬菜水果，有助于防治便秘。

孕10月营养元素补充

富含锌的食物

在孕期，锌能维持胎儿的健康发育，并帮助准妈妈顺利分娩。而胎儿对锌的需求量在孕晚期达到最高。因此，准妈妈需要多吃一些富含锌元素的食物，如瘦肉、紫菜、牡蛎、鱼类、黄豆、核桃等，尤其是牡蛎，其含锌量非常丰富。

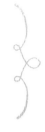

补充维生素K

维生素K经肠道吸收，在肝脏产生出凝血酶原及凝血因子，有很好地防止出血的作用。准妈妈在预产期的前一个月应有意识地从食物中摄取维生素K，可在分娩时防止大出血，也可预防新生儿因缺乏维生素K而引起的颅内、消化道出血等。富含维生素K的食物有菜花、白菜、菠菜、莴笋、干酪、肝脏、谷类等。

重点补充维生素B$_{12}$

维生素B$_{12}$是人体三大造血原料之一。若摄入量不足，会有身体虚弱、精神抑郁等状况，还可能引起贫血症。这种维生素几乎只存在于动物食品中，如牛肉、鸡肉、鱼、牛奶、鸡蛋等。

补充足够的铁

分娩会造成准妈妈血液的流失、阴道生产的出血量为350～500毫升，而剖宫产的出血量最高可达到750～1000毫升。因此，这个阶段的补铁绝不可怠慢，补充量应为每日20～30毫克。

吃什么，怎么吃

吃容易消化的食物

孕10月吃的时候，尽量多吃一些东西。进食的时候要吃容易消化的，不吃油性大的食物，吃少渣味鲜的食物，如面条鸡蛋汤、牛奶、酸奶等，准妈妈要吃饱吃好，这样才能为分娩准备足够的能量。

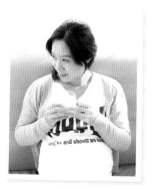

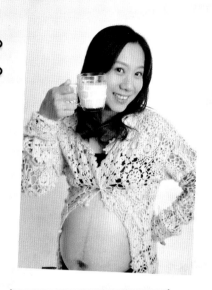

如何根据产程安排饮食

产程，是指女性生产分娩宝宝的全过程。分娩的过程分为3个产程。

第一产程：在整个分娩过程中所占的时间最长。虽然阵痛会影响到正常进食，但为了保证体力，准妈妈应吃些蛋糕、稀饭、烂糊面等柔软、清淡且易消化的食物，应分多次进食，每次不宜太多。

第二产程：准妈妈可喝些糖水、果汁、菜汤、牛奶、藕粉等，以补充能量。在这个阶段，鼓励吃一些高热量的流食或半流食。

第三产程：通常时间较短，不必勉强进食。若出现产程延长的现象，应给准妈妈喝些糖水、果汁。

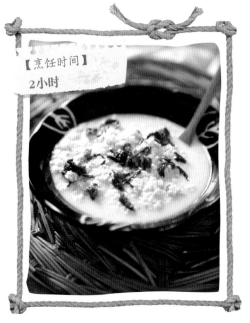

【烹饪时间】
2小时

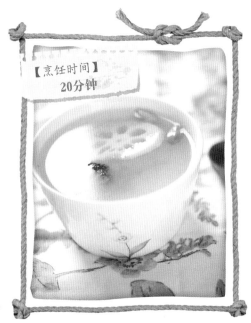

【烹饪时间】
20分钟

雪里蕻燕麦粥

● 主要营养：钙、铁、B族维生素

原料

大米100克，燕麦、雪里蕻各50克，猪肉末适量。葱花、姜末各少许，料酒、酱酒各1/2大匙，盐少许，植物油1大匙。

做法

❶将大米、燕麦分别用清水淘洗净，用清水浸泡两小时；雪里蕻洗净，切碎。

❷炒锅烧热，加入少许植物油，下入葱、姜爆香，然后倒入猪肉末炒至变色，再加入料酒、酱酒和雪里蕻，翻炒均匀，出锅备用。

❸将大米、燕麦一同放入粥锅内，加适量清水，大火煮沸后转小火煮1小时，至粥黏稠时下入炒好的雪菜肉末，搅拌均匀，加入盐调味，即可食用。

奶味藕块西蓝花汤

● 主要营养：维生素C、钙

原料

莲藕300克，西蓝花两朵，花生1小把，牛奶半杯，盐适量。

做法

❶藕洗净，切去两端的藕节，削去外皮，切成块；西蓝花用淡盐水浸泡15分钟，用清水冲净，掰小朵；花生用油炸，捞出控油。

❷汤锅加适量清水、牛奶煮沸，放入莲藕块、西蓝花，加盐调味，出锅前加花生米，即可食用。

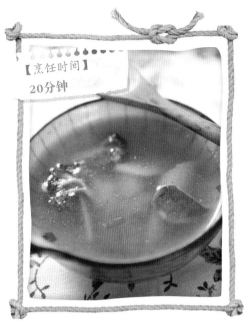

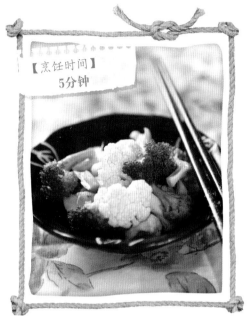

口蘑时蔬汤

❋ 主要营养：锌、维生素C、B族维生素

原料

口蘑200克，玉米笋、胡萝卜、土豆各50克，西蓝花两朵，葱花适量，盐、酱油各1小匙，绍酒两小匙，高汤两杯，植物油1大匙。

做法

❶将口蘑洗净，切成片；玉米笋洗净，切滚刀块；土豆、胡萝卜去皮洗净，切片；西蓝花用淡盐水浸泡15分钟，用清水冲净，掰小朵。

❷炒锅烧热，加植物油，六成热时下入葱花爆香，再加入高汤、玉米笋、胡萝卜、土豆、西蓝花，用小火炖至熟烂，加入盐、酱油、绍酒，煮至入味，即可食用。

炝青白双花

❋ 主要营养：维生素C、B族维生素

原料

菜花、西蓝花各200克，葱油1小匙，盐适量，蒜泥少许。

做法

❶将菜花、西蓝花分别用淡盐水浸泡15分钟，再用清水冲洗干净，然后用刀切成小块。锅中加适量清水烧开，将菜花、西蓝花焯一下，捞起投凉。

❷将焯好的菜花、西蓝花加盐、蒜泥、葱油调味，拌匀入味，即可食用。

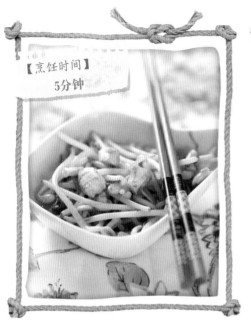

【烹饪时间】
5分钟

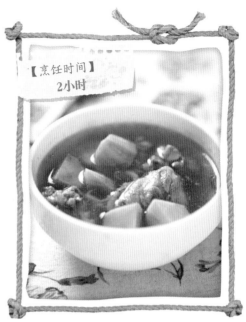

【烹饪时间】
2小时

鸡丁炒黄豆芽

● **主要营养：** 蛋白质、B族维生素

原料

黄豆芽200克，鸡脯肉100克，红辣椒、绿辣椒各1个，海米少许，盐1小匙，葱花、胡椒粉少许，水淀粉、香油各适量，植物油1大匙。

做法

❶将鸡脯肉切成大小相仿的丁；海米洗净，用热水泡发，捞出控水；黄豆芽洗净，用沸水焯一下，捞出投凉；红辣椒、绿辣椒洗净，去蒂，切成丁。

❷炒锅烧热，加植物油，六成热时下入葱花爆香，再下入鸡丁炒熟，然后放入黄豆芽，翻炒均匀，加入盐、胡椒粉翻炒均匀，出锅前用水淀粉勾芡，淋香油，即可食用。

山药兔肉汤

● **主要营养：** 蛋白质、钙、铁

原料

净兔半只，山药、枸杞子各20克，花椒、葱、姜各适量，盐1小匙，料酒1大匙。

做法

❶将净兔用清水洗净，剁成大块，用沸水焯一下，去血水；山药去皮，洗净，切成滚刀块；枸杞子用温水泡发。花椒、姜、葱用沸水冲泡，制成调料水，凉凉。

❷将兔肉块、山药块、枸杞子放入炖盅内，加入调料水和适量热水没过原料，盖好盅盖，放入蒸锅大火蒸两小时，出锅后加盐、料酒调味，即可食用。

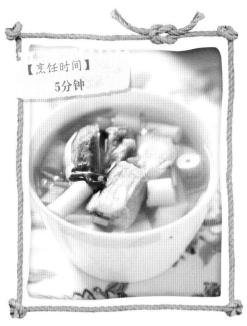

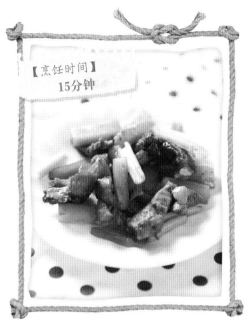

笋焖排骨

❋ 主要营养：蛋白质、钙

原料

排骨300克，笋100克，莲子30克，姜片少许，盐1小匙，胡椒粉、料酒各1/2大匙，植物油两大匙。

做法

❶排骨洗净，用刀剁成寸段，加盐、料酒、姜片腌渍片刻；笋剥去外壳，洗净，切滚刀块；莲子用清水先浸泡两小时，用牙签捅去莲子心。

❷炒锅烧热，加植物油，四成热时下入排骨煸炒，再放入笋、料酒、适量开水、莲子盖上盖，中火焖煲20分钟，然后加入盐、胡椒粉调味，即可食用。

莴笋炒鸡条

❋ 主要营养：B族维生素、蛋白质

原料

鸡腿1只，莴笋1根，芹菜50克，泡红辣椒适量，姜片、蒜片、葱花各适量，盐、香油各1小匙，高汤3大匙，水淀粉、酱油、植物油各1大匙。

做法

❶鸡腿去骨取肉，用刀背拍松，切成长粗条，用盐、水淀粉抓匀上浆；莴笋剥去外皮，切成相应的条；芹菜择去老叶，洗净后切成段。

❷将盐、酱油、香油、高汤、水淀粉调对好芡汁。

❸炒锅烧热，加植物油，七成热时放入泡红辣椒、葱花、姜片、蒜片爆香，再放入鸡肉条炒散，然后放入莴笋条、芹菜段炒熟，出锅前倒入芡汁勾芡，即可食用。

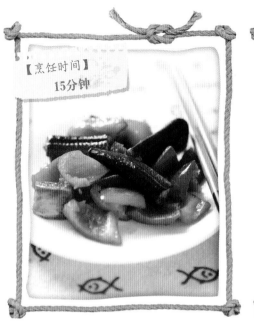

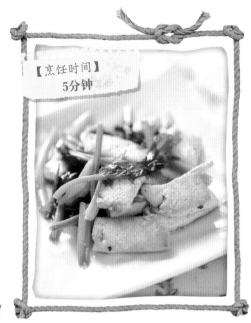

炒鳝段

◎ **主要营养：** 铁、蛋白质

原料

鳝鱼两尾，青辣椒、红辣椒各1个，料酒、醋、植物油各1大匙，蒜末、淀粉各适量，豆豉3大匙，胡椒粉1小匙。

做法

❶鳝鱼加少许醋、淀粉抓洗，除去鳝鱼身上的黏液后，去内脏，切小段；青辣椒、红辣椒分别洗净，去蒂、去籽，切菱形片。豆豉用水洗净。

❷炒锅烧热，加植物油，四成热时倒入鳝段，并淋料酒，炒匀后盛出。

❸炒锅烧热，加植物油，六成热时倒入蒜末爆香，加豆豉、青辣椒片、红辣椒片翻炒，最后放入鳝片、胡椒粉一起翻炒均匀，即可食用。

菠菜煎豆腐

◎ **主要营养：** 蛋白质、钙、铁

原料

豆腐400克，菠菜200克，植物油、盐各适量。

做法

❶将豆腐切片，菠菜切段。

❷炒锅烧热，将豆腐片放入油锅两面煎黄。

❸加盐，烧1～2分钟后，再加菠菜段即可。

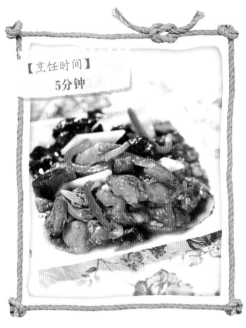

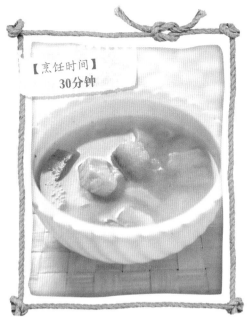

爆炒鸡杂

● 主要营养：蛋白质、钙

原料

鸡腰子、鸡肝、鸡心、鸡肠、莴苣各100克，酱油、盐、白糖、醋、淀粉、葱姜丝、红椒、植物油各适量。

做法

❶将鸡腰子、鸡肝、鸡心、鸡肠翻洗干净；鸡腰子去筋切片，鸡肝、鸡心切片，鸡肠用沸水氽一下，切长段；莴苣切成马耳朵状。

❷把酱油、盐、白糖、醋、淀粉调成芡汁，红椒切成马耳朵状。

❸锅内放油烧到五成热时，放鸡杂炒散断生，再加入莴苣、葱姜丝、红椒，炒出香味，然后烹入芡汁，起锅盛盘。

清蒸冬瓜熟鸡

● 主要营养：钾、维生素C、蛋白质

原料

熟鸡肉400克，冬瓜300克，鸡汤、酱油、盐、鸡精、料酒、葱段、姜片各适量。

做法

❶熟鸡肉去皮，切成象眼块，把鸡肉皮朝下，整齐地码入盘内，加入鸡汤、酱油、盐、鸡精、料酒、葱段、姜片，上笼蒸透，取出，拣去葱段、姜片，把汤汁滗入碗内待用。

❷冬瓜洗净切块，放入沸水锅内焯一下，捞出码入盘内的鸡块上，将盘内的冬瓜块、鸡肉块一起扣入汤盘内。

❸炒锅上火，倒入碗内的汤汁，烧开撇去浮沫，盛入汤盆内即成。

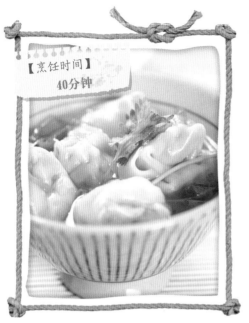

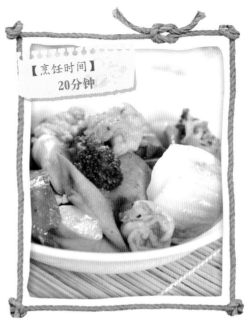

鱼肉馄饨

* **主要营养：钙、蛋白质**

原料

鱼肉300克，干淀粉300克，猪肉馅350克，盐、绍酒、绿叶菜、葱花、鸡油各适量。

做法

❶将鱼肉剁成膏，加盐0.5克拌匀，做成鱼丸；把鱼丸放在干淀粉里逐个滚动，使鱼丸渗入干淀粉后有黏性，并用擀面杖做成直径7厘米左右的薄片，即成鱼肉馄饨皮。将猪肉馅做成馅心，用鱼肉馄饨皮卷好捏牢。

❷大火烧锅，放入清水烧沸，下馄饨，用筷子轻搅，以免粘结。用小火烧到馄饨浮上水面5分钟左右，即可捞出。

❸在汤中加盐和绍酒，烧沸后放入绿叶菜，倒入盛有馄饨的碗中，撒葱花，淋鸡油即可食用。

八宝菜

* **主要营养：蛋白质、钙、铁**

原料

瘦肉100克，火腿80克，白菜300克，竹笋200克，香菇3朵，西蓝花100克，虾仁80克，盐、植物油、酱油、胡椒粉、淀粉各适量。

做法

❶瘦肉、火腿、白菜、竹笋切片，香菇泡软，西蓝花切块，虾仁由背剖切洗净、备用。

❷锅内加水烧开后，加入白菜烫1分钟，西蓝花烫两分钟捞起。

❸热油先把虾仁、肉片分别炒熟捞起，放入香菇、火腿、白菜、西蓝花和笋片，炒约两分钟，再加入虾仁和肉片，再用盐、酱油、胡椒粉、淀粉勾芡即可起锅。

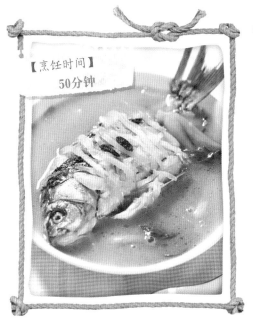

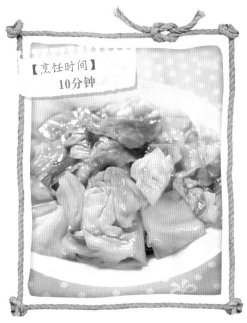

冬瓜鲤鱼汤

❀ **主要营养：**蛋白质、钙

原料

冬瓜300克，鲤鱼1尾，小白菜、植物油、生姜、绍酒、清汤、枸杞、盐、胡椒粉各适量。

做法

❶将冬瓜去皮、籽，切成丝，鲤鱼处理干净，生姜切丝，小白菜洗净。

❷锅内烧油，投入鲤鱼，用小火煮透，下入姜丝，倒入绍酒，注入适量清汤，煮至汤质发白。

❸加入冬瓜丝、枸杞、加入盐、胡椒粉，再煮7分钟即可食用。

醋溜白菜

❀ **主要营养：**维生素C、B族维生素

原料

白菜400克，植物油、盐、醋、水淀粉、高汤、酱油各适量。

做法

❶白菜除去老叶和梗，洗后切成约4厘米见方的片，加盐拌匀腌约1分钟。

❷用碗将酱油、盐、醋、水淀粉等调成酱汁。

❸炒锅烧热，下植物油烧至七成热时，下白菜炒熟，加高汤烹下酱汁，将汁收浓起锅。

保健要点

准妈妈的起居和心态

到了第十个月，准妈妈便进入了一个收获"季节"。同时也是准妈妈和胎儿的最后一关，准备好了吗？要冲刺了！这个时候的准妈妈要避免在人多的地方出入。处于孕晚期的你不宜出远门或去太远的地方旅行。如必须外出，要有人陪同，并选择安全的交通工具，尤其不要乘坐颠簸大、时间长的车，因为随时可能分娩。每周去做一次产前检查，一定要坚持接受复查。

分娩前的心理调整

准妈妈在分娩前应进行适当的心理调节。准妈妈调节心理负担应做到：

如何进行心理调整	
不怕难产	大多数准妈妈对分娩无经验，对宫缩、见红、破水感到害怕、紧张，不知所措，厌食失眠。怕痛、怕出血、怕胎儿意外，怕受两次罪"生不下来再剖官产"。是顺产还是难产，一般取决于产力、产道和胎儿3个因素。对后两个因素，一般产前都能做出判断，如果有异常发生，肯定会在产前决定是否进行剖官产。所以，只要产力正常，顺产的希望很大。如果每天担心自己会难产，势必会造成很大的心理负担，正确的态度是调动自身的有利因素，积极参与分娩，即使因为特殊的原因不能顺产，也不要情绪沮丧，还可以采取其他分娩方式
不怕痛	面对即将降临的产痛，准妈妈精神上可能会有一定压力，这主要受亲属、妈妈、姐妹的影响，周围环境发生的事情，病房内其他准妈妈的分娩经过，待产室内其他准妈妈的号叫或呻吟等刺激造成。子宫收缩可能会让你感到有些疼，但这并非不能忍受。如果出现疼痛，医生会让你深呼吸或对你进行按摩减少疼痛，如果实在不行，还可以用安定等药物来镇痛

临产前焦急与等待、期盼与担心矛盾交织，很多准妈妈既渴望早一天见到宝宝，又会为分娩时宝宝或自己是否受到伤害而担心，过度焦虑与担心会影响准妈妈的睡眠与休息，引发妊娠高血压综合征，会增加分娩的困难，甚至导致难产。这些不良的心理状况需要与产科医生、心理医生及时沟通，得到丈夫及家人的关爱也是保持产妇良好精神状态的重要支柱

补充足够营养需求

充足的营养不仅可以满足宝宝生长发育的需要，还可以满足自身子宫和乳房的增大、血容量增多以及其他内脏器官变化所需求的"额外"负担。如果营养不足，不仅所生的宝宝比较小，而且准妈妈自身也容易引发贫血、骨质软化等营养不良，这些病症会直接影响临产时正常的子宫收缩，容易发生难产。因此准妈妈要补充足够的营养，为顺利分娩做好准备。

做好产前准备

妈妈用品

准备一些准妈妈平时在家喜欢穿的用的，可以用来改善准妈妈的心情。肥大易于脱穿的睡衣（敞胸的，便于喂奶）1件，棉袜两双，防滑拖鞋1双、内裤3条、大号乳罩或背心、防溢乳垫、帽子、外衣（去卫生间、离开病房做其他检查时用）、束缚带各1件。

妈妈食物

藕粉（剖宫产用于排气前）、巧克力（顺产用于补充体力）、红糖、牛奶、煮鸡蛋（剖宫产排气前是不能吃煮鸡蛋的）。

证件

记录有关准妈妈本人平时身体健康情况的原始病例册、孕期保健手册、献血证等，办理医保及出生证明需要医保证、生育服务证、住院证、妊娠登记表等。

宝宝用品

尿布、奶嘴、喝水瓶、奶粉、喝奶瓶、纸尿裤、干湿纸巾、纱布、毛巾、指甲刀、小手帕、奶瓶刷、消毒器具、防水尿垫、宝宝澡盆、浴床、沐浴液、洗发液、香皂、爽身粉、护臀霜、润肤油、宝宝洗屁股盆、洗尿布盆、体温计、宝宝洗澡浴巾、宝宝服装、宝宝包被等。

妈妈洗漱用品

洗脸毛巾、洗脚毛巾、洗下身毛巾、准妈妈洗下身专用脸盆、洗脚盆、牙刷、牙膏、肥皂、头梳、镜子、发夹、洗面奶、护肤品等洗漱用具一套。

卫生用品

干湿纸巾、卫生巾若干（最好选夜用的）、吸奶器、消毒棉垫或纱布垫若干（为宝宝哺乳时清洁乳房用）。

药品

棉签、75%酒精（清理脐带及准妈妈伤口）、维生素A软膏（抹在乳头上）、鱼肝油。

突发情况的应急

临近分娩身边没有亲人怎么办

如果临近分娩的时候身边没有家人的话，一定不要过于紧张。可以事先自己模仿一遍当自己一个人在家将要分娩时候的情景，将分娩顺序记录下来。

在外出时突然要分娩怎么办

即使进入了临产期，真正分娩的时间也是很难把握的，所以一旦外出的时候必须带着自己的医疗保健卡、手纸、毛巾、医院的地址记录本、家人的联系电话等必备品。

胎动异常时要马上去医院

疼痛的时间间隔是第一次分娩的人会每隔10分钟阵痛，非初次分娩的准妈妈每隔15分钟阵痛。一旦阵痛的间隔在10～15分钟时就要马上去医院，因为张力的间隔缩短了，分娩就接近了，准妈妈需要及时检查。如果阵痛发生仅有5～7分钟的间隔，这时候就要立刻把准妈妈送往医院，因为准妈妈马上要分娩了。

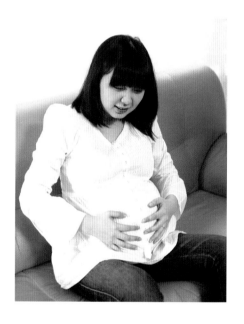

羊水大量流出时要马上去医院

胎盘中包裹胎儿的羊膜破裂，接着羊水流了出来，流出来破裂的羊膜会弄脏衣服。当羊膜真正破裂的时候，羊水会"哗"地一下子大量流出，这时应立刻与产院联系。

减少产前运动

在孕36周后严禁性生活，性生活易发生宫腔感染和胎膜早破。这个时候子宫已过度膨胀，宫腔内压力已较高，子宫口开始渐渐变短，准妈妈负担也在加重，如水肿、静脉曲张、心慌、胸闷等。此时，应减少运动量，以休息和散步为主，准妈妈时刻准备着一朝分娩的到来。这段时间可以经常散散步，或者进行一些适合于自然分娩的辅助体操。

消除产前紧张情绪

如果你对分娩感到紧张，可以在家人的陪同下到准备分娩的医院去熟悉环境。在出现临产信号时，你就可以在家人协助下把入院所需的东西准备好，以免临产时手忙脚乱。平时休息时，做些清闲的事，慢慢地做松弛训练，听听柔和的音乐，看看书或杂志，或者为小宝宝准备些东西。在如此平和的心态下，静静等待宝宝的降临时刻。

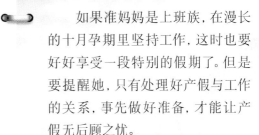

合理安排准妈妈的产假

如果准妈妈是上班族，在漫长的十月孕期里坚持工作，这时也要好好享受一段特别的假期了。但是要提醒她，只有处理好产假与工作的关系，事先做好准备，才能让产假无后顾之忧。

何时开始休产假

何时开始休产假，这在一定程度上取决于准妈妈自己的意愿，她可以只工作到孕期的36～38周，也有权一直工作到临盆。不过，准妈妈在孕期休假的时间越长，就意味着产后照顾宝宝的休假时间越短。这时准爸爸一定要和准妈妈好好商量一下，在充分考虑她的身体状况和工作性质的同时，合理来安排产假。

请产假前的准备

确定要请产假后，准妈妈要与主管沟通，确定代理人。属于自己负责部分的工作可先详细制订一份计划表，告知主管工作进程，做好交接，保持联系。在今后的产假中，可让准妈妈与代理人通通电话，关心一下代理人的工作状态。不要吝惜这点时间与耐心，这对重返职场将有很大的帮助。

分娩计划一览表

分娩计划	执行方案	备注
最后检查	检查妈妈健康状况 检查胎儿发育情况 重新计算预产期	预防宝宝迟到
选择分娩方式	了解分娩方式 了解分娩过程 咨询医生	在听从医生建议的情况下 勇敢选择自然分娩
放松心情	重新温习呼吸运动 多与亲友沟通 向丈夫倾诉心中的不安	以愉悦的心情迎接宝宝
准备分娩	对阵痛做好心理准备 摄取适当的营养，储备体力 运用缓解阵痛的各种有效方法	准爸爸争取陪伴进入产房 的机会
迎接新生儿	了解新生儿的健康标准 确认婴儿用品的齐全	
24小时内新妈妈的调养	关注新妈妈情况变化 保持充分休息，适当补充营养 可以开始轻微运动，恢复体力 及早排尿 适时坐起或下床	
24小时新生儿的护理	应急处理 健康检查 注射第一针疫苗 第一次哺乳	